Lungenmetastasen

Stefan Limmer
(Hrsg.)

Lungenmetastasen

Diagnostik – Therapie – Tumorspezifisches Vorgehen

Mit 73 Abbildungen

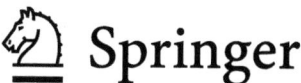

Herausgeber
Priv.-Doz. Dr. Stefan Limmer
Missionsärztliche Klinik
Würzburg

ISBN 978-3-642-32981-4   ISBN 978-3-642-32982-1 (eBook)
DOI 10.1007/978-3-642-32982-1

Die Deutsche Nationalbibliothek verzeichnet diese Publikation in der Deutschen Nationalbibliografie; detaillierte bibliografische Daten sind im Internet über ▶ http://dnb.d-nb.de abrufbar.

SpringerMedizin
© Springer-Verlag Berlin Heidelberg 2015

Dieses Werk ist urheberrechtlich geschützt. Die dadurch begründeten Rechte, insbesondere die der Übersetzung, des Nachdrucks, des Vortrags, der Entnahme von Abbildungen und Tabellen, der Funksendung, der Mikroverfilmung oder der Vervielfältigung auf anderen Wegen und der Speicherung in Datenverarbeitungsanlagen, bleiben, auch bei nur auszugsweiser Verwertung, vorbehalten. Eine Vervielfältigung dieses Werkes oder von Teilen dieses Werkes ist auch im Einzelfall nur in den Grenzen der gesetzlichen Bestimmungen des Urheberrechtsgesetzes der Bundesrepublik Deutschland vom 9. September 1965 in der jeweils geltenden Fassung zulässig. Sie ist grundsätzlich vergütungspflichtig. Zuwiderhandlungen unterliegen den Strafbestimmungen des Urheberrechtsgesetzes.

Produkthaftung: Für Angaben über Dosierungsanweisungen und Applikationsformen kann vom Verlag keine Gewähr übernommen werden. Derartige Angaben müssen vom jeweiligen Anwender im Einzelfall anhand anderer Literaturstellen auf ihre Richtigkeit überprüft werden.

Die Wiedergabe von Gebrauchsnamen, Warenbezeichnungen usw. in diesem Werk berechtigt auch ohne besondere Kennzeichnung nicht zu der Annahme, dass solche Namen im Sinne der Warenzeichen- und Markenschutzgesetzgebung als frei zu betrachten wären und daher von jedermann benutzt werden dürfen.

Planung: Dr. Fritz Kraemer, Heidelberg
Projektmanagement: Willi Bischoff, Heidelberg
Lektorat: Monika Liesenhoff, Bonn
Projektkoordination: Heidemarie Wolter, Heidelberg
Umschlaggestaltung: deblik Berlin
Fotonachweis Umschlag: © K. Hoetzenecker, Wien
Herstellung: Crest Premedia Solutions (P) Ltd., Pune, India

Gedruckt auf säurefreiem und chlorfrei gebleichtem Papier

Springer Medizin ist Teil der Fachverlagsgruppe Springer Science+Business Media
www.springer.com

1. Geleitwort

Am primären Malignom der Lunge, dem Lungenkarzinom, sterben jährlich in Deutschland, in Europa und Nordamerika mehr Männer als an Magen-, Colon-, Rektum- und Pankreaskarzinom zusammen. Bei den Frauen wird die Mortalität des Mammakarzinoms wohl vom Lungenkrebs übertroffen werden. Die Lunge ist aber auch ein sehr häufiger Ort der Metastasierung dieser und anderer primär extrapulmonaler Tumorentitäten. So muss auch der Pneumologe in der Diagnostik pulmonaler Rundherde das gesamte Spektrum von Tumorentitäten im Blick haben: etwa 30 % aller Patienten mit soliden Tumoren anderer Primärlokalisation entwickeln im Verlauf ihrer Erkrankung Lungenmetastasen.

Die chirurgische Entfernung von Lungenmetastasen ist unstrittig eine wichtige Behandlungsoption geworden. Eingebettet in ein multimodales Behandlungskonzept weisen gut selektionierte Patienten nach der Metastasektomie einen signifikanten Überlebensvorteil auf. Deshalb muss bei geringer Morbidität durch die Operation, unter Beachtung weiterer prognostischer Faktoren und sorgfältiger Abschätzung des perioperativen Risikos die Entfernung pulmonaler Metastasen heute den Patienten als mögliche Behandlung ihres Tumorleidens angeboten werden.

Eine Darstellung speziell der Diagnostik und Therapie von Lungenmetastasen ist ein echtes Novum. Dem federführenden Autor und seinen Ko-Autoren kann man zu diesem Unterfangen nur gratulieren. Umfassend, gründlich, dabei immer praxisorientiert werden die verschiedenen Aspekte der Metastasenchirurgie an der Lunge dargestellt. Dabei bleiben die Autoren immer auch kritisch abwägend. Das didaktische Konzept ist vorbildlich mit einprägsamen Zusammenfassungen und wird gut unterstützt durch Tabellen- und Bildmaterial.

Die vorliegende Übersicht einer bedeutenden Erweiterung unserer Therapieoptionen bei Patienten mit Lungenmetastasen wird die Falldiskussionen in den Tumorboards positiv fördern. Deshalb ist diesem Buch eine weite Verbreitung sehr zu wünschen.

Prof. Dr. med. Berthold Jany, Würzburg
Präsident der Deutschen Gesellschaft für Pneumologie und Beatmungsmedizin (DGP), (2015/2016)

2. Geleitwort

Sehr geehrte Leserinnen und Leser!

Statistiken aus Sektionen, die an Menschen vorgenommen wurden, die an einer Tumorerkrankung verstorben sind, zeigen, dass bei vielen Tumorentitäten im Krankheitsverlauf mit dem Auftreten von Lungenmetastasen zu rechnen ist. Zum Teil stellt die Lunge hierbei den alleinigen Ort der Metastasenmanifestation dar.

Das Phänomen der Lungenmetastasierung wurde in früheren Jahren von den Therapeuten nur ganz banal als das Zeichen einer systemischen Tumordisseminierung bewertet und das weitere Therapiekonzept unter einen rein palliativen Anspruch gestellt. Weiterer Erkenntnisgewinn über die biologischen und molekularbiologischen Grundlagen einer Metastasierung und Fortschritt auf dem Sektor von Diagnostik und Therapie haben dazu geführt, dass derzeit für jede einzelne Tumorentität sehr differenzierte multimodale Therapiekonzepte zum Tragen kommen, die zum Teil auch im Stadium einer Lungenmetastasierung noch kurativen Anspruch haben können.

Aspekte im Bereich des Primärtumors, die Morphologie der Lungenmetastasierung, patientenindividuelle Faktoren, der Verlauf und die Dynamik der Erkrankung, spezielle Risikofaktoren und die bereits stattgehabten therapeutischen Maßnahmen machen beinahe jede Erkrankungssituation eines Patienten mit Lungenmetastasen zu einer reinen Individualsituation. Dementsprechend groß sind die Herausforderungen an das jeweilige Behandlungsteam in Bezug auf die Situationseinschätzung und die entsprechenden Tumorkonferenzen müssen eine breite interdisziplinäre Diskussion ermöglichen.

Es schließt eine große Lücke in der medizinischen Literatur, wenn der Autor nun ein ganzes Buch rein dem Phänomen Lungenmetastasierung widmet. Gerade die erwähnte Vielschichtigkeit des Problems erfährt hier die entsprechende Würdigung. Der didaktische Aufbau des Buches ist so angelegt, dass die häufigsten Tumorentitäten einer jeweils spezifischen Betrachtung unterzogen werden. So kann das Werk eine wichtige Grundlage sein für Therapieentscheidungen in der medizinischen Praxis. Der Autor vertritt das Fach Thoraxchirurgie, ein wichtiges Therapiemodul im interdisziplinären Behandlungskonzept. Die Ko-Autorenschaft repräsentiert das breite fachliche Spektrum, das dem dargestellten Thema würdig ist.

Ich bedanke mich beim Autor für die Innovation unter den Buchtiteln und wünsche dem Projekt viel Erfolg!

Dr. Christian Kugler
Präsident der Deutschen Gesellschaft für Thoraxchirurgie

Vorwort

Die Medizin hat in den letzten Jahren verstanden, dass für eine erfolgreiche Therapie von Lungenmetastasen in erster Linie die exakte Kenntnis über das Verhalten des Ursprungstumors verantwortlich ist. Die Heterogenität der verschiedenen epithelialen, mesenchymalen, neuroendokrinen oder sarkomatösen Tumoren sowie deren unterschiedliches Metastasierungsverhalten bedingen aber auch eine jeweils tumorspezifische Therapie in der Metastasierungssituation. Dies spiegelt sich in den regelmäßigen Diskussionen im Rahmen eines Tumorboards wieder. In der täglichen Praxis ist hier neben der internistisch-onkologischen Therapie oder der Strahlentherapie oftmals der Thoraxchirurg als klinischer Partner gefragt.

Der stetige Fortschritt bei pathophysiologischen und molekulargenetischen Kenntnissen in der heterogenen Ätiologie von Lungenmetastasen lässt es aber sinnvoll erscheinen, die Diagnostik und Therapie der einzelnen medizinischen Fachabteilungen erstmals in einer Monographie zusammenzufassen. Ohne in der Therapieplanung eine Fesselung vornehmen zu wollen, werden dem Leser die häufigsten pulmonal metastasierenden Tumoren und die jeweiligen modernsten Therapieoptionen vorgestellt. Moderne Diagnostik und sämtliche momentan verfügbaren Therapieoptionen sind ausführlich behandelt, dennoch kann dieses Buch verständlicherweise nur eine Momentaufnahme darstellen.

Diese Monographie ist folglich nicht nur für den Thoraxchirurgen geschrieben, sondern vor allem für diejenigen, die in erster Linie mit Lungenabsiedelungen eines extrathorakalen Primärtumors konfrontiert sind: den Onkologen, Pulmonologen, allen Fachdisziplinen (Urologie, Gynäkologie, Gastroenterologie), bei denen gehäuft Lungenmetastasen auftreten, aber auch den onkologisch tätigen Hausärzten.

Ihnen allen soll anhand dieser Monographie ein Leitfaden in der spezifischen Behandlung der jeweiligen Tumorentität auch und vor allem im Stadium der Lungenmetastasierung zur Verfügung gestellt werden.

Mein besonderer Dank gilt meinen beiden thoraxchirurgischen Lehrern, Herrn Dr. Ludwig Lampl, Zentralklinikum Augsburg, und Herrn Prof. Dr. Peter Kujath, Universitätsklinikum Lübeck, die mich über viele Jahre zunächst im klinischen Alltag und später freundschaftlich kollegial begleiteten und mir durch ihre hohe Fachkompetenz dabei die Möglichkeit gaben, das gesamte Behandlungsspektrum der Thoraxchirurgie erlernen zu können.

Herzlich bedanken möchte ich mich bei den zahlreichen Koautoren, ohne deren kompetentes Fachwissen und Bereitschaft zur Mitarbeit eine derartige Monographie nicht verfasst werden hätte können. Mein Dank gilt dem Springer-Verlag und hier besonders Herrn Dr. Fritz Kraemer und Herrn Willi Bischoff für die konstruktive und kooperative Zusammenarbeit. Der Lektorin dieses Buches, Frau Monika Liesenhoff, sei an dieser Stelle für die stets kompetente Betreuung herzlich gedankt.

Priv.-Doz. Dr. Stefan Limmer
Würzburg, im Sommer 2014

Inhaltsverzeichnis

1	**Einführung**	1
	S. Limmer	
1.1	Hintergrund	2
1.2	Operationskriterien	4
	Literaturverzeichnis	4
2	**Epidemiologie, Genese und Metastasierung von Lungenmetastasen**	5
	S. Strohkamp, T. Gemoll, J. K. Habermann, S. Limmer	
2.1	Epidemiologie und Pathogenese der pulmonalen Metastasierung	6
2.1.1	Epidemiologie	6
2.1.2	Pathogenese der pulmonalen Fernmetastasierung von soliden Tumoren	6
	Literatur	10
3	**Proteinanalyse und Molekularforschung**	11
	T. Gemoll, S. Strohkamp, S. Limmer, J. K. Habermann	
3.1	Molekularbiologie der Metastasierung	12
3.2	Organspezifische Lungenmetastasierung	13
	Literatur	15
4	**Anästhesiologisches Management**	17
	H. Heinze	
4.1	Einleitung	18
4.2	Präoperative Evaluation	18
4.3	Physiologische Grundlagen der Ein-Lungen-Ventilation	20
4.4	Methoden zur Separation der Lunge	21
4.5	Praktisches Vorgehen bei Ein-Lungen-Ventilation	22
4.6	Vorgehen bei Hypoxie während der Ein-Lungen-Ventilation	24
4.7	Postoperative Therapie	24
	Literatur	25
5	**Radiologische Diagnostik von pulmonalen Metastasen**	27
	H. Kühl	
5.1	Einleitung	28
5.2	Morphologie pulmonaler Metastasen	28
5.3	Bildgebende Diagnostik pulmonaler Metastasen	32
5.3.1	Projektionsradiographie – das Thoraxröntgen	35
5.3.2	Digitale Tomosynthese des Thorax	37
5.3.3	Computertomographie	38
5.3.4	Magnetresonanztomographie	41
5.3.5	PET/CT	43
5.3.6	PET/MRT	45
	Literatur	48

6	**Therapeutische Optionen der Metastasenbehandlung**	51
	S. Limmer	
6.1	**Chirurgische Verfahren**	52
6.2	**Diathermieverfahren**	54
6.2.1	Elektrokauter	54
6.2.2	Saline-enhanced thermal sealing (SETS)	56
6.2.3	Ligasure™	56
6.2.4	Ultracision (Harmonic Scalpel™)	56
6.2.5	Radiotherapie, Sterotaxie (CyberKnife®)	58
6.2.6	Isolierte Lungenperfusion	59
6.3	**Interventionelle Verfahren**	60
6.3.1	Radiofrequenzablation (RFA)	60
6.3.2	Laserinduzierte Thermotherapie (LITT)	60
6.3.3	Mikrowellen-Koagulationstherapie	61
6.3.4	Kryoablation	62
6.3.5	Fokussierter Ultraschall (FUS)	62
6.3.6	Transarterielle (Chemo)Embolisation (TACE/TAE), TPCE (transpulmonale Chemoembolisation)	62
6.3.7	Selektive interne Radiotherapie	64
	Literatur	64
7	**Grenzen der pulmonalen Metastasektomie**	69
	K. Hoetzenecker, G. Lang, W. Klepetko	
7.1	**Definition der erweiterten pulmonalen Metastasektomie**	70
7.1.1	Anzahl der Herde	70
7.1.2	Anzahl der Re-Metastasektomien	71
7.1.3	Ausmaß der Resektion	71
7.2	**Tumorload-Reduktion als erweiterte Indikation**	72
7.2.1	Erweiterte Indikation – Evaluieren des chemotherapeutischen Response	73
7.2.2	Erweiterte pulmonale Metastasektomie – befallene Lymphknoten	73
	Literatur	75
8	**Stellenwert der Lymphadenektomie in der Lungenmetastasenchirurgie**	77
	S. Limmer	
8.1	**Kolorektales Karzinom**	79
8.2	**Nierenzellkarzinom**	79
	Literatur	83
9	**Lungenmetastasen des kolorektalen Karzinoms**	85
	S. Limmer	
9.1	**Epidemiologie**	86
9.2	**Prognosefaktoren**	88
9.2.1	Alter/Geschlecht	89
9.2.2	Radikalität	89
9.2.3	Krankheitsfreies Intervall – DFI	89
9.2.4	Carcinoembryonales Antigen – CEA	90
9.2.5	Metastasenanzahl, -größe, -lokalisation	90

9.2.6	Lymphknotenstatus	91
9.2.7	Initiales Tumorstadium (UICC/Dukes)	91
9.2.8	Lebermetastasierung	92
9.2.9	Rezidivmetastasierung	93
	Literatur	93

10 Lungenmetastasen des Osteosarkoms … 97
S. Limmer

10.1	Metastasierte Situation	99
10.2	Pulmonale Metastasierung	102
10.3	Rezidivsituation	103
	Literatur	104

11 Lungenmetastasen des Mammakarzinoms … 107
K. Baumann

11.1	Intrinsische Subtypen des Mammakarzinoms	108
11.2	Metastasierungswege des Mammakarzinoms	108
11.3	Therapieoptionen des metastasierten Mammakarzinoms	110
11.4	Lokale Therapieoptionen pulmonaler Metastasen	110
11.5	Video-assisted thoracic surgery (VATS) oder konventionelle chirurgische Resektion	111
	Literatur	112

12 Lungenmetastasen des Nierenzellkarzinoms … 113
M. Staehler

12.1	Epidemiologie	114
12.2	Prognosekriterien	114
12.3	Therapie des metastasierten Nierenzellkarzinoms	115
12.3.1	Antiangiogenetische Therapie	116
12.3.2	Radiotherapie	116
12.4	Indikation zur Metastasektomie	116
12.5	Prognosefaktoren	117
12.5.1	Größe der Metastasen	117
12.5.2	Anzahl der Metastasen	117
12.5.3	Resektionsstatus	118
12.5.4	Lymphknotenstatus	119
12.5.5	Synchrone versus metachrone Metastasierung	119
12.6	Patientenselektion präoperativ	119
12.7	Chirurgische Technik	120
	Literatur	120

13 Lungenmetastasen des Prostatakarzinoms … 123
A. Roosen

13.1	Grundüberlegungen	124
13.2	Pulmonale Metastasierung	124
13.3	Verbesserte Detektion durch Cholin-PET-CT	125
13.4	Therapeutische Konsequenzen	125
	Literatur	126

14 Lungenmetastasen bei Hodentumoren ... 127
A. Karl

14.1	Einleitung	128
14.2	Diagnose	128
14.3	Risikofaktoren für das Vorliegen von Hodentumoren	128
14.3.1	Klinische Untersuchung des Skrotalinhaltes	128
14.3.2	Diagnostische Maßnahmen	129
14.3.3	Sonographie	129
14.3.4	Hodentumormarker	129
14.4	Primärtherapie	130
14.4.1	Anwendung bildgebender Verfahren	131
14.4.2	Staging von Hodentumorpatienten	132
14.5	Therapieoptionen beim Hodentumor	132
14.5.1	Seminome	132
14.5.2	Therapie bei fortgeschrittenen Tumoren	134
14.5.3	Residualtumorresektion bei Seminompatienten nach erfolgter Therapie	134
14.5.4	Nicht- Seminome (NSGCT)	135
14.5.5	Residualtumorresektion bei Nicht-Seminompatienten nach erfolgter Therapie	136
	Literatur	136

15 Lungenmetastasen beim Melanom ... 139
M. Mohr, P. Terheyden

15.1	Hintergrund	140
15.2	Therapie von pulmonalen Melanommetastasen	142
15.2.1	Metastasektomie	142
15.2.2	Medikamentöse Therapie: zielgerichtete Therapie mit Kinase-Inhibitoren, Immuntherapien mit Antikörpern in der Regulation der Immunantwort und Chemotherapie	144
15.3	Ausblick	147
	Literatur	147

16 Lungenmetastasen bei Karzinomen des Kopf-Hals-Bereiches ... 151
S. Heinrichs, A. Steffen, B. Wollenberg

16.1	Epidemiologie	152
16.2	Diagnostik	153
16.3	Anatomie	153
16.4	Fernmetastasen	155
16.4.1	Epidemiologie und Risikofaktoren	155
16.4.2	Differenzierung zwischen pulmonaler Metastase und pulmonalem Zweitkarzinom	155
16.4.3	Therapie von pulmonalen Metastasen bei Kopf-Hals-Tumoren	158
	Literatur	163

17 Therapie von Rezidivlungenmetastasen ... 167
S. Limmer

17.1	Individuelle Abwägung zwischen operativer und nichtoperativer Therapie	168
17.2	Mögliche Nachteile der Reoperation	168
	Literatur	169

18	**Kombinierte pulmonale und extrapulmonale Metastasierung**	171
	S. Limmer	
18.1	Therapiemöglichkeiten und -erfahrungen	172
	Literatur	174
19	**Multimodale und palliative interventionelle Therapie**	177
	S. Bohnet, D. Drömann	
19.1	Einleitung	178
19.2	Systemische Therapie	178
19.2.1	Sarkome	178
19.2.2	Melanom	178
19.2.3	Nierenzellkarzinom	178
19.2.4	Mammakarzinom	179
19.2.5	Kolorektale Karzinome	180
19.2.6	Lungenkarzinom	180
19.2.7	HNO-Tumoren	181
19.3	**Palliative interventionelle Therapieverfahren**	181
19.4	**Therapieverfahren**	181
19.4.1	Exophytische Tumorstenose	182
19.4.2	Kryoverfahren	182
19.4.3	Laserverfahren	182
19.4.4	Brachytherapie	183
19.4.5	Stent	185
19.5	**Wahl des Verfahrens**	186
	Literatur	186

Serviceteil

Stichwortverzeichnis ... 190

Mitarbeiterverzeichnis

Dr. med. Kristin Baumann
Klinik für Frauenheilkunde und Geburtshilfe
Universitätsklinikum Schleswig Holstein,
Campus Lübeck
Ratzeburger Allee 160
23538 Lübeck
E-Mail: Kristin.Baumann@uksh.de

Dr. med. Sabine Bohnet
Medizinische Klinik III
Universitätsklinikum Schleswig Holstein,
Campus Lübeck
Ratzeburger Allee 160
23538 Lübeck
E-Mail: sabine.bohnet@uksh.de

Priv.-Doz. Dr. med. Daniel Drömann
Medizinische Klinik III
Universitätsklinikum Schleswig Holstein,
Campus Lübeck
Ratzeburger Allee 160
23538 Lübeck
E-Mail: daniel.droemann@uksh.de

Dr. M.Sc. Timo Gemoll
Sektion für Translationale Onkologie &
Biobanking, Klinik für Allgemeine Chirurgie
Universitätsklinikum Schleswig Holstein,
Campus Lübeck
Ratzeburger Allee 160
23538 Lübeck
E-Mail: timo.gemoll@googlemail.com

Professor Dr. Dr. Jens K. Habermann
Sektion für Translationale Onkologie &
Biobanking, Klinik für Allgemeine Chirurgie
Universitätsklinikum Schleswig Holstein,
Campus Lübeck
Ratzeburger Allee 160
23538 Lübeck
E-Mail: jens.habermann@gmail.com

Priv.-Doz. Dr. med. Hermann Heinze
Klinik für Anästhesiologie und Intensivmedizin
Universitätsklinikum Schleswig Holstein,
Campus Lübeck
Ratzeburger Allee 160
23538 Lübeck
E-Mail: hermann.heinze@uksh.de

Dr. med. Konrad Hoetzenecker
Abteilung für Thoraxchirurgie
Medizinische Universität Wien,
Allgemeines Krankenhaus der Stadt Wien
Waehringer Guertel 18-20
1090 Wien
E-Mail: konrad.hoetzenecker@meduniwien.ac.at

Priv.-Doz. Dr. med. Alexander Karl
Urologische Klinik und Poliklinik
LMU Klinikum der Universität,
Campus Großhadern
Marchioninistr. 15
81377 München
E-Mail: Alexander.Karl@med.uni-muenchen.de

Professor Dr. Walter Klepetko
Abteilung für Thoraxchirurgie
Medizinische Universität Wien,
Allgemeines Krankenhaus der Stadt Wien
Waehringer Guertel 18-20
1090 Wien
E-Mail: walter.klepetko@meduniwien.ac.at

Priv.-Doz. Dr. med. Hilmar Kühl
Institut für Diagnostische und Interventionelle
Radiologie und Neuroradiologie
Universitätsklinikum Essen
Hufelandstraße 55
45147 Essen
E-Mail: Hilmar.Kuehl@uk-essen.de

Ass.-Prof. György Lang
Abteilung für Thoraxchirurgie
Medizinische Universität Wien,
Allgemeines Krankenhaus der Stadt Wien
Waehringer Guertel 18-20
1090 Wien
E-Mail: gyoergy.lang@meduniwien.ac.at

Priv.-Doz. Dr. Stefan Limmer
Klinik für Allgemeine, Viszerale, Thorax- und Gefäßchirurgie
Missionsärztliche Klinik
Salvatorstr. 7
97074 Würzburg
E-Mail: stefan.limmer@missioklinik.de

Dr. med. Martin Mohr, MSc.
Klinik für Dermatologie, Allergologie und Venerologie
Universitätsklinikum Schleswig Holstein,
Campus Lübeck
Ratzeburger Allee 160
23538 Lübeck
E-Mail: martin.mohr@uk-sh.de

Priv.-Doz. Dr. med. Alexander Roosen
Urologische Klinik und Poliklinik
LMU Klinikum der Universität, Großhadern
Marchioninistr. 15
81377 München
E-Mail: Alexander.Roosen@med.uni-muenchen.de

Priv.-Doz. Dr. med. Michael Staehler
Urologische Klinik und Poliklinik
LMU Klinikum der Universität, Großhadern
Marchioninistr. 15
81377 München
E-Mail: michael.staehler@med.uni-muenchen.de

M. sc. Sarah Strohkamp
Sektion für Translationale Onkologie & Biobanking, Klinik für Allgemeine Chirurgie
Universitätsklinikum Schleswig Holstein,
Campus Lübeck
Ratzeburger Allee 160
23538 Lübeck
E-Mail: sarah.strohkamp@googlemail.com

Priv.-Doz. Dr. med. Patrick Terheyden
Klinik für Dermatologie, Allergologie und Venerologie
Universitätsklinikum Schleswig Holstein,
Campus Lübeck
Ratzeburger Allee 160
23538 Lübeck
E-Mail: patrick.terheyden@uksh.de

Dr. med. Sabrina Heinrichs
Klinik für Hals-, Nasen-, Ohrenheilkunde
Universitätsklinikum Schleswig Holstein,
Campus Lübeck
Ratzeburger Allee 160
23538 Lübeck
E-Mail: sabrina.heinrichs@uksh.de

Professor Dr. Barbara Wollenberg
Klinik für Hals-, Nasen-, Ohrenheilkunde
Universitätsklinikum Schleswig Holstein,
Campus Lübeck
Ratzeburger Allee 160
23538 Lübeck
E-Mail: barbara.wollenberg@uksh.de

Priv.-Doz. Dr. med. Armin Steffen
Klinik für Hals-, Nasen-, Ohrenheilkunde
Universitätsklinikum Schleswig Holstein,
Campus Lübeck
Ratzeburger Allee 160
23538 Lübeck
E-Mail: armin.steffen@uksh.de

Einführung

S. Limmer

1.1 Hintergrund – 2

1.2 Operationskriterien – 4

Literaturverzeichnis – 4

Die Lungenmetastase als eigenständige Entität existiert nicht. Diese Begrifflichkeit ist weder semantisch noch fachlich korrekt. Vielmehr muss man differenziert von einer pulmonalen Absiedelung eines konkreten – meist extrapulmonalen – Primärtumors sprechen. Der Begriff Lungenmetastase wird sowohl im klinischen Alltag als auch oft im wissenschaftlichen Bereich als Synonym benutzt, ohne dass eine zu Grunde liegende elementare histopathologische Differenzierung vorgenommen wird. Diese Differenzierung aber entscheidet über die weitere Therapie und die Prognose des Patienten.

Die Lunge ist neben der Leber das zweite gewichtige Filterorgan für Malignome des Körpers jedweder pathologischer Herkunft. Aufgrund der exzellenten arterio-venösen und lymphatischen Gefäßversorgung stellt die Lunge ein zentrales Zielorgan für die Metastasierung extrapulmonaler Tumoren dar. Insbesondere Tumoren der oberen Körperhälfte mit direktem venösem Abfluss in die Vena cava superior wie das Mammakarzinom, das Schilddrüsenkarzinom oder Tumoren des Oropharyngealbereiches sind prädestiniert für eine primäre Lungenmetastasierung. Aber auch Tumoren wie das Nierenzellkarzinom oder das tiefe Rektumkarzinom, die nicht den portalvenösen Abfluss nutzen und somit den First-Pass-Effekt der Leber umgehen, metastasieren bevorzugt in die Lunge. Diese Heterogenität der Primärtumoren mit ihrer jeweils variablen Tumorbiologie macht eine starr schematische, standardisierte Therapie der »Lungenmetastase« sowie eine prognostische Einschätzung unmöglich.

Es herrscht weiterhin eine relative Unsicherheit und zudem auch nicht immer ein interdisziplinärer Konsens über die Wertigkeit einer pulmonalen Metastasektomie. Sollen nur bestimmte Patienten operiert werden? Und bei welchen Metastasen ist die Resektion eine sinnvolle therapeutische Option? Diese Fragen gilt es durch weitere Grundlagenforschung und prospektive Studien zu beantworten.

Ziel dieses Buches ist es, dem geneigten Leser einen klinischen Leitfaden an die Hand zu geben, der den aktuellen Wissensstand der Lungenmetastasentherapie zusammenfasst und es dem Arzt ermöglicht, jeden Patienten einer für ihn adäquaten, Tumorgerechten und Stadien adaptierten Behandlung zuzuführen.

1.1 Hintergrund

In den vergangenen 100 Jahren hat die Indikationsstellung zur Metastasenentfernung einen Paradigmenwechsel erfahren. Die frühesten Berichte über eine erfolgreiche Entfernung von Lungengewebe stammen aus dem Jahr 1882 von Weinlechner aus Wien(Weinlechner 1882). Diese Berichte betreffen jedoch keine Lungenmetastasenresektion im eigentlichen Sinne, vielmehr handelte es sich um Entfernung von per continuitatem infiltriertem Lungengewebe eines Sarkomes der Thoraxwand. Im Jahr 1926 berichtete Divis erstmals über eine atypische Resektion einer Lungenmetastase eines primären Spindelzellsarkoms im rechten Unterlappen (Divis 1927). Ein Jahr später führte Tudor Edwards eine sublobäre Resektion einer Sarkommetastase durch, 6 Jahre nach einer primären Oberschenkelamputation im Royal Brompton Hospital, London(Edwards 1934). Der gebürtige Breslauer Franz Torek, 1871 nach New York emigriert, veröffentlichte 1930 eine Serie über resezierte Lungenmetastasen eines Uteruskarzinoms (Torek 1930). Als Erstbeschreiber in der Literatur gelten jedoch Barney u. Churchill (1939), die als erste die Entfernung einer Lungenmetastase eines Nierenzellkarzinoms mittels Lobektomie beschrieben. Wenige Jahre später wurde die erste Resektion einer Lungenmetastase eines primären kolorektalen Karzinoms durch Blalock durchgeführt (Blalock 1944), 4 Jahre nach einer initialen Kolonresektion.

Seit Ende des 2. Weltkriegs bis Mitte der 60er-Jahre wurde die pulmonale Metastasektomie nur bei sehr sorgfältig ausgewählten Patienten durchgeführt. Die geltenden Einschlusskriterien waren damals eine solitäre Metastase in Verbindung mit einem langen tumorfreien Intervall (McCormack 1990). Mit dem Einzug der Chemotherapie Ende der 60er-Jahre konnte dieses neue Therapieinstrument auch für Patienten mit multiplen Metastasen genutzt werden. Die chirurgischen Indikationen wurden erweitert und nunmehr auch multiple Lungenmetastasen operiert. Seit dieser Zeit wurden Lungenabsiedelungen jedweder histopathologischer Abstammung reseziert und die Ergebnisse der Resektionen auch zahlreich publiziert (◘ Tab. 1.1).

Obwohl ein möglicher Überlebensvorteil der pulmonalen Metastasektomie innerhalb des gesam-

1.1 · Hintergrund

Tab. 1.1 Ausgewählte Studien mit resezierten Lungenmetastasen (nur R0).

Autor	Jahr	Patienten (n)	Tumorentität	5-Jahres-Überleben (%)	med. Überleben (Monate)
Yedibela et al.	2006	153	Kolorektales Karzinom	37,0	39,0
Diemel et al.	2009	93	Osteosarkom	49,7	ND
Schuhan et al.	2011	27	Malignes Melanom	35,1	20,5
Piltz et al.	2002	105	Nierenzellkarzinom	40,0	43,0
Welter et al.	2008	47	Mammakarzinom	36,0	32,0
Mizuno et al.	2012	52	Sarkom	50,9	33,0
Shiono et al.	2009	114	HNO Tumoren	26,5	26,0

ND = nicht dokumentiert

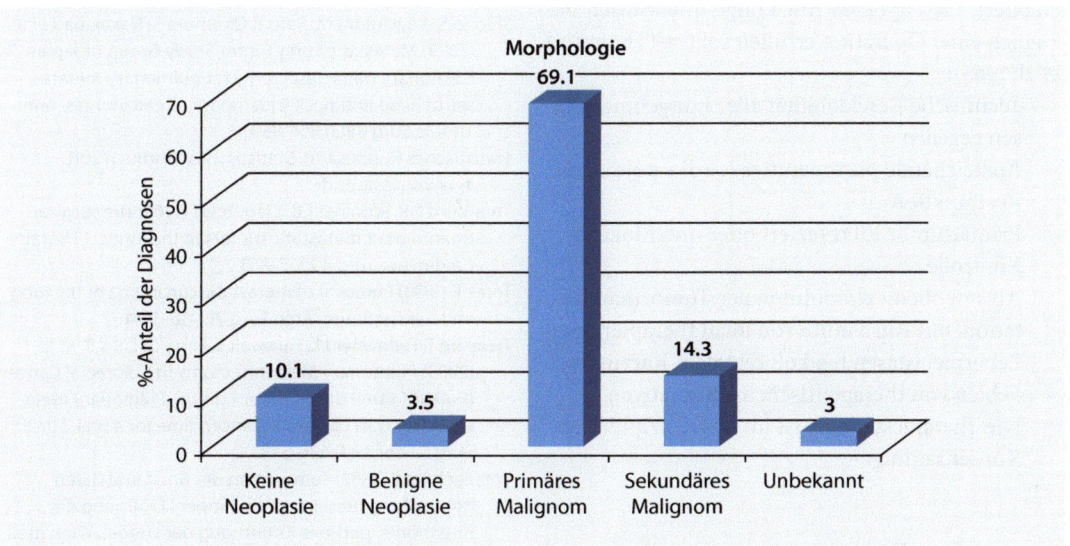

Abb. 1.1 Indikationen zur thoraxchirurgischen Resektion in Europa im Jahre 2009. Der Anteil der resezierten Lungenmetastasen liegt dabei bei 14,3 %. Adaptiert nach ESTS Jahresbericht, ESTS Database 2012

ten Behandlungsspektrums nie durch eine prospektiv-randomisierte Studie bewiesen wurde (Treasure et al. 2009), ist die chirurgische Behandlung von Lungenmetastasen heutzutage ein weltweit akzeptiertes Vorgehen. Die europäische Gesellschaft für Thoraxchirurgie (ESTS) verzeichnete für das Jahr 2011 insgesamt 4.989 Operationen wegen einer pulmonalen Metastase, entsprechend 14,3 % aller resezierenden Lungeneingriffe (◘ Abb. 1.1). In der Datenbank der ESTS sind Patientenangaben von 211 überwiegend rein thoraxchirurgischen Kliniken zusammengefasst (ESTS Database 2012). Laut dem statistischen Bundesamt wurden in Deutschland 2009 insgesamt 137.937 Patienten aufgrund einer Lungenneoplasie operiert. Legt man den prozentualen Anteil der Lungenmetastasenresektionen der ESTS zu Grunde, so ergeben sich für Deutschland rund 20.000 Lungenmetastasenresektionen im Jahr 2009 (Statistisches Bundesamt 2011).

1.2 Operationskriterien

Es existieren zahlreiche Leitlinien der jeweiligen Malignome, in denen die metastasierte Situation betrachtet wird. Generelle Empfehlungen von Expertengruppen für die Resektionskriterien von Lungenmetastasen werden aber nur in Ausnahmefällen wie beispielsweise dem National Comprehensive Cancer Network (NCCN), den S3-Leitlinien der Deutschen Krebsgesellschaft (kolorektales Karzinom) oder dem C.O.S.S. (Osteosarkom) erteilt (► www.nccn.org; Kager et al. 2003). In weitgehender Übereinstimmung mit anderen europäischen Fachgesellschaften der Thoraxchirurgie haben sich in Deutschland im klinischen Alltag jedoch folgende modifizierte Thomford-Kriterien etabliert, die Patienten mit Lungenmetastasen bezüglich einer Operation erfüllen sollten (Thomford et al. 1965):

- Technische Resektabilität aller Lungenmetastasen gegeben
- Ausreichende postoperative kardio-pulmonale Restfunktion
- Primärtumor R0 reseziert oder unter lokaler Kontrolle
- Abwesenheit extrapulmonaler Tumormanifestation, mit Ausnahme von lokal therapierbaren Lebermetastasen bei kolorektalem Karzinom
- Fehlen von therapeutischen Alternativen
- Die Therapiestrategie ist im interdisziplinären Konsens erfolgt

Literaturverzeichnis

AWMF (2013) Leitlinienprogramm Onkologie, S3-Leitlinie Kolorektales Karzinom, ► http://www.awmf.org/leitlinien/leitlinienprogramme/ol-programm.html

Barney JD, Churchill EJ (1939) Adenocarcinoma of the kidney with metastasis to the lung. J Urol 42:269–276

Blalock A (1944) Recent advances in surgery. N Engl J Med 231:261–267

Diemel KD, Klippe HJ, Branscheid D (2009) Pulmonary metastasectomy for osteosarcoma: is it justified? Recent Results Cancer Res 179:183–208

Divis G (1927) Ein Beitrag zur operativen Behandlung von Lungengeschwülsten. Acta Chir Scand 62:329–341

Edwards AT (1934) Malignant disease of the lung. J Thorac Surg 4:107–124

ESTS Database Jahresbericht (2012) available on ► www.ests.org

Kager L, Zoubek A, Potschger U, Kastner U, Flege S et al (2003) Primary metastatic osteosarcoma: presentation and outcome of patients treated on neoadjuvant Cooperative Osteosarcoma Study Group protocols. J Clin Oncol 21:2011–2018

McCormack PM (1990) Surgical resection of pulmonary metastases. Seminars in Surgical Oncology 6(5):297–302

Mizuno T, Taniguchi T, Ishikawa Y, Kawaguchi K, Fukui T et al (2013) Pulmonary metastasectomy for osteogenic and soft tissue sarcoma: who really benefits from surgical treatment? Eur J Cardiothorac Surg 43(4):795-799. Epub 2012 Jul 24

Piltz S, Meimarakis G, Wichmann MW, Hatz R, Schildberg FW, Fuerst H (2002) Long-term results after pulmonary resection of renal cell carcinoma metastases. Ann Thorac Surg 73(4):1082–1087

Schuhan C, Muley T, Dienemann H, Pfannschmidt J (2011) Survival after pulmonary metastasectomy in patients with malignant melanoma. Thorac Cardiovasc Surg 59(3):158–162

Shiono S, Kawamura M, Sato T, Okumura S, Nakajima J et al (2009) Metastatic Lung Tumor Study Group of Japan. Pulmonary metastasectomy for pulmonary metastases of head and neck squamous cell carcinomas. Ann Thorac Surg 88(3):856-860

Statistisches Bundesamt, Statistisches Jahrbuch 2011. ► www.destatis.de

Thomford NR, Woolner LB, Clagett OT (1965) The surgical treatment of metastatic tumors in the lungs. J Thorac Cardiovasc Surg 49:357–363

Torek F (1930) Removal of metastatic carcinoma of the lung and mediastinum. Arch Surg 21:1416–1424

Treasure T, Fallowfield L, Farewell V, Ferry D, Lees B, et al (2009) Pulmonary Metastasectomy in Colorectal Cancer (PulMiCC) trial development group. Pulmonary metastasectomy in colorectal cancer: time for a trial. Eur J Surg Oncol 35(7):686-689

Weinlechner P (1882) Tumoren an der Brust und deren Behandlung (Resektion der Rippen, Eröffnung der Brusthöhle, partielle Entfernung der Lunge). Wien med Wochenschr 20:590–592; 21:624–628

Welter S, Jacobs J, Krbek T, Tötsch M, Stamatis G (2008) Pulmonary metastases of breast cancer. When is resection indicated? Eur J Cardiothorac Surg 34(6):1228–1234

Yedibela S, Klein P, Feuchter K, Hoffmann M, Meyer T et al (2006) Surgical management of pulmonary metastases from colorectal cancer in 153 patients. Ann Surg Oncol 13(11):1538–1544

Epidemiologie, Genese und Metastasierung von Lungenmetastasen

S. Strohkamp, T. Gemoll, J. K. Habermann, S. Limmer

2.1 Epidemiologie und Pathogenese der pulmonalen Metastasierung – 6
2.1.1 Epidemiologie – 6
2.1.2 Pathogenese der pulmonalen Fernmetastasierung von soliden Tumoren – 6

Literatur – 10

S. Limmer (Hrsg.), *Lungenmetastasen*,
DOI 10.1007/978-3-642-32982-1_2, © Springer-Verlag Berlin Heidelberg 2015

2.1 Epidemiologie und Pathogenese der pulmonalen Metastasierung

Die Malignität eines soliden Tumors wird neben dem Ausmaß der lokalen Infiltration durch die Fähigkeit zur Fernmetastasierung definiert. Hierbei ist das Auftreten maligner Tumorherde fernab des Primärtumors in der Regel mit einem fortgeschrittenen Tumorleiden und einer schlechteren Prognose des Patienten assoziiert(Steeg 2006; Valastyan u. Weinberg 2011).

Die Lunge stellt neben der Leber das häufigste Metastasierungsorgan für Malignome dar. Somit nehmen pulmonale Metastasen von primär extrathorakalen Tumoren eine große Bedeutung für den Krankheitsverlauf und die klinische Diagnostik ein. Bei nahezu jedem Karzinom ist die Abwanderung von Tumorzellen aus dem Primärtumor in die Lunge möglich. Dennoch erfolgt die Entstehung von sekundären, pulmonalen Neoplasien nicht nach dem Zufallsprinzip, sondern wird sowohldurch tumorspezifische Faktoren und organotrope Eigenschaften des Primärtumors als auch durch die einzigartige Beschaffenheit der Lunge determiniert. Als venöser Filter mit einem dicht verzweigten, membranreichen Kapillarplexus ist die Lunge ein sehr empfängliches Organ für zirkulierende Tumorzellen und zur Tumorembolisationen prädestiniert(Dail 2008; Irmisch u. Huelsken 2013).

Da die Lungenfiliae zum Zeitpunkt ihrer Entdeckung meist mit fehlenden klinischen Symptomen einhergehen, werden pulmonale Absiedelungen häufig im Rahmen der Nachsorge oder als Zufallsbefund diagnostiziert. Lediglich 10–20 % der Lungenmetastasen werden aufgrund von Symptomen, beispielsweise Husten, Dyspnoe oder Hämoptysen, entdeckt. Im Allgemeinen gelten metastatische Neoplasien noch vor einem primär pulmonalen Karzinom als die häufigste maligne Tumorform der Lunge (Dail 2008).

2.1.1 Epidemiologie

Aus epidemiologischer Sicht ist die Lunge eines der am häufigsten von Metastasierungen durch epitheliale sowie nichtepitheliale Primärtumore betroffenen Organe. Durchschnittlich entwickeln sich bei 25–30 % aller Patienten mit einem diagnostizierten, extrapulmonalen Tumor im Verlauf der Erkrankung Lungenfiliae (Davidson et al. 2001). In Abhängigkeit von der Entität des primären Malignoms treten Metastasierungen in die Lunge mit unterschiedlichen Häufigkeiten auf (◘ Tab. 2.1). Osteo- beziehungsweise Weichgewebssarkome, Melanome, Karzinome der Hoden, der Mamma, der Nierenzellen, der Prostata, des Kolorektums, des Magens sowie der Bauchspeicheldrüse neigen im Besonderen zu pulmonalen Absiedelungen, aber auch bei Karzinomen der Leber, der Schilddrüse, der Nebennieren, des Uterus und der Ovarien werden sehr oft Lungenmetastasierungen beobachtet (Davidson et al. 2001; Abecasis et al. 1999; Weiss 2008). Mit Adenokarzinomen assoziierte Lungenfiliae treten im Vergleich zu anderen extrathorakalen, soliden Tumoren weitaus häufiger auf (Dail 2008).

Wiederum 15–25 % der Betroffenen mit Lungenmetastasen weisen diese sekundären Neoplasien ausschließlich und meist als multipel vorkommende Rundherde in der Lunge auf (isolierte Lungenmetastasierung). Hierzu zählen vorrangig Patienten mit einem Sarkom, Nierenzellkarzinom oder oropharyngealen Malignom. Im Gegensatz dazu metastasieren insbesondere Tumore der Mamma, der Melanozyten und des Kolorektums häufig sowohl in die Lunge als auch zusätzlich in weitere Organe (Davidson et al. 2001).

2.1.2 Pathogenese der pulmonalen Fernmetastasierung von soliden Tumoren

Sowohl das betroffene Zielorgan als auch die Dormanzperiode, Neovaskulierung und das Ausmaß der metastatischen Streuung werden durch verschiedene Faktoren der Tumorzellen, wie beispielsweise Ursprung, Zirkulationsmuster und intrinsische Eigenschaften, determiniert. Damit sind alle Vorgänge des Metastasierungsprozesses nicht zufällig, sondern hoch spezifisch (Valastyan u. Weinberg 2011; Irmisch u. Huelsken 2013).

Metastatische Kaskade

In die Pathogenese der Metastasierung sind eine Vielzahl komplexer, molekularer Mechanismen

Tab. 2.1 Relative Häufigkeiten von Lungenfiliae entsprechend dem Primärtumor (nach Weiss 2008)

Primärtumor	relative Häufigkeit von Lungenfiliae (%)
Hoden	70–80
Melanom	60–80
Niere	50–75
Sarkom	40–75
Uterus	30–40
Prostata	15–50
Pankreas	25–40
Kolorektum	20–40
Mamma	60
Harnblase	25–30
Oropharynx	13–40
Zervix	20–30
Lunge	20–30
Magen	20–30
Leber / Galle	20
Ovarien	10

sowie dynamische, zellbiologische Veränderungen involviert. Die metastatische Kaskade (Valastyan u. Weinberg 2011; Mueller u. Respondek 1990; Mcunu u. Pass 2003) umfasst folgende Schritte (schematische Darstellung: ◘ Abb. 2.1:

a. Invasive Phase an der Grenze des Primärtumors zum umgebenden Normalgewebe
   - enzymatische Degradation der Basalmembran (Primärläsion),
   - Tumorzelldissoziation aus dem Zellverband des Primärtumors,
   - aktive Lokalinfiltration der abgelösten Tumorzellen in die umgebenden extrazellulären Matrixstrukturen sowie das angrenzende Stroma,
   - aktive Intravasation der dissoziierten Tumorzellen in das Blut- oder Lymphgefäßsystem;
b. Embolisationsphase: Zirkulation im Blut- oder Lymphgefäßsystem
   - passiver, vaskulärer Transport der Tumorzellen mit dem Blut- oder Lymphstrom zum Metastasierungsorgan,
   - Dormanz der disseminierten Tumorzellen in der Zirkulation,
   - Interaktion der disseminierten Tumorzellen mit Endothelzellen, Thrombozyten und Firbrin,
   - Adhäsion dieser Zellaggregate an das vaskuläre Endothel im Zielorgan der Metastasierung;
c. Implantationsphase: Manifestierung der metastatischen Absiedelung im Zielorgan
   - aktives Eindringen der Tumorzellaggregate in die Endothel- und Membranstrukturen des Zielorgans (Extravasation),
   - anschließende paravasale Infiltration der disseminierten Tumorzellen in das Stroma sowie Parenchym,
   - metastatische Kolonisation einiger Tumorzellen zu Mikrometastasen,
   - autonome Proliferation der Mikrometastasen zu klinisch detektierbaren Makrometastasen.

Innerhalb der Embolisationsphase werden mehr als 99 % der intravasalen Tumorzellen durch körpereigene Immunabwehrreaktionen eliminiert (Mueller u. Respondek 1990). Die autonome Proliferation der disseminierten Tumorzellen während der Implantationsphase ist ein weiterer kritischer Schritt der metastatischen Kaskade. Die Progression von einer Mikrometastase zur Makrometastase ist abhängig von den proliferierenden Eigenschaften des metastatischen Koloniezellverbandes, dem Ausmaß der Neoangiogenese, der Verfügbarkeit von Wachstumshormonen, der Überwindbarkeit lokaler Immunabwehrreaktionen sowie von Umgebungsfaktoren und der zellulären Zusammensetzung des Zielgewebes (Steeg 2006; Mueller u. Respondek 1990; Mcunu u. Pass 2003).

Metastasierungswege

Die Ausbreitung von malignen Zellen eines Primärtumors in die Lungen erfolgt während der Embolisationsphase über zwei mögliche intravaskuläre Hauptformen – der hämatogenen und/oder der lymphogenen Route.

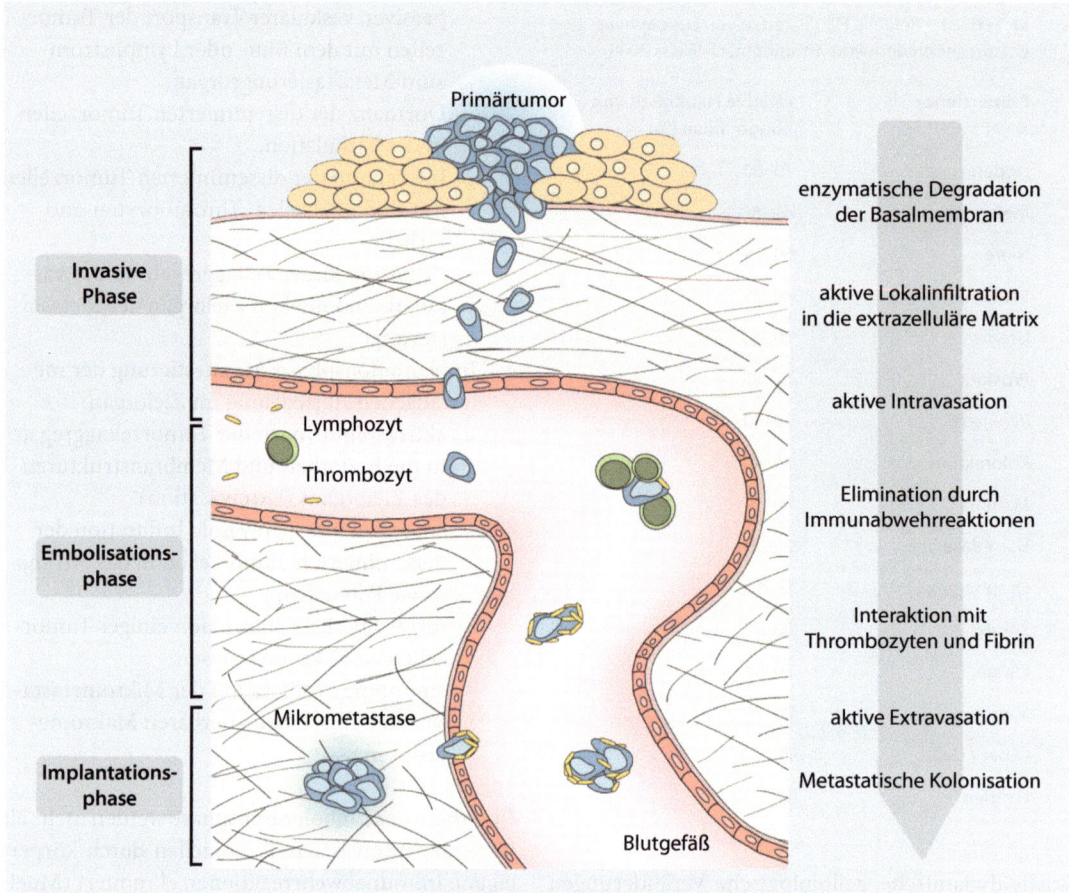

☐ Abb. 2.1 Schematische Darstellung der metastatischen Kaskade

- **Hämatogene Embolisation**

Die hämatogene Tumorzellverschleppung stellt den häufigsten und damit wichtigsten Mechanismus zur Entwicklung von pulmonalen Metastasen dar. Sie beginnt mit der Intravasation der dissoziierten Tumorzellen in das venöse Blutsystem. Die sogenannte Filtertheorie besagt, dass maligne Zellen vom ersten Organ, welches sie durchströmen, aus dem venösen Blut gefiltert werden, wodurch die metastatische Absiedelung bevorzugt initiiert wird. In der Regel findet die hämatogene Embolisation antegrad entlang der anatomischen Blutgefäßbahnen statt. Es werden vier Haupttypen der hämatogenen Metastasierung nach Walther (1948) unterschieden. Der Metastasierungstyp ist sowohl von der Lokalisation des Primärtumors als auch von der Tumorgröße, den intrinsischen Faktoren der disseminierten Tumorzellen und dem Organotropismus abhängig (Dail 2008; Mcunu u. Pass 2003).

4 Haupttypen der hämatogenen Metastasierung nach Walther (1948)
a. Hohlvenentyp oder Cavatyp (Lunge als Filterorgan 1. Ordnung)
   - bei Primärtumoren, deren venöser Abfluss über die Vena cava superior oder Vena cava inferior erfolgt,
   - Tumorzellen gelangen direkt mit dem venösen Blut nach Passage des rechten Herzens in die Lunge,

- z. B. bei Karzinomen des Oropharynx, der Schilddrüse, der Nieren, der Leber, der Mamma sowie Sarkomen der Extremitäten;
b. Lebertyp (Lunge als Filterorgan 1. Ordnung)
    - umfasst primäre Leberzellkarzinome sowie Lebermetastasen,
    - Tumorzellen gelangen nach Einbruch in die Lebervenen antegrad über die Vena cava inferior in die Lunge;
c. Pfortadertyp (Leber als Filterorgan 1. Ordnung; Lunge als Filterorgan 2. Ordnung) bei Primärtumoren des Gastrointestinaltraktes, deren venöses Blut in die Pfortader drainiert wird
    - Tumorzellen passieren über die Vena portae zunächst die Leber, von dort über die Lebervenen und die Vena cava die Lunge,
    - z. B. bei Karzinomen des Kolorektums (Ausnahme: tiefe Rektumkarzinome = Hohlvenentyp) oder des Magens;
d. Arterieller Typ oder Lungentyp
    - bei Primärtumoren der Lunge sowie solitären Lungenmetastasen,
    - Tumorzellen passieren antegrad über die Pulmonalvenen das linke Herz und erreichen über die arterielle Strombahn den großen Kreislauf und die Peripherie (bevorzugt Knochen, Gehirn, Leber und Nebenniere).

Zwei weitere, jedoch seltene Formen der hämatogenen Metastasierung sind der Zisternentyp und der Wirbelvenentyp. Beim Zisternentyp gelangen Tumorzellen unter Umgehung der Pfortader in die Lendenzisterne (Cisterna chyli), von dort in den Venenwinkel und anschließend in die Lunge. Beim Wirbelvenentyp werden maligne Zellen, vermutlich retrograd, über die Wirbelvenen des paravertebralen Venenplexus in die Wirbelkörper transportiert (z. B. bei Karzinomen der Prostata und der Mamma) (Walther 1948). Hämatogene Lungenfiliae treten häufig bei Melanomen, Sarkomen, Kolorektumkarzinomen, Nierenzellkarzinomen und Tumoren des Kopf-/Halsbereiches auf.

- **Lymphogene Embolisation**

Bei der lymphogenen Metastasierung, welche 6–8 % der Lungenmetastasen bedingt, gelangen maligne Tumorzellen über Lymphspalten in den Lymphabstrom. Regionäre Lymphknoten fungieren als immunologische Filter und fangen die disseminierten Tumorzellen ab. In Abhängigkeit von der immunologischen Abwehrreaktion ist eine intranodale Tumorzellproliferation bis hin zu einem Durchbruch der Lymphknotenkapsel möglich. Die weitere progressive Ausbreitung der Tumorzellen erfolgt in der Regel antegrad mit dem Lymphabstrom oder unter Umständen auch retrograd über mediastinale Lymphbahnen zu benachbarten Lymphknoten. Zudem können die primär lymphogen verschleppten Tumorzellen wiederum sekundär in das venöse Blutgefäßsystem eindringen, beispielsweise über den Ductus thoracicus (Dail 2008; Mcunu u. Pass 2003).

Eine lymphogene Embolisation wird im Besonderen als diffuse, sekundäre Tumorzellausbreitung im Lymphsystem der Lunge bei Primärkarzinomen des Gastrointestinaltraktes, der Mamma, der Ovarien oder der Prostata beobachtet.

Klinische Manifestation, Lokalisation und Ausdehnung der pulmonalen Metastasierung

Vor allem hämatogene Lungenmetastasen entstehen bevorzugt in peripheren subpleuralen Bereichen der Lunge auf Ebene der dicht verzweigten, terminalen Arterien und Arteriolen. Somit stehen die metastatischen Gefäße im engen Kontakt mit dem pulmonalen Kapillarbett, wodurch eine frühe und kontinuierliche Versorgung der Metastase mit sauerstoffreichem Blut gewährleistet ist (Dail 2008; Mueller u. Respondek 1990).

Die sogenannten soliden Lungenmetastasen sind der häufigste klinische Typ der hämatogenen pulmonalen Metastasierung und treten typischerweise als periphere, multiple und bilaterale Rundherde auf. Aufgrund der im Vergleich zu den Lungenoberlappen erhöhten Durchblutung sind solide Lungenmetastasen häufiger in den unteren Lungenlappen lokalisiert.

Eine weitere klinische Manifestation der hämatogenen Lungenmetastasierung stellt die obstruktive pulmonalarterielle Embolisation dar. Grundsätzlich können sich durch pulmonale Tumoremboli verursachte Gefäßobstruktionen bei allen Primärtumoren, welche über die Lungenstrombahn als primärer Filter metastasieren (Hohlvenentyp oder Lebertyp), entwickeln.

Die pulmonale tumorthrombotische Mikroangiopathie ist eine seltene klinische Form der hämatogenen Embolisation. Diese proliferative Angiopathie der peripheren Pulmonalarterien wird durch nichtokkludierende Tumorembolli verursacht und resultiert, vorwiegend bei Adenokarzinomen, in eine pulmonale Hypertonie mit konsekutiver Belastung des rechten Herzens.

Die lymphogene Metastasierung mit nachfolgender Ausbreitung der Tumorzellen entlang der intrapulmonalen Lymphbahnen stellt sich klinisch häufig als Lymphangiosis carcinomatosa dar. Diese geht zumeist von Lymphknotenmetastasen im Lungenhilus aus und ist durch eine streifig radiäre Verdichtung des pulmonalen Parenchyms gekennzeichnet. Als hilifugale Form tritt die Lymphangiosis carcinomatosa in der Regel bilateral und diffus auf, beispielsweise bei Karzinomen der Mamma, des Pankreas oder des Magens.

Oft verläuft die pulmonale Metastasierung von extrathorakalen Malignomen jedoch kombiniert ab, d. h. sowohl über den hämatogenen als auch über den lymphogenen Embolisationsmechanismus. Zudem entstehen durch den Einbruch von primär hämatogenen Lungenmetastasen in die pulmonalen Lymphgefäße wiederum sekundäre intrathorakale Lymphknotenfiliae. Generell ist eine weitere Ausbreitung der Lungenmetastasen über die pulmonalen Gefäße möglich einschließlich der venösen, arteriellen sowie lymphatischen Systeme oder mittels direkter Ausdehnung, wie beispielsweise nach einem Pleuradurchbruch oder durch endobronchiale Streuung (Dail 2008).

Literatur

Abecasis N, Cortez F, Bettencourt A, Costa CS, Orvalho F, de Almeida JM (1999) Surgical treatment of lung metastases: prognostic factors for long-term survival. Journal of surgical oncology 72:193–198

Cotran RS, Kumar V, Robbins SL (1993) Grundlagen der Allgemeinen Pathologie, Gustav Fischer Verlag, Stuttgart/Jena/New York

Dail DH (2008) Metastases to and from the lung. In: Tomashefski JF, Cagle PT, Farver CF, Fraire AE, (Hrsg) Dail and Hammar's Pulmonary Pathology, Springer, S. 735–766

Davidson RS, Nwogu CE, Brentjens MJ, Anderson TM (2001) The surgical management of pulmonary metastasis: current concepts. Surgical oncology 10:35–42

Irmisch A, Huelsken J (2013) Metastasis: new insights into organ-specific extravasation and metastatic niches. Experimental cell research pii: S0014-4827(13)00068-2

Mcunu ANS, Pass HI (2003) Metastatic cancer to the lung. In: Saclarides TJ, Millikan KW, Godellas CV (Hrsg) Surgical Oncology: An Algorithmic Approach, Springer, S. 176–185

Mueller KM, Respondek M (1990) Pulmonary metastases: pathological anatomy. Lung 168 Suppl:1137–1144

Steeg PS (2006) Tumor metastasis: mechanistic insights and clinical challenges. Nature medicine 12:895–904

Valastyan S, Weinberg RA (2011) Tumor metastasis: molecular insights and evolving paradigms. Cell 147:275–292

Walther HE (1948) In Krebsmetastasen, Schwabe & Company, Basel

Weiss L (2008) Pulmonary metastasis. In: DeVita VT, Hellmann S, Rosenberg SA (Hrsg). Cancer: Principles and Practice of Oncology, Lippincott

Proteinanalyse und Molekularforschung

T. Gemoll, S. Strohkamp, S. Limmer, J. K. Habermann

3.1   Molekularbiologie der Metastasierung – 12

3.2   Organspezifische Lungenmetastasierung – 13

Literatur – 15

S. Limmer (Hrsg.), *Lungenmetastasen*,
DOI 10.1007/978-3-642-32982-1_3, © Springer-Verlag Berlin Heidelberg 2015

3.1 Molekularbiologie der Metastasierung

Die Tumorprogression zu Fernmetastasen beinhaltet eine Reihe von Ereignissen, die man unter dem Begriff der »metastatischen Kaskade« zusammenfasst. Nachdem eine maligne Transformation einer Zelle zur Bildung eines primären Tumors geführt hat, erfolgt in der Tumormasse eine Neovaskularisierung (Angiogenese). Einzelne Zellen oder ganze Zellgruppen wandern anschließend in die umgebende extrazelluläre Matrix (ECM) und das gesunde Stroma (Migration, Invasion) ein. Die molekulare Grundlage für die Dissoziation von Tumorzellen aus dem Primärverband ist die Reaktivierung von embryonalen Signalwegen. Ein dafür verantwortlicher Schlüsselmechanismus ist die epitheliale-mesenchymale Transition (EMT)(Scheel u. Weinberg 2012). Sie bewirkt die Auflösung der Zell-Zell-Kontakte, Aufhebung der Zellpolarität und Reorganisation des Zytoskeletts durch eine Umwandlung der Zelle von einem epithelialen in einen mesenchymalen Phänotyp. In der Embryonalentwicklung ist die EMT ein ganz normaler Prozess: Einzelne Zellen im Embryo lösen sich aus dem Verband und wandern durch den Embryo, um in einer anderen Region wichtige Strukturen anzulegen. Eine wesentliche Rolle hierbei spielen die sogenannten EMT-Transkriptionsfaktoren, die die Aktivität einer ganzen Reihe von Genen regulieren. Zu ihnen gehören Proteine wie twist-related protein 1 (TWIST), snail homolog 2 (SLUG) und forkhead box C2 (FOXC2) (Scheel u. Weinberg 2012; Grunert et al. 2003). Dieselben Proteine sind auch an der EMT beteiligt, die bei der Metastasierung von ausschlaggebender Bedeutung ist (Grunert et al. 2003). TWIST etwa wird in invasiven Brustkrebszellen von Mäusen in hohen Mengen exprimiert, jedoch nicht in Karzinomen, die nicht metastasieren. Wird TWIST heruntergereguliert, können zwar noch Tumore entstehen, aber sie verlieren ihre Fähigkeit zur Metastasierung (Qin et al. 2012). Ähnliches wurde bei Experimenten mit dem Transkriptionsfaktor SLUG beobachtet. Wenn die Expression von SLUG unterdrückt wird, nimmt die Zahl der Melanom-Metastasen um 93 % ab (Shih u. Yang 2011).

Des Weiteren spielt der Wnt-Signalweg bei der EMT eine wichtige Rolle. Das intrazelluläre Schlüsselprotein dieses Signalwegs ist β-Catenin, das sowohl mit der Zell-Zell-Adhäsion assoziiert ist, als auch als latentes Genregulatorprotein arbeitet. Binden Wnt-Liganden an einem Rezeptorkomplex aus Frizzled- und einem low density lipoprotein receptor-related protein 5/6 (Lrp5/6)-Rezeptor, wird β-Catenin vermindert phosphoryliert und daraufhin dessen Abbau verhindert. Das β-Catenin akkumuliert daraufhin im Zytoplasma und wandert in den Zellkern, wo es mit DNA-bindenden Proteinen der t-cell-factor--Familie (TCF-Familie) einen Komplex bildet. Dadurch verwandeln sich diese Repressoren in Transkriptionsfaktoren und bestimmte Zielgene, wie z. B. *v-myc myelocytomatosis viral oncogene homolog (MYC)* und *Cyclin-D1*, werden exprimiert und fördern so die Proliferation. Der Transkriptionsfaktor TCF kann außerdem zusammen mit β-Catenin wichtige Gene für den EMT-Prozess aktivieren oder inhibieren. Die Ablösung aus dem Primärtumor und das Durchwandern der extrazellulären Matrix werden zusätzlich durch eine Reihe von Matrixmetalloproteinasen (MMP) sowie von Serin-, Zystein- und Aspartatproteinasen katalysiert. Vor allem MMP sind hierbei intensiv untersucht worden und bilden die Grundlage für eine Reihe von klinischen Studien, die die Effektivität spezifischer MMP-Inhibitoren (tissue inhibitors of matrixmetallproteinases – TIMP) in der Krebsbehandlung evaluieren. Untersuchungen haben hier gezeigt, dass MMP in einer Vielzahl von malignen Tumoren vermehrt exprimiert werden und diese vermehrte Expression mit einer Tumoraggressivität und erhöhtem Metastasierungspotential assoziiert ist (Chambers u. Matrisian 1997; Kleiner u. Stetler-Stevenson 1999). Unter anderem haben Untersuchungen an Patienten mit kolorektalem Karzinom gezeigt, dass eine erhöhte mRNA-Expression von MMP-1 im Tumor mit einer schlechteren Prognose in Bezug auf das Überleben verbunden ist (Hidalgo u. Eckhardt 2001).

Nach der Auflösung der extrazellulären Matrix müssen sich Tumorzellen zum Zielgewebe aktiv fortbewegen können. Die Migration der Tumorzellen wird dabei als eine amöboide Bewegung beschrieben. Besonders Änderungen von Aktinfilamenten, welche die intrazellulären Transport- und Bewegungsvorgänge inklusive der Zellteilung organisieren, bestimmen in diesem Zusammenhang die Zytoskelett-assoziierten Formänderungen. Signalabhängig und in einer geordneten Weise erfolgt die Umorganisation des Aktinzytoskeletts durch Aktin-bindende Proteine, die mit dem Aktinnetzwerk interagieren, den Polymerisationszustand modulieren und so dessen Umbau kontrollieren. Zum Beispiel konnten Akunuru et al. zeigen, dass eine Inhibition der in verschiedenen Tumoren überexprimierten rho-like GTPase Rac1 tumorspezifische Aktivitäten supprimiert (Akunuru et al. 2011). Rac1 stellt somit einen potentiellen therapeutischen Ansatz dar, um die Invasion und Migration von Tumorzellen zu blockieren.

Zusätzlich zur aktiven Bewegung müssen sich die zirkulierenden Tumorzellen nach Ablösung vom Primärtumor vor allem der überlebensfeindlichen Umgebung anpassen. Neben Scherkräften, die durch Strömung entstehen, und anderen mechanischen Einwirkungen (Kollision mit der Gefäßwand und/oder anderen Zellen) spielen körpereigene Schutzfunktionen eine wichtige Rolle, um den Tumorzellen Schäden zuzufügen. Zytotoxische T-Zellen (CTL) und natürliche Killer-Zellen (NK) bedienen sich zum einen der Ausschüttung von Granzymen und dem Auslösen der Apoptose in den Tumorzellen. Letzteres wird durch die Expression und Bindung des CD96-Liganden auf der lymphozytären Oberfläche an das Transmembranprotein CD95 (Fas) induziert. Eine Überlebensstrategie der Tumorzellen bieten Zell-Zell-Interaktionen, z. B. von Tumorzellen untereinander und/oder mit Thrombozyten. Schon 1865 wurde von Trousseau erkannt, dass es einen Zusammenhang zwischen Blutgerinnung und Tumorerkrankungen gibt (Varki 2007). Mittlerweile assoziiert die Thrombozytenzahl in vielen Studien als prognostischer Parameter von Tumoren und gibt Anhaltspunkte für den Zusammenhang zwischen Thrombozyten und Metastasierung (Nash et al. 2002). So konnte beispielsweise eine verminderte Metastasenzahl nach Tumorzellinjektion in Mäusen mit medikamentös induzierter Thrombozytopenie (Gasic et al. 1968) und eine geringere Tumormetastasierung mit Hilfe antithrombothischer Medikamente beobachtet werden (Nash et al. 2002).

Nach der Intravasation in die lymphatischen Gefäße und/oder in das Blutkreislaufsystem und dem Überleben im Kreislaufsystem haften sich einzelne Tumorzellen an das Kapillarbett eines entfernt liegenden Organs (Arretierung) und eignen sich spezifische Eigenschaften der neuen Umgebung an. In einem zur EMT umgekehrten Vorgang, der sogenannten mesenchymalen-epithelialen Transition (MET), werden epitheliale Eigenschaften zurückerlangt, um das Homing im Zielgewebe durchführen zu können. Unter anderem konnten Wolf et al. (2012) zeigen, dass das tumoreigene Chemokin CCL2 spezifische Rezeptoren auf dem Endothel der Blutgefäße manipuliert, um die metastasierende Darmkrebszelle von den Blutgefäßen in die Organe einzuschleusen. In einem Prozess, der als »metastatische Kolonisierung« verstanden wird, etablieren sich durch Proliferation die Mikrometastasen. Alternativ initiieren disseminierte Zellen intravaskuläres Wachstum und formen Mikrometastasen, die die Gefäßwände zerstören. Im finalen Schritt der »metastatischen Kaskade« proliferieren mikrometastatische Kolonien zu klinisch detektierbaren Makrometastasen. Kurzzeitige oder permanente Veränderungen von unterschiedlichen Genen und Proteinen kennzeichnen diesen Abschnitt und führen zu einem äußerst komplexen Phänotyp der Tumorzelle(n) mit Organspezifität.

3.2 Organspezifische Lungenmetastasierung

Bezogen auf die Organspezifität der Metastasierung wurden in den letzten Jahren bedeutende Erfolge auf molekularer Ebene erzielt. Zwar beobachtete Stephen Paget schon vor ca. 120 Jahren, dass die Verteilung von Metastasen im Körper nicht willkürlich verläuft (Langley u. Fidler 2011), doch konnten erst mit der Offenlegung von Prozessen der Metastasierung und der Einführung von verbesserten Untersuchungsmethoden bedeutende Fortschritte verzeichnet werden. Auch für die Kolonisation von disseminierten Tumorzellen in der Lunge scheinen spezielle Nischen zu existieren. Zwei kürzlich veröffentlichte Studien entdeckten Moleküle der ECM als Faktoren, die essenziell für das Wachstum von Tumorzellen aus der Brust in der Lunge sind (Malanchi et al. 2012; Oskarsson et al. 2011). Oskarsson et al. (2011) konnten zeigen,

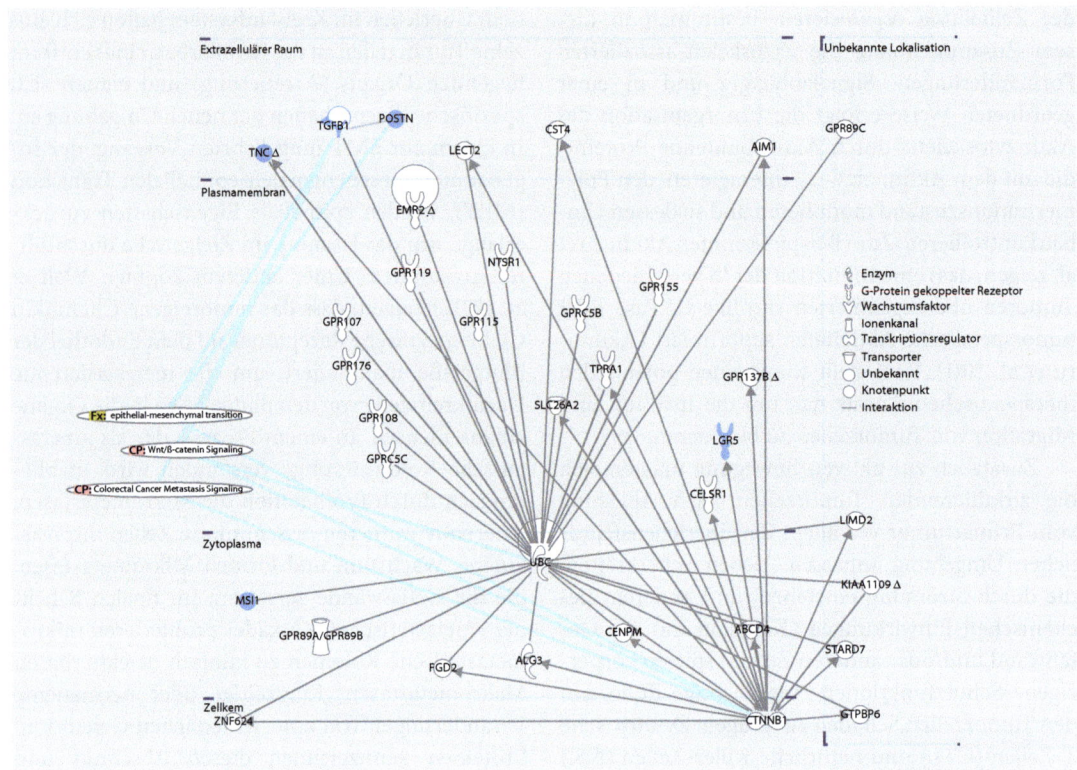

◘ Abb. 3.1 Graphische Darstellung der IPA Netzwerkanalyse basierend auf blau hinterlegten Targets (TnC, POSTN, TGFβ, LGR5, und MSI1), die für organspezifische Metastasierung der Lunge eine wichtige Rolle zu spielen scheinen. Für miR-335 konnte keine signifikante Interaktion innerhalb des Netzwerks festgestellt werden. Hervorzuheben ist die Beteiligung der Moleküle in kanonischen Signalwegen (CP) der kolorektalen Metastasierung und der Wnt-β-Catenin-Signalübertragung. Die Epitheliale-Mesenchymale-Transition zeigt sich als assoziierte Netzwerkfunktionen (Fx).

dass tanscin C (TnC) als ECM-Protein an der invasiven Front von humanen Lungenmetastasen exprimiert wird und mit schlechtem Überleben des Patienten assoziiert ist. Dabei wird TnC von der Metastasen supprimierenden microRNA miR-335 negativ reguliert (Oskarsson et al. 2011; Tavazoie et al. 2008). Zwar konnte der Knockdown des Gens nicht das Tumorwachstum von Brustkarzinomen verhindern, doch zeigte sich eine reduzierte Formation von Lungenmetastasen in 90 % der behandelten Mäuse. Die Ausschaltung von TnC induziert weiter eine Herunterregulation von *leucine rich repeat containing G protein coupled receptor 5 (LGR5)* und *musashi RNA-binding protein 1 (MSI1)*, zwei Gene, die für den Wnt- und den Notch-Signalweg essenziell sind. Weitere Analysen ergaben, dass TnC nach Antwort des Wnt-Liganden für die Expression von LGR5 verantwortlich ist und den Notch-Signalweg aktiviert (Oskarsson et al. 2011). Interessanterweise zeigt die zweite Studie, dass ein weiteres ECM-Molekül mit TnC interagiert und mit einer Reduktion von spontanen Lungenmetastasen einhergeht (Malanchi et al. 2012). Malanchi zeigte, dass *periostin (POSTN)* von Fibroblasten in infiltrierten aber nicht in metastasefreien Lungen exprimiert und von transforming growth factor beta (TGFβ) induziert wird. Basierend auf den sechs Targets (TnC, miR-335, POSTN, TGFβ, LGR5, und MSI1), die für organspezifische Metastasierung der Lunge eine wichtige Rolle zu spielen scheinen, bestätigte eine unabhängige Signalweganalyse (Ingenuity Pathway Analysis (IPA), Ingenuity Systems) unserer Arbeitsgruppe eine enge Korrelation zum Wnt-Signalweg, kolorektaler Metastasierung und EMT (eigene Daten; ◘ Abb. 3.1). IPA ist eine weitverbreitete Datenbank und Software, die auf der Ingenuity Pathway Knowledge Base (IPKB) aufbaut. Sie ermöglicht zum einen die Zuordnung zu bekannten metabolischen Netzwerken und Signalkaskaden, zum anderen können auch indirekte Interaktionen zwischen den untersuchten Identitäten aufgedeckt werden. Die von der IPA Software generierten Netzwerke werden in einer Rangfolge bewertet und ergaben in dem o. a. Experiment eine signifikante Interaktion der Moleküle in einem mit »Bindegewebsstörung« assoziierten Netzwerk (Score 14). Bemerkenswert ist die zentrale Rolle von Ubiquitin C in diesem Netzwerk. Ubiquitin C ist ein proteinbindendes Enzym und spielt eine zentrale Rolle in der Progression des Zellzyklus sowie im Zellwachstum. Die Rolle im Prozess der Metastasierung, insbesondere der organspezifischen Metastasierung, ist bislang nicht bekannt.

Literatur

Akunuru S, Palumbo J, Zhai QJ, Zheng Y (2011) Rac1 targeting suppresses human non-small cell lung adenocarcinoma cancer stem cell activity. PloS one 6:e16951

Chambers AF, Matrisian LM (1997) Changing views of the role of matrix metalloproteinases in metastasis. J Natl Cancer Inst 89:1260–1270

Gasic GJ, Gasic TB, Stewart CC (1968) Antimetastatic effects associated with platelet reduction. Proc Natl Acad Sci U S A. 61(1):46–52

Grunert S, Jechlinger M, Beug H (2003) Diverse cellular and molecular mechanisms contribute to epithelial plasticity and metastasis. Nat Rev Mol Cell Biol 4(8):657–665

Hidalgo M, Eckhardt SG (2001) Development of matrix metalloproteinase inhibitors in cancer therapy. J Natl Cancer Inst 93:178–193

Kleiner DE, Stetler-Stevenson WG (1999) Matrix metalloproteinases and metastasis. Cancer Chemother Pharmacol 43 Suppl:S42–51

Langley RR, Fidler IJ (2011) The seed and soil hypothesis revisited–the role of tumor-stroma interactions in metastasis to different organs. Int J Cancer 128:2527–2535

Malanchi I, Santamaria-Martinez A, Susanto E, Peng H, Lehr HA et al (2012) Interactions between cancer stem cells and their niche govern metastatic colonization. Nature 481:85–89

Nash GF, Turner LF, Scully MF, Kakkar AK (2002) Platelets and cancer. Lancet Oncol 3:425–430

Oskarsson T, Acharyya S, Zhang XH, Vanharanta S, Tavazoie SF et al (2011) Breast cancer cells produce tenascin C as a metastatic niche component to colonize the lungs. Nat Med 17(7):867–874

Qin Q, Xu Y, He T, Qin C, Xu J (2012) Normal and disease-related biological functions of Twist1 and underlying molecular mechanisms. Cell research 22:90–106

Scheel C, Weinberg RA (2012) Cancer stem cells and epithelial-mesenchymal transition: concepts and molecular links. Semin Cancer Biol 22:396–403

Shih JY, Yang PC (2011) The EMT regulator slug and lung carcinogenesis. Carcinogenesis 32(9):1299–1304

Tavazoie SF, Alarcon C, Oskarsson T, Padua D, Wang Q et al (2008) Endogenous human microRNAs that suppress breast cancer metastasis. Nature 451:147–152

Varki A (2007) Trousseau's syndrome: multiple definitions and multiple mechanisms. Blood 110:1723–1729

Wolf MJ, Hoos A, Bauer J, Boettcher S, Knust M et al (2012) Endothelial CCR2 signaling induced by colon carcinoma cells enables extravasation via the JAK2-Stat5 and p38MAPK pathway. Cancer cell 22:91–105

Anästhesiologisches Management

H. Heinze

4.1 Einleitung – 18

4.2 Präoperative Evaluation – 18

4.3 Physiologische Grundlagen der Ein-Lungen-Ventilation – 20

4.4 Methoden zur Separation der Lunge – 21

4.5 Praktisches Vorgehen bei Ein-Lungen-Ventilation – 22

4.6 Vorgehen bei Hypoxie während der Ein-Lungen-Ventilation – 24

4.7 Postoperative Therapie – 24

Literatur – 25

S. Limmer (Hrsg.), *Lungenmetastasen*,
DOI 10.1007/978-3-642-32982-1_4, © Springer-Verlag Berlin Heidelberg 2015

4.1 Einleitung

Die zunehmend differenzierteren und aufwendigeren Operationsverfahren für intrathorakale chirurgische Eingriffe sind nicht zuletzt durch das verbesserte anästhesiologische Management möglich geworden. Hierbei spielen vor allem das zunehmende Wissen über die Physiologie und Pathophysiologie der hypoxisch pulmonalen Vasokonstriktion bei der Ein-Lungen-Ventilation und die verbesserten Möglichkeiten zur intraoperativen Seitentrennung der Atemwege eine entscheidende Rolle. Aber auch die verbesserte postoperative Schmerztherapie mit Hilfe moderner rückenmarksnaher Verfahren, sowie die Strategien zur Vermeidung von postoperativen Komplikationen wie dem akuten Lungenversagen haben hieran einen Anteil. Mehr als vielleicht in anderen chirurgischen Disziplinen ist eine gute perioperative Kommunikation zwischen Pulmologen, Thoraxchirurgen, Anästhesisten und Intensivmediziner für das Outcome der Patienten entscheidend.

Im Folgenden werden die präoperative anästhesiologische Evaluation der Patienten, die physiologischen und pathophysiologischen Besonderheiten der Ein-Lungen-Ventilation, die Methoden zur Seitentrennung der Atemwege und das postoperative Vorgehen bei thoraxchirurgischen Eingriffen erläutert.

4.2 Präoperative Evaluation

Die komplette präoperative anästhesiologische Evaluation schließt die medizinischen Vorerkrankungen sowie die anästhesiologisch relevanten Aspekte wie die Vorhersage eines eventuell erschwerten Atemwegs mit ein. Für das Risiko, eine postoperative Komplikation zu erleiden, sind das Alter, Übergewicht, chronische Herz-Kreislauf-Erkrankungen, ein Nikotinabusus sowie eine COPD von besonderer Bedeutung (Bernstein u. Deshpande 2008).

Das Alter wurde als unabhängiger Prädiktor für Komplikationen nach Lungenresektionen identifiziert. Bedingt durch physiologische Veränderungen des kardiovaskulären und respiratorischen Systems und gehäuft auftretenden Komorbiditäten steigt das Risiko für perioperative lebensbedrohliche Komplikationen dieser Patienten. Allerdings hat sich gezeigt, dass bei guter präoperativer Patientenauswahl auch Patienten über 70 Jahre oder sogar über 80 Jahre mit guter kardiopulmonaler Reserve ein akzeptables perioperatives Outcome nach thoraxchirurgischen Eingriffen haben (Damhuis et al. 2005). Daher sollte das Alter allein kein Grund sein, die Entscheidung zur Operation in Frage zu stellen.

Je nach Ausprägung kann Übergewicht ein Risikofaktor für die Ausbildung von perioperativen pulmonalen Komplikationen sein. Dies trifft theoretisch im Besonderen für thoraxchirurgische Eingriffe zu, da bei adipösen Patienten eine Reduktion der Lungenvolumina sowie eine erhöhte Atemarbeit vorliegen. Zusätzlich können eine Hypoxämie, ein erhöhter alveolo-arterieller Sauerstoffgradient und ein Ungleichgewicht von Ventilation und Perfusion bestehen. Allerdings gibt es wenige Untersuchungen, die dieses erhöhte perioperative Risiko für Komplikationen zweifelsfrei abbilden. Demnach besteht derzeit keine ausreichende Evidenz, dass Adipositas die perioperative Komplikationsrate oder Mortalität erhöht (Lohser et al. 2007).

Es besteht ein klarer Zusammenhang zwischen präoperativ bestehenden Herz-Kreislauf-Erkrankungen und perioperativen kardialen Komplikationen. Patienten mit einem vorangegangenen Myokardinfarkt in den letzten 6 Monaten, aber insbesondere den letzten 3 Monaten haben hierbei ein deutlich erhöhtes Risiko für Morbidität und Mortalität. Allerdings gibt es auch neuere Befunde von einer Reinfarktrate von nur 3,7 % (Birim et al. 2003), wodurch eine nötige Lungenoperation aufgrund eines Myokardinfarktes in den letzten Monaten nicht absolut zwingend verschoben werden muss. Mit optimierter perioperativer kardialer Medikation und angepasstem hämodynamischen Monitoring ist eine Operation mit überschaubarem Risiko durchführbar. Ein differenziertes Vorgehen ist hier sicher sinnvoll. Die präoperative Evaluation von thoraxchirurgischen Patienten unterscheidet sich hierbei nicht von anderen größeren Eingriffen. Sollten also keine klinischen Zeichen einer koronaren Herzerkrankung und einer Herzinsuffizienz bei normalem EKG vorliegen, ist keine weitere kardiale Diagnostik nötig. Perkutane koronare

Katheterinterventionen oder koronare Bypassoperationen sollten nur vor der Lungenoperation durchgeführt werden, wenn eine eigene Indikation hierfür vorliegt.

Aus zahlreichen Untersuchungen (Bernstein u. Deshpande 2008; Birim et al. 2003) geht hervor, dass ein Nikotinabusus das Risiko für Gefäßerkrankungen, kardiale Erkrankungen und eine obstruktive Lungenerkrankung erhöht. Zusätzlich stellt der Nikotinabusus einen Risikofaktor für weitere nichtpulmonale Komplikationen wie Infektionen und Wundheilungsstörungen dar. Bei Lungeneingriffen konnte gezeigt werden, dass Patienten mit Nikotinabusus während der Ein-Lungen-Ventilation ein erhöhtes Risiko für eine Hypoxie hatten (Khalil 2013). Ob allerdings eine kurzfristige präoperative Nikotinabstinenz sinnvoll ist, wird kontrovers diskutiert. Eine Reduktion der Rate an perioperativen Komplikationen ist erst nach einer Abstinenz von 5–8 Wochen nachweisbar. Eine kurzfristigere Beendigung des Rauchens führt nicht sicher zu einer Verbesserung des perioperativen Outcomes, sondern hat im Gegensatz dazu sogar teilweise zu erhöhten Komplikationsraten geführt. Daher ist zu raten, wenn möglich eine vollständig elektive Operation für mindestens acht Wochen unter Nikotinverzicht zu verschieben. Bei nichtelektiven Operationen ist nicht eindeutig geklärt, ob eine kurzfristige Beendigung des Rauchens Vorteile bietet (Bernstein u. Deshpande 2008).

Bei klinisch nicht ausreichend eingestellten Patienten mit chronischer obstruktiver Lungenerkrankung ist präoperativ zu klären, ob durch eine Ausweitung der medikamentösen Therapie eine Verbesserung der pulmonalen Situation zu erreichen ist.

Ein besonderes Augenmerk bei der präoperativen Evaluierung sollte auf den Atemweg gelegt werden. Eine möglicherweise erschwerte Intubation hat Auswirkungen auf das Verfahren der intraoperativen Lungenseparation (s.u.) (Campos 2010; Motsch et al. 2005).

Eine präoperative arterielle Blutgasanalyse kann Hinweise auf ein mögliches erhöhtes Risiko für postoperative Komplikationen geben. Hierbei ist auf Hyperkapnie sowie Hypoxämie zu achten. Allerdings gibt es keine eindeutigen Grenzen, ab wann das Risiko für Komplikationen ansteigt.

Neben der präoperativen Aufklärung der Patienten über das Vorgehen und die Risiken einer Allgemeinanästhesie, müssen thoraxchirurgische Patienten über das erweiterte hämodynamische Monitoring aufgeklärt werden (Haas et al. 2009). Hierbei ist insbesondere die Anlage einer intravasalen arteriellen Kanüle, vorrangig in der kontralateralen Arteria radialis indiziert. Für die kontinuierliche Überwachung des arteriellen Blutdruckes und die intermittierende Blutentnahme für Blutgasanalysen ist diese unersetzlich. Die intraoperative Messung des zentralen Venendruckes (ZVD) als Hinweis auf den Volumenstatus des Patienten wird zunehmend in Frage gestellt. Insbesondere in Seitenlagerung und bei Ein-Lungen-Ventilation sind Absolutwerte des ZVD sehr kritisch zu bewerten. Ob relative Veränderungen im Verlauf aussagekräftiger sind, ist nicht eindeutig untersucht. Ebenso gibt es über die Aussagekraft der zentralvenösen Sauerstoffsättigung bei thoraxchirurgischen Eingriffen keine Untersuchungen. Allerdings ist der ZVK zur sicheren Applikation von vasoaktiven Substanzen sicherlich sinnvoll. Je nach der individuellen klinischen Situation sollte daher großzügig über die Anlage eines ZVK aufgeklärt werden.

Darüber, ob und wenn ja welches erweiterte hämodynamische Monitoring bei Patienten mit thoraxchirurgischen Eingriffen sinnvoll ist, herrscht Unklarheit (Rex 2009). Da die zu erwartenden hämodynamischen Probleme vor allem durch die Druckerhöhung im kleinen Kreislauf entstehen, erscheint ein Monitoringverfahren, welches die rechtsventrikuläre Funktion überwachen kann, sicher am sinnvollsten. Hier stehen der Pulmonalarterienkatheter (PAK) sowie die transösophageale Echokardiographie (TEE) zur Verfügung. Allerdings ist bisher noch nicht eindeutig geklärt, ob und wie die Lage des Pulmonalarterienkatheters in der ventilierten, bzw. nichtventilierten Lunge die Messungen während der Ein-Lungen-Ventilation beeinflusst. Zudem handelt es sich bei der Anlage eines PAK um ein sehr invasives Verfahren. Daher ist hier insbesondere eine individuelle Risiko-Nutzen-Abwägung nötig. Mit Hilfe der TEE ist eine kontinuierliche bildliche Darstellung der rechtsventrikulären, als auch der linksventrikulären Herzfunktion möglich (Wilkinson et al. 2009). Allerdings sind die Messergebnisse sehr

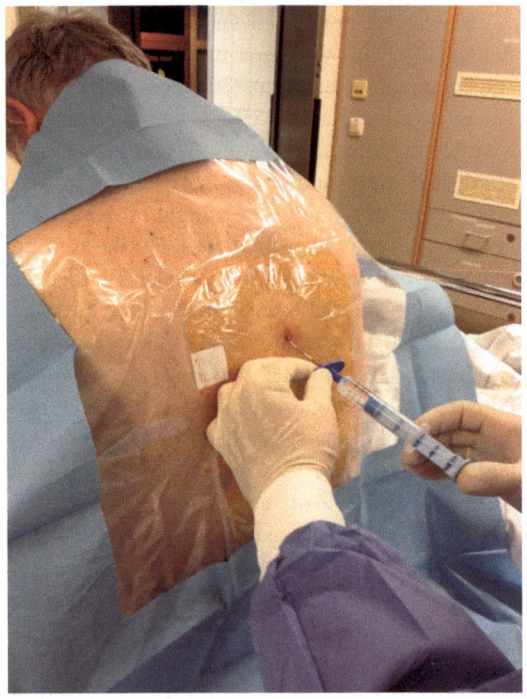

Abb. 4.1 Anlage eines thorakalen Periduralkatheters

untersuchungsabhängig. Sämtliche weitere modernere Verfahren zur Herzzeitvolumenmessung wie die transkardiopulmonale Thermodilution und die Pulskonturanalyse beschränken sich nur auf die Messung der linksventrikulären Funktion. Veränderungen im kleinen Kreislauf können daher nicht untersucht werden. Zudem sind diese Verfahren bisher nicht während der Ein-Lungen-Ventilation evaluiert worden (Rex 2009).

Eine nicht-invasive Alternative um die Sauerstoffsättigung im Gewebe und damit das Gleichgewicht zwischen Sauerstoffangebot und -nachfrage abzuschätzen ist die Nahinfrarotspektroskopie (near infrared spectroscopy, NIRS) (Hemmerling et al. 2008; Tobias et al. 2008). Erste Arbeiten konnten einen Zusammenhang zwischen zerebraler Oxygenierung und postoperativem neurologischem Outcome nach thoraxchirurgischen Eingriffen zeigen (Kazan et al. 2009; Tang et al. 2012).

Die präoperative Aufklärung schließt die Darstellung des Vorgehens und der Vor- und Nachteile der verschiedenen Verfahren zur postoperativen Schmerztherapie mit ein. Hier stehen neben einer herkömmlichen intravenösen Analgesie der thorakale Periduralkatheter (◘ Abb. 4.1) und die paravertebralen Blockaden zur Verfügung. In der präoperativen Untersuchung ist hierbei insbesondere auf Blutgerinnungsstörungen, sowie die Einnahme von blutgerinnungshemmenden Medikamenten zu achten.

Die Patienten sollten zudem über das Risiko einer Transfusion von Blutprodukten, sowie eine mögliche postoperative Behandlung auf der Intensivstation aufgeklärt werden.

4.3 Physiologische Grundlagen der Ein-Lungen-Ventilation

Für den Großteil der Eingriffe in der Thoraxchirurgie ist eine nichtventilierte Lungenseite für den Erfolg der Operation unabkömmlich bzw. sehr hilfreich. Hierfür ist eine Lungenseparation nötig, um die nichtoperierte Seite zu ventilieren und die operierte Seite von der Ventilation auszuschalten. Hier spielt die hypoxisch pulmonale Vasokontriktion (HPV, früher Euler-Liljestrand-Reflex) eine bedeutende Rolle. Bei der HPV handelt es sich eine physiologische Adaptation, um das Ventilations-Perfusions-Verhältnis im optimalen Bereich zu halten (Nagendran et al. 2006). Der genaue Mechanismus der HPV konnte bisher nicht eindeutig geklärt werden, allerdings scheint es sicher, dass sauerstoffsensitive Kaliumkanäle der glatten Muskulatur vor allem der Widerstandsgefäße der Pulmonalarterien bei Absinken des paO_2 zu einer Depolarisation führen. Hierdurch kommt es zu einem Kalziumeinstrom mit einer nachfolgenden Vasokonstriktion (Nagendran et al. 2006). Diese hypoxie-gesteuerte Vasokonstriktion ist einzigartig im Körper, denn in sämtlichen anderen Gefäßgebieten kommt es beim Absinken des paO_2 zu einer Vasodilatation. Je nach Größe des betroffenen Lungengewebes führt die Vasokonstriktion im pulmonalen Stromgebiet zu einem Anstieg des pulmonalvaskulären Widerstandes. Bei einer Ein-Lungen-Ventilation, also der Ausschaltung einer Lungenseite von der Ventilation, verdoppelt sich der pulmonalarterielle Druck und der pulmonalvaskuläre Widerstand verdreifacht sich (Ross u. Ueda 2010). Hierdurch wird der Anteil des Blutflusses von ca. 50 % des Herzzeitvolumens (HZV) zur entsprechenden Lunge auf ca. 30 % des HZV reduziert. Dadurch entsteht während einer Ein-Lungen-Ventilation ein obligatorischer Rechts-links-Shunt von optimal ungefähr 20 %.

Die HPV entwickelt sich in der isolierten Lunge innerhalb von wenigen Sekunden und ist unabhängig von neurohumoralen Mechanismen. Dieser physiologische Adaptationsmechanismus spielt eine große Rolle z. B. in Uteri, wodurch er bei nicht ventilierter Lunge beim Feten zu einem starken Anstieg des pulmonalvaskulären Druckes führt. Durch die HPV ist auch eine Adaptation des Menschen beim Aufstieg oder Leben in großen Höhen möglich (Nagendran et al. 2006).

Es zeigt sich eine starke Variation in der Ausprägung der HPV, z. B. ist dieser sehr schwach bei Hochlandbewohnern im tibetischen Hochland ausgeprägt. Patienten mit einer chronisch obstruktiven Lungenerkrankung oder einer Leberzirrhose zeigen ebenfalls eine schwache Ausprägung der HPV. Im Gegensatz dazu ist bei Patienten, die ein sogenanntes HAPE (High Altitude Pulmonary Edema) erlitten haben eine starke Ausprägung der HPV feststellbar (Nagendran et al. 2006).

Im klinischen Alltag zeigen sich die Auswirkungen der HPV vor allem in der Anästhesie. Durch die Umverteilung der Perfusion von schlechter zu besser ventilierten Anteilen verschleiert die HPV häufig das wahre Ausmaß von Atelektasen. Kommt es z. B. nach Einleitung einer Allgemeinanästhesie mit kranialer Verlagerung des Diaphragmas und daraus folgender Minderbelüftung dorsaler Anteile zu einer Atelektase, wird diese durch Ausbildung einer HPV weniger perfundiert, so dass das Ausmaß der Hypoxemie deutlich geringer ist.

Das Ausmaß der HPV kann durch eine Alkalose, Hypothermie, Schwangerschaft, sowie Vasodilatatoren deutlich eingeschränkt sein. In vitro führen die Narkosegase Enfluran und Halothan zu einer verminderten HPV (Nagendran et al. 2006). Das Narkosemittel Propofol, sowie die moderneren volatilen Anästhetika scheinen keinen klinisch relevanten Einfluss auf die Ausprägung der HPV zu haben (Ishikawa u. Lohser 2011; Karzai u. Schwarzkopf 2009; Schwarzkopf et al. 2009). Einige Untersuchungen zeigten einen Einfluss der thorakalen Periduralanästhesie auf die HPV. Allerdings scheint

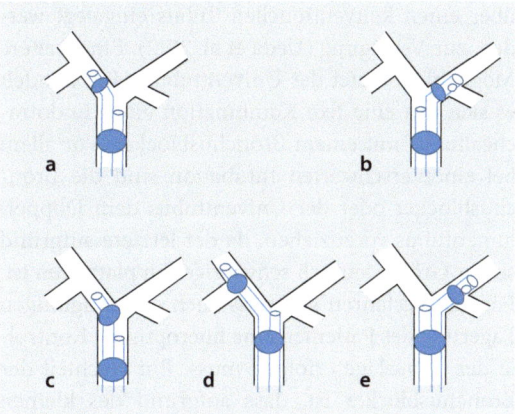

Abb. 4.2 Doppellumenintubation mit isolierter seitengetrennter Ventilation der linken Lunge (a) und der rechten Lunge (b); Fehlintubation mit Dislokation des distalen Cough nach proximal in den Hauptbronchus (c), Dislokation nach distal mit Okklusion des linken Oberlappenbronchus (d) und des rechten Oberlappenbronchus (e).

hier der Effekt auf die zentrale und systemische Hämodynamik entscheidender zu sein (Karzai u. Schwarzkopf 2009; Xu et al. 2010). Die Anlage eines thorakalen Periduralkatheters wird daher diesbezüglich im klinischen Alltag als unbedenklich eingestuft (Ishikawa u. Lohser 2011).

4.4 Methoden zur Separation der Lunge

Das Standardverfahren zum Atemwegsmanagement bei Ein-Lungen-Ventilation stellt der Doppel-Lumen-Tubus (DLT) dar (Abb. 4.2). Bei dem am häufigsten benutzten linksläufigen DLT wird das bronchiale Lumen in den linken Hauptbronchus eingeführt. Über das tracheale Lumen kann nun die rechte Seite ventiliert werden, über das bronchiale Lumen die linke Lunge. Nur bei zentralen carina-nahen Eingriffen am linken Hauptbronchus ist die Anlage eines rechtsläufigen DLT nötig. Aufgrund des geringen Abstandes von der Carina bis zum rechten Oberlappen ist eine genaue Positionierung des rechtsläufigen DLT deutlich erschwert. Als Alternative für den DLT stehen verschiedene Bronchusblocker (Arndt-Cohen-Blocker), welche über einen konventionellen Tubus eingelegt werden, zur Verfügung (Ueda et al. 2012). Eine weitere Möglichkeit bietet der Univenttubus. Hier handelt es sich um eine fixe Kombination eines Endotrachealtubus mit einem Bronchusblocker. Vor allem bei einer erschwerten Intubation sind die Bronchusblocker oder der Univenttubus dem Doppellumentubus vorzuziehen, da der letztere aufgrund seiner Größe deutlich schwieriger zu platzieren ist. Für alle Verfahren gilt, dass nach der endgültigen Lagerung des Patienten eine fiberoptische Kontrolle der Tubuslage erfolgen muss. Ein Nachteil der Bronchusblocker ist, dass aufgrund des kleinen Lumens ein Kollaps der von der Ventilation ausgeschlossenen Lunge oft behindert ist. Auch ist ein effektives Absaugen von Sekret nicht gut möglich. Besteht bereits ein Tracheostoma, stehen Doppellumen-Trachealkanülen zur Verfügung. Alternativ können hier Laryngektomie-Tuben (LGT) mit entsprechenden Bronchusblockern verwendet werden (Motsch et al. 2005).

Ist eine konventionelle Intubation nicht möglich, so ist zur Sicherung des Luftweges zunächst eine fiberoptische Wachintubation mit einem konventionellen Tubus durchzuführen (Shih et al. 2010). Im Anschluss kann, z. B. über einen Tubuswechselstab ein DLT eingelegt werden. Alternativ kann wiederum ein Bronchusblocker verwendet werden (Ueda et al. 2012). Konventionelle Tuben mit Bronchusblocker haben den Vorteil, dass bei notwendiger postoperativer Nachbeatmung kein Wechsel des Tubus nötig ist. Ein DLT kann aufgrund seines größeren Außendurchmessers zu vermehrten Druckschäden in der Trachea und im Hauptbronchus führen. Daher sollte er am Ende der Operation gegen einen konventionellen Tubus ausgetauscht werden (Campos 2010).

4.5 Praktisches Vorgehen bei Ein-Lungen-Ventilation

Nach Einleitung der Narkose und Etablierung des Luftweges (DLT oder konventioneller Tubus mit Bronchusblocker oder Univenttubus) sollte zunächst klinisch durch Auskultation die korrekte Lage des Tubus überprüft werden. Ergeben sich hierbei Zweifel über die richtige Platzierung, so ist unverzüglich eine fiberoptische Kontrolle mit Hilfe eines Bronchoskops durchzuführen. Nach der endgültigen Lagerung des Patienten auf dem Operationstisch sollte die korrekte Lage des DLT erneut fiberoptisch überprüft werden. Vor Eröffnung der Pleura, bzw. Anlage der Trokare zur Thorakoskopie sollte die operierte Seite durch Klemmung des entsprechenden Lumens von der Ventilation ausgeschlossen werden. Hierauf bildet sich eine Totalatelektase einer Lungenseite aus. Das Ausmaß der folgenden Hypoxie kann teilweise abgeschätzt werden. Da die rechte Lungenseite größer ist als die linke, zeigt sich, dass bei linker Thorakotomie und damit Ventilation der rechten Lunge eine bessere Oxygenierung resultiert. Ob eine ausgeprägte Lungenobstruktion zu einer schlechteren Oxygenierung führen kann, wird nicht einheitlich bewertet. Teilweise finden sich bei diesen Patienten bessere Oxygenierungswerte. Sie sind durch ein eventuelles Airtrapping mit Ausbildung eines Auto-PEEP und konsekutiv verminderter Atelektasenbildung in der ventilierten Lunge zu erklären. Einen großen Einfluss hat die Perfusion der ventilierten Seite auf den intraoperativen Sauerstoffgehalt. Wenn präoperative Perfusionsuntersuchungen vorliegen, sollten diese vor Etablierung der ELV gesichtet werden. Ein indirekter Hinweis kann die Lage der zu operierenden Erkrankung sein. Zentrale (primäre Tumoren) sind häufig mit einer eingeschränkten Perfusion vergesellschaftet, daher zeigen sie während der ELV eine deutlich bessere Oxygenierung. Periphere Tumoren (häufig sekundäre Metastasen) haben keine bestehende Einschränkung der Perfusion und führen daher bei ELV zu einer Einschränkung der Oxygenierung. Ebenfalls hat die Gravitation und damit die Verteilung der Perfusion einen Einfluss auf die Oxygenierung. Dies führt dazu, dass die Oxygenierung in Seitenlage deutlich besser ist als in Rückenlage. Aufgrund der gravitationsbedingt vermehrten Perfusion der untenliegenden, ventilierten Lunge besteht hier ein besseres Ventilations-Perfusions-Verhältnis. Ebenfalls führt eine Operation in Bauchlage zu einer besseren Oxygenierung. Die Ursache hierfür kann die verminderte Atelektasenbildung der dorsalen, jetzt oben liegenden Lungenanteile sein (Karzai u. Schwarzkopf 2009).

Die Vorhersage der möglichen Einschränkung der Oxygenierung während der ELV ist wichtig, da dadurch intraoperative Probleme antizipiert werden können. Dieses sollte im Vorfeld zwischen Operateur und Anästhesist abgesprochen werden (Karzai u. Schwarzkopf 2009).

Während der ELV wurde traditionell mit einem hohen Tidalvolumen (10–12 ml/kg Idealgewicht) und ohne PEEP beatmet. Die Ratio hierbei war, dass durch das relativ hohe Tidalvolumen die verschlossenen Alveolen während jedes Atemzuges wieder eröffnet und dadurch die Oxygenierung verbessert werde kann (Kim et al. 2012). Durch die Beatmung ohne PEEP sollte vor allem die rechtsventrikuläre Nachlast gemindert werden, da allein durch die Etablierung einer ELV der pulmonalvaskuläre Widerstand deutlich erhöht ist (Ross u. Ueda 2010). Im Zuge der Untersuchungen zur Beatmung von Patienten im Lungenversagen zeigte sich jedoch, dass eine protektive Beatmung mit einem niedrigen Tidalvolumen und einem adäquaten PEEP unter Vermeidung zu hoher Plateaudrücke einen sekundären Lungenschaden (Ventilator assoziierter Lungenschaden, VALI) vermindert und dadurch das Outcome der Patienten verbessert werden kann (Senturk 2006; Lohser 2008). Da es sich bei Patienten mit Lungeneingriffen per se um Risikopatienten für das Ausbilden eines postoperativen Lungenschadens handelt, wird heutzutage auch ohne den endgültigen Beweis empfohlen, Patienten währen eines thoraxchirurgischen Eingriffes mit ELV lungenprotektiv zu beatmen (Ng u. Swanefelder 2011). Hierzu gehört ein niedriges Tidalvolumen, welches auf das Idealgewicht und die aktuelle Lungengröße berechnet werden sollte. Hier wird von einigen Autoren ein Tidalvolumen von 3–5 ml/kg Ideales Körpergewicht angegeben (Vegh et al. 2013). Über die Höhe des PEEP besteht – ähnlich der Situation bei Patienten im Lungenversagen – keine einheitliche Empfehlung. Jedoch wird von der überwiegenden Anzahl der Autoren ein adäquater PEEP von mindestens 5 mbar als sinnvoll angesehen. Durch die Beatmung mit einem niedrigen Tidalvolumen soll eine Überventilation der einzelnen Alveolen verhindert werden. Durch die Beatmung mit PEEP wird ein Verschließen der Alveolen mit Ausbildung von Atelektasen verhindert. Dabei soll die Begrenzung des Plateaudruckes auf < 30 mbar soll ein Barotrauma verhindert werden. Durch diese Maßnahmen werden die drei Hauptursachen zur Entstehung eines VALI, nämlich Barotrauma, Volutrauma und Atelektrauma vermindert. Weiterhin sollte die Beatmung mit 100 % Sauerstoff vermieden werden, da hiermit einerseits die Gefahr der Bildung von Sauerstoffradikalen besteht, welche zusätzlich eine Schädigung der Lunge verursachen können. Andererseits wird durch die Beatmung mit 100 % Sauerstoff eine Hypoxämie durch z. B. eine Tubusdislokation maskiert. Eine kurzfristige Anhebung des Sauerstoffes als symptomatische Therapie bis eine fiberoptische Kontrolle und Korrektur des Tubus erfolgt ist, ist in diesem Fall nicht mehr möglich (Karzai u. Schwarzkopf 2009). Zusätzlich besteht die Gefahr der Ausbildung von Resorptionsatelektasen.

Ein weiterer Baustein eines protektiven Beatmungskonzepts ist das alveoläre Rekruitmentmanöver. Durch eine kurzfristige Anhebung des Atemwegsdruckes sollen Atelektasen wieder eröffnet werden, um die Alveolen dann durch die Beatmung mit einem adäquaten PEEP offen zu halten (Unzueta et al. 2012). Ein alveoläres Rekruitmentmanöver sollte während der ELV bei sich verschlechternder Oxygenierung auf der ventilierten Seite durchgeführt werden, und nach Beendigung der ELV auf der zuvor atelektatischen nicht ventilierten Seite (Karzai u. Schwarzkopf 2009).

Ob während der ELV mit druckkontrollierter Beatmung (PCV, pressure controlled ventilation) oder volumenkontrollierter Beatmung (VCV, volume controlled ventilation) beatmet werden sollte, ist nicht abschließend zu beurteilen (Padros et al. 2009). Einige Autoren befürworten eine druckkontrollierte Beatmung, da durch den dezelerierenden Atemgasfluss eine bessere interalveoläre Gasverteilung möglich sein soll. Allerdings gibt es hierzu nur kleinere randomisierte Untersuchungen. Wichtiger als das Beatmungsverfahren per se erscheint die Vermeidung einer Überbeatmung durch zu hohe Tidalvolumina oder Beamtmungsdrücke, sowie die Beatmung mit einem adäquaten PEEP.

4.6 Vorgehen bei Hypoxie während der Ein-Lungen-Ventilation

Sollte es nach Etablierung der ELV zu einer Verschlechterung der Oxygenierung kommen, sind verschiedene Maßnahmen vorgeschlagen worden (Ishikawa u. Lohser 2011; Karzai u. Schwarzkopf 2009; Lohser 2012; Levin 2008). Eine Wiederbelüftung der nichtventilierten Lungenseite verbessert sehr zügig die Oxygenierung, ist allerdings für den weiteren Fortgang der Operation selten hilfreich. Da ein Großteil der Oxygenierungsstörungen während der ELV durch eine Dislokation des DLT, respektive Bronchusblockers entstehen, sollte bei jedem Verdacht auf eine Oxygenierungsstörung die sofortige fiberoptische Kontrolle der korrekten Tubuslage durchgeführt werden. Ist die korrekte Tubuslage verifiziert und eine Dislokation nicht die Ursache, stehen verschiedene andere Maßnahmen zur Verfügung. Die Insufflation von Sauerstoff in die nichtventilierte Lungenseite als kontinuierlicher positiver Atemwegsdruck (CPAP) verbessert meist zügig die Oxygenierungssituation. Allerdings kann dieses, vor allem bei thorakoskopischen Eingriffen, bei denen die vollständige Ruhigstellung der zur operierenden Seite entscheidend für das operative Vorgehen ist, den weiteren Fortgang der Operation verzögern bzw. unmöglich machen (Fischer u. Cohen 2010; Conacher 2007). Bei offenen Thorakotomien ist dies selten ein Problem (Karzai u. Schwarzkopf 2009). Als Alternative wurde von einigen Autoren bei thorakoskopischen Operationen am Oberlappen die selektive Insufflation über ein im Unterlappen liegendes Bronchuskop vorgeschlagen. Hierdurch sei eine Verbesserung der Oxygenierung ohne Behinderung der Operation möglich (Ku et al. 2009).

Da eine Einschränkung der Oxygenierung während ELV häufig durch sich langsam ausbildende Atelektasen bei nicht adäquatem PEEP verursacht werden, empfiehlt es sich nach einem vorsichtigen alveolären Rekruitmentmanöver der ventilierten Lungenseite (kurzfristige Anhebung des Spitzenbeatmungsdruckes auf ca. 35–40 mbar) die anschließende Beatmung mit einem um ca. 2 mbar höherem PEEP fortzuführen. Theoretisch ist eine Verbesserung der Oxygenierung auch durch die selektive Vasodilatation des pulmonalen Gefäßbettes in ventilierten Gebieten und einer damit einhergehenden Umverteilung des Blutflusses von Shuntarealen weg mit Verbesserung des globalen Ventilations-Perfusionsgleichgewichtes möglich. In der klinischen Routine hat sich jedoch die Gabe von pulmonalen Vasodilatatoren in Form eines Aerosols als nicht effektiv herausgestellt.

Als eine maximal invasive Variante ist bei bestimmten Risikopatienten der Einsatz einer extrakorporalen Membranoxygenierung oder eines Linksherzbypasses zu diskutieren (Ishikawa u. Lohser 2011).

4.7 Postoperative Therapie

Eines der Hauptziele der postoperativen Therapie nach thoraxchirurgischen Eingriffen ist die Vermeidung eines weiteren, beatmungsassoziierten Lungenschadens mit Ausbildung eines postoperativen Lungenversagens (Della Rocca u. Coccia 2013). Daher sollte der Patient, sofern keine anderen Gründe für die Fortführung der Beatmung sprechen, zügig extubiert werden. Ob eine prophylaktische nichtinvasive Beatmung mit einem CPAP über eine Maske zu einer Verbesserung führt, wie dies nach herzchirurgischen Eingriffen gezeigt werden konnte (Kindgen-Milles et al. 2005; Zarbock et al. 2009), ist nicht hinreichend untersucht (Liao et al. 2010). Zur Vermeidung von Nahtinsuffizienzen ist allerdings darauf zu achten, die Beamtungsdrücke möglichst niedrig zu halten. Sollte eine Fortführung der postoperativen Beatmung nötig sein, so ist zu empfehlen alle Patienten mit einer protektiven Beatmung (niedrige Tidalvolumina, adäquater PEEP, Vermeidung von Hyperoxie) zu therapieren (Della Rocca u. Coccia 2011, 2013).

Um eine Ventilation sämtlicher Lungenareale zu gewährleisten, ist die postoperative Schmerztherapie von herausragender Bedeutung (Fischer u. Cohen 2010). Hierbei gibt es keine Untersuchung, die eindeutig belegt, dass ein Verfahren einem anderen überlegen ist. Allerdings sind sich die meisten Autoren einig, dass die postoperative Schmerztherapie mittels thorakalen Epiduralkatheters, am besten als patientenkontrollierte epidurale Analgesie (PCEA) gesteuert, zu einer überragenden Schmerztherapie und damit zu einer besseren und schnelleren Rekonvaleszenz beiträgt. Daher ist die Anlage eines thorakalen PDK bei allen Patienten mit thoraxchirurgischen Eingriffen zu empfehlen. Sollte eine Anlage aufgrund anatomischer Besonderheiten, bzw. aufgrund von Aspekten der Blutgerinnung nicht möglich sein, empfiehlt sich die Anlage einer paravertebralen Blockade. Als Alternative steht natürlich die intravenöse Gabe von Opiaten, z. B. als patientenkontrollierte Analgesie (PCA) zur Verfügung (Fischer u. Cohen 2010).

> **Zusammenfassung**
> Das zunehmende Wissen über die Physiologie und die Pathophysiologie der Ein-Lungen-Ventilation inklusive der Auswirkungen der hypoxisch pulmonalen Vasokonstriktion in Kombination mit modernen Methoden der intraoperativen Lungenseparation haben entscheidend zu den enormen Fortschritten der Thoraxchirurgie beigetragen. In den letzten Jahren sind vor allem die Erkenntnisse der lungenprotektiven Beatmung in den Fokus gerückt. Durch eine Verminderung von perioperativen pulmonalen Komplikationen, insbesondere der Entstehung eines akuten Lungenversagens sollte hierdurch in den nächsten Jahren eine weitere Verminderung von perioperativer Morbidität und Mortalität von Patienten mit thoraxchirurgischen Eingriffen möglich sein.

Literatur

Bernstein WK, Deshpande S (2008) Preoperative evaluation for thoracic surgery. Semin Cardiothorac Vasc Anesth 12:109–121

Birim O, Zuydendorp HM, Maat AP, Kappetein AP, Eijkemans MJ, Bogers AJ (2003) Lung resection for non-small-cell lung cancer in patients older than 70: mortality, morbidity, and late survival compared with the general population. Ann Thorac Surg 76:1796–1801

Campos JH (2010) Lung isolation techniques for patients with difficult airway. Curr Opin Anaesthesiol 23:12–17

Conacher ID (2007) Anesthesia for thoracoscopic surgery. J Minim Access Surg 3:127–131

Damhuis RA, Meurs CJ, Meijer WS (2005) Postoperative mortality after cancer surgery in octogenarians and nonagenarians: results from a series of 5,390 patients. World J Surg Oncol 3:71

Della Rocca G, Coccia C (2011) Ventilatory management of one-lung ventilation. Minerva Anestesiol 77:534–536

Della Rocca G, Coccia C (2013) Acute lung injury in thoracic surgery. Curr Opin Anaesthesiol 26:40–46

Fischer GW, Cohen E (2010) An update on anesthesia for thoracoscopic surgery. Curr Opin Anaesthesiol 23:7–11

Haas S, Kiefmann R, Eichhorn V, Goetz AE, Reuter DA (2009) [Hemodynamic monitoring in one-lung ventilation]. Anaesthesist 58:1085–1096

Hemmerling TM, Bluteau MC, Kazan R, Bracco D (2008) Significant decrease of cerebral oxygen saturation during single-lung ventilation measured using absolute oximetry. Br J Anaesth 101:870–875

Ishikawa S, Lohser J (2011) One-lung ventilation and arterial oxygenation. Curr Opin Anaesthesiol 24:24–31

Karzai W, Schwarzkopf K (2009) Hypoxemia during one-lung ventilation: prediction, prevention, and treatment. Anesthesiology 110:1402–1411

Kazan R, Bracco D, Hemmerling TM (2009) Reduced cerebral oxygen saturation measured by absolute cerebral oximetry during thoracic surgery correlates with postoperative complications. Br J Anaesth 103:811–816

Khalil MA (2013) Smoking as a risk factor for intraoperative hypoxemia during one lung ventilation. J Anesth 27(4):550–556

Kim SH, Jung KT, An TH (2012) Effects of tidal volume and PEEP on arterial blood gases and pulmonary mechanics during one-lung ventilation. J Anesth 26:568–573

Kindgen-Milles D, Muller E, Buhl R, Bohner H, Ritter D et al (2005) Nasal-continuous positive airway pressure reduces pulmonary morbidity and length of hospital stay following thoracoabdominal aortic surgery. Chest 128:821–828

Ku CM, Slinger P, Waddell TK (2009) A novel method of treating hypoxemia during one-lung ventilation for thoracoscopic surgery. J Cardiothorac Vasc Anesth 23:850–852

Levin AI, Coetzee JF, Coetzee A (2008) Arterial oxygenation and one-lung anesthesia. Curr Opin Anaesthesiol 21:28–36

Liao G, Chen R, He J (2010) Prophylactic use of noninvasive positive pressure ventilation in post-thoracic surgery patients: A prospective randomized control study. J Thorac Dis 2:205–209

Lohser J, Kulkarni V, Brodsky JB (2007) Anesthesia for thoracic surgery in morbidly obese patients. Curr Opin Anaesthesiol 20:10–14

Lohser J (2008) Evidence-based management of one-lung ventilation. Anesthesiol Clin 26:241–272, v

Lohser J (2012) Managing hypoxemia during minimally invasive thoracic surgery. Anesthesiol Clin 30:683–697

Motsch J, Wiedemann K, Roggenbach J (2005) [Airway management for one-lung ventilation]. Anaesthesist 54:601–622; quiz 623–604

Nagendran J, Stewart K, Hoskinson M, Archer SL (2006) An anesthesiologist's guide to hypoxic pulmonary vasoconstriction: implications for managing single-lung anesthesia and atelectasis. Curr Opin Anaesthesiol 19:34–43

Ng A, Swanevelder J (2011) Hypoxaemia associated with one-lung anaesthesia: new discoveries in ventilation and perfusion. Br J Anaesth 106:761–763

Pardos PC, Garutti I, Pineiro P, Olmedilla L, de la Gala F (2009) Effects of ventilatory mode during one-lung ventilation on intraoperative and postoperative arterial oxygenation in thoracic surgery. J Cardiothorac Vasc Anesth 23:770–774

Rex S (2009) [Is less always more? modalities of extended haemodynamic monitoring for single-lung ventilation]. Anaesthesist 58:1081–1082

Ross AF, Ueda K (2010) Pulmonary hypertension in thoracic surgical patients. Curr Opin Anaesthesiol 23:25–33

Schwarzkopf K, Hueter L, Schreiber T, Preussler NP, Loeb V, Karzai W (2009) Oxygenation during one-lung ventilation with propofol or sevoflurane. Middle East J Anesthesiol 20:397–400

Senturk M (2006) New concepts of the management of one-lung ventilation. Curr Opin Anaesthesiol 19:1–4

Shih CK, Kuo YW, Lu IC, Hsu HT, Chu KS, Wang FY (2010) Application of a double-lumen tube for one-lung ventilation in patients with anticipated difficult airway. Acta Anaesthesiol Taiwan 48:41–44

Tang L, Kazan R, Taddei R, Zaouter C, Cyr S, Hemmerling TM (2012) Reduced cerebral oxygen saturation during thoracic surgery predicts early postoperative cognitive dysfunction. Br J Anaesth 108:623–629

Tobias JD, Johnson GA, Rehman S, Fisher R, Caron N (2008) Cerebral oxygenation monitoring using near infrared spectroscopy during one-lung ventilation in adults. J Minim Access Surg 4:104–107

Ueda K, Goetzinger C, Gauger EH, Hallam EA, Campos JH (2012) Use of bronchial blockers: a retrospective review of 302 cases. J Anesth 26:115–117

Unzueta C, Tusman G, Suarez-Sipmann F, Bohm S, Moral V (2012) Alveolar recruitment improves ventilation during thoracic surgery: a randomized controlled trial. Br J Anaesth 108:517–524

Vegh T, Juhasz M, Szatmari S, Enyedi A, Sessler DI et al (2013) Effects of different tidal volumes for one-lung ventilation on oxygenation with open chest condition and surgical manipulation: a randomised cross-over trial. Minerva Anestesiol 79:24–32

Wilkinson JN, Scanlan M, Skinner H, Malik M (2009) Right heart function during one-lung ventilation–observations using transoesophageal echocardiography. Anaesthesia 64:1387–1388

Xu Y, Tan Z, Wang S, Shao H, Zhu X (2010) Effect of thoracic epidural anesthesia with different concentrations of ropivacaine on arterial oxygenation during one-lung ventilation. Anesthesiol 112:1146–1154

Zarbock A, Mueller E, Netzer S, Gabriel A, Feindt P, Kindgen-Milles D (2009) Prophylactic nasal continuous positive airway pressure following cardiac surgery protects from postoperative pulmonary complications: a prospective, randomized, controlled trial in 500 patients. Chest 135:1252–1259

Radiologische Diagnostik von pulmonalen Metastasen

H. Kühl

5.1	Einleitung – 28	
5.2	Morphologie pulmonaler Metastasen – 28	
5.3	**Bildgebende Diagnostik pulmonaler Metastasen – 32**	
5.3.1	Projektionsradiographie – das Thoraxröntgen – 35	
5.3.2	Digitale Tomosynthese des Thorax – 37	
5.3.3	Computertomographie – 38	
5.3.4	Magnetresonanztomographie – 41	
5.3.5	PET/CT – 43	
5.3.6	PET/MRT – 45	

Literatur – 48

5.1 Einleitung

Die Diagnose von pulmonalen Metastasen maligner Tumoren ist eine häufig auftretende Situation für die klinischen Onkologen. Im natürlichen Verlauf einer malignen Erkrankung wird – bedingt durch die Kreislaufphysiologie – die Lunge früher oder später immer Tumormanifestationen aufweisen. Die Häufigkeit pulmonaler Metastasen von extrapulmonalen Malignomen wird – ausgehend von Autopsiestudien – mit 20–54 % angegeben (Crow et al. 1981; Seo et al. 2001). Dabei ist das Auftreten pulmonaler Metastasen abhängig vom Primärtumor. Neoplasien mit initial hämatogener Metastasierung in den großen Körperkreislauf werden häufiger und früher in die Lungen metastasieren als Tumoren, die primär lymphogene oder hämatogene portalvenöse Filiae entwickeln. Insofern werden Metastasen von epidemiologisch häufigen Tumoren wie Mammakarzinom, dem Nierenzell-Karzinom, kolorektale Karzinome sowie Tumoren des Kopf-Hals-Bereiches bzw. des Uterus häufig diagnostiziert werden. Gleichzeitig gibt es epidemiologisch seltener auftretende Tumorentitäten, die sich durch eine früh oder häufig nachweisbare pulmonale Metastasierung auszeichnen. Dazu gehören Keimzellmalignome wie die Hodentumoren oder das Chorionkarzinom, die Schilddrüsenkarzinome, das maligne Melanom sowie ossäre Malignome wie der Ewing-Tumor oder Osteosarkome (Coppage et al. 1987).

Im Verlauf der letzten 30 Jahre hat die radiologische Diagnostik mehr als einen Quantensprung in der Detektion, Charakterisierung und Differenzierung von intrathorakalen bzw. pulmonalen Herdbefunden vollzogen. Standen Anfang der 80ger-Jahre des 20. Jahrhunderts nur das konventionelle Röntgen, die Röntgenschichtaufnahme und Durchleuchtung und bei Weitem noch nicht flächendeckend die Computertomographie (in Sequenztechnik, d. h. schichtweiser Aufnahme und Tischvorschub) zur Verfügung, so kann der Diagnostiker heute auf eine ganze Bandbreite von Diagnoseverfahren – vom digitalen Thoraxröntgen über die dynamische CT bis hin zur Hochfeld-MRT und Hybridbildgebung mit PET/MRT – zurückgreifen.

Die fortwährend verbesserte Ortsauflösung in der Computertomographie und Kernspintomographie hat zu einer immer wieder gesteigerten Sensitivität für die Detektion pulmonaler Herde geführt. Damit geht aber im onkologischen Alltag das Dilemma einher, dass regelhaft pulmonale Herde von 2–3 mm Größe detektiert werden, deren Dignität nur mit erhöhtem Bildgebungsaufwand bzw. zusätzlicher Morbidität abgeklärt werden kann.

Die Spezifizität in der Lungenherddiagnostik ist durch die Hybridbildgebung, insbesondere das PET/CT, deutlich erhöht worden, allerdings limitiert auf die begrenzte Ortsauflösung der nuklearmedizinischen Verfahren (aktuell minimal 5–8 mm) die sehr zuverlässige Dignitätsaussage auf Herde, die a priori weniger schwierig zu differenzieren sind. Darüber hinaus stehen die eingeschränkte Verfügbarkeit in der Fläche und die in Deutschland schwierige Erstattungssituation einer Etablierung als Standard entgegen.

Ungeachtet der Möglichkeiten der modernen Bildgebung gilt es in der klinischen Routine nach wie vor den Stellenwert der prätherapeutischen Thoraxbildgebung zu beweisen, bleibt doch in den Augen von Thoraxchirurgen die sorgfältige intraoperative Palpation und offene Thorakotomie der Standard für die Metastasenchirurgie (Ellis et al. 2011).

Es soll die Aufgabe dieser Übersicht sein, den aktuellen Stand in der bildgebenden Diagnostik von Lungenmetastasen darzustellen.

5.2 Morphologie pulmonaler Metastasen

Grundsätzlich lassen sich pulmonale Metastasen als runde, weichteildichte und scharf begrenzte Raumforderungen im Lungenparenchym mit peripherer und subpleural betonter Lokalisation beschreiben (Diederich 2004). Im radiologischen Sprachgebrauch hat sich daher der Begriff des »Rundherdes« durchgesetzt, der allerdings rein deskriptiv bleibt und in der klinischen Wertung auch die benignen pulmonalen Läsionen beschreibt. Typisch für die Lokalisation pulmonaler Metastasen ist eine Betonung der basalen Lungenabschnitte bzw. ein kraniokaudaler Gradient, der durch die basal vermehrte Durchblutung zustande kommt (◘ Abb. 5.1).

5.2 · Morphologie pulmonaler Metastasen

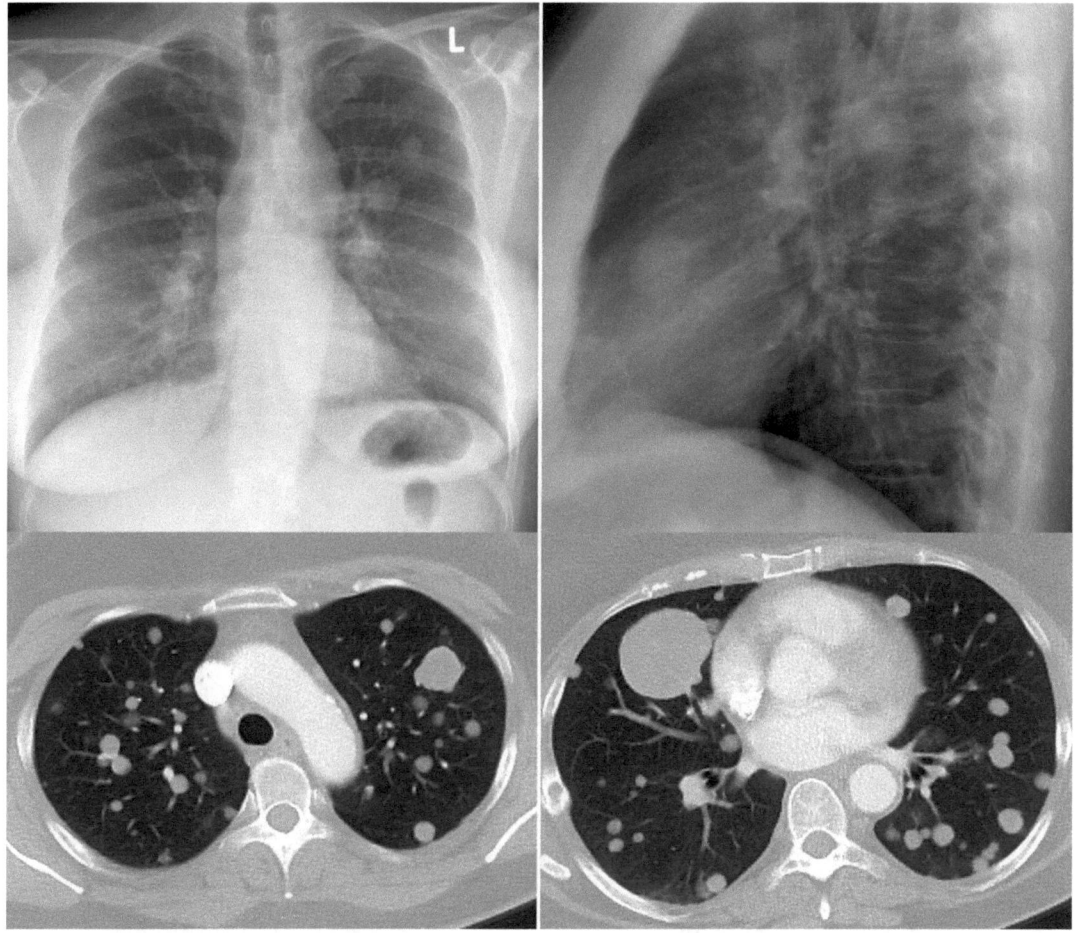

Abb. 5.1 52-jährige Patientin mit malignem Melanom Stadium IV, Erstdiagnose Juli 2012; metachrone pulmonale Metastasierung mit Rundherden im Thoraxröntgen Mai 2013; Progress unter Therapie im CT Juli 2013 mit typischen Rundherd-Befunden; die unterschiedliche Größe spricht für die metachrone bzw. mehrphasige Metastasierung

Ein weiteres Beispiel zeigt ◘ Abb. 5.2.

Ebenfalls charakteristisch ist die Betonung der Lungenperipherie, die mit dem für eine Tumorzellembolisation passenden Lumen der peripheren Arteriolen begründet wird (Scholten u. Kreel 1977). Das Verteilungsmuster pulmonaler Metastasen kann sehr unterschiedlich sein, wobei es für bestimmte Tumorentitäten prädominierende Formen gibt. So sind zum Beispiel bei Sarkomen große bis sehr große und weniger zahlreiche Herde zu beobachten, während beim Schilddrüsenkarzinom oder malignen Melanom eine fast miliare Ausbreitungsform mit multiplen, zum Teil kleinsten Herden nachweisbar ist (◘ Abb. 5.3). Ein sicherer Rückschluss auf den Primarius ist über die Form oder Verteilung nicht möglich, zumal bei grundsätzlich allen Primärtumoren auch singuläre Metastasen möglich sind.

Neben den klassischen Rundherden gibt es aber weitere Erscheinungsformen von pulmonalen Metastasen, die auf den ersten Blick nicht mit dieser Diagnose in Verbindung gebracht werden. Dazu gehören unscharf begrenzte bzw. irregulär konturierte Herde, zum Beispiel durch eine perifokale Lymphangiosis (◘ Abb. 5.4).

◘ Abb. 5.5 zeigt eine Patientin mit Aderhautmelanom.

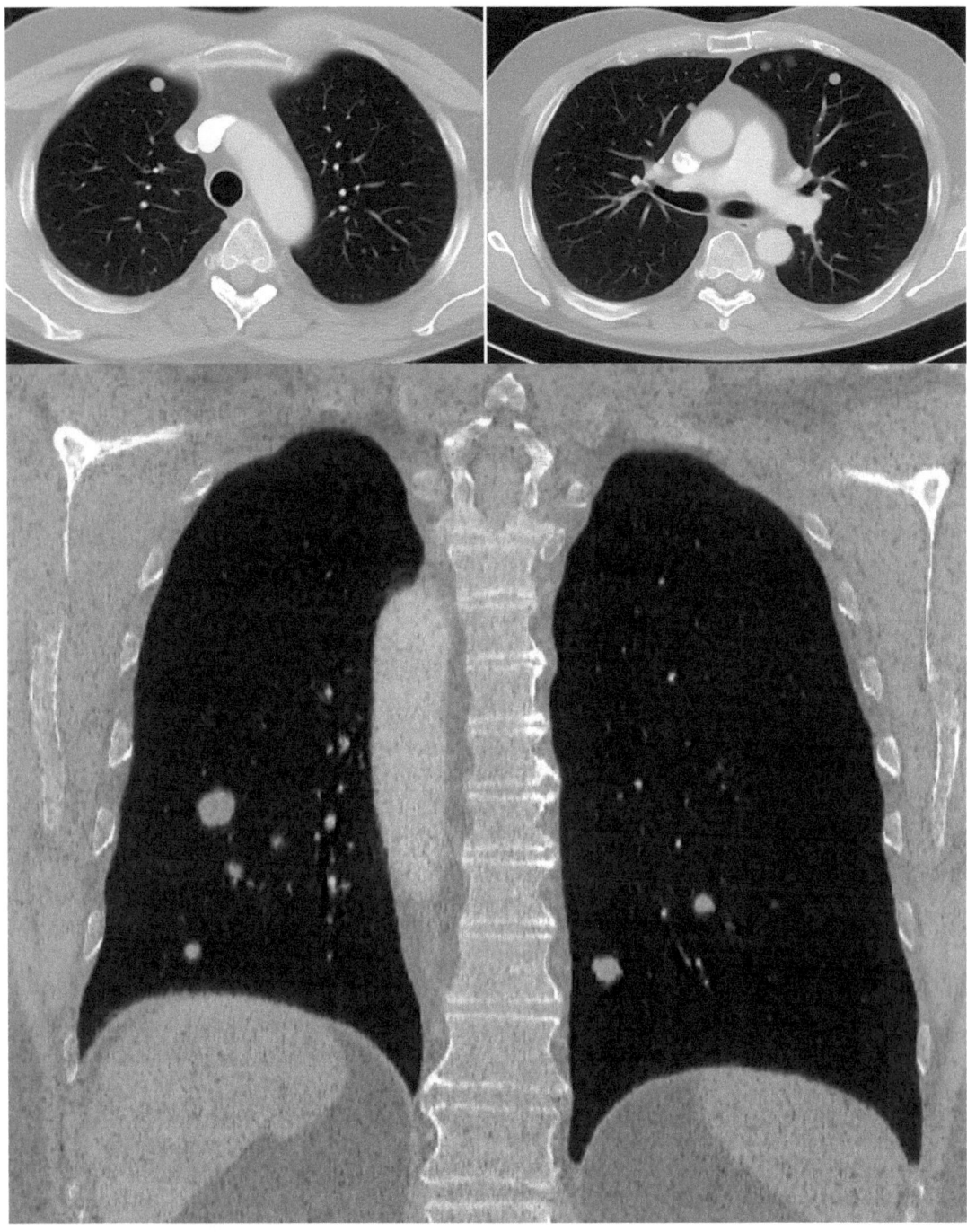

Abb. 5.2 Pulmonal metastasiertes malignes Melanom: glatt konturierte Rundherde mit typischem kraniokaudalen Gradienten in der koronalen MIP-Rekonstruktion

5.2 · Morphologie pulmonaler Metastasen

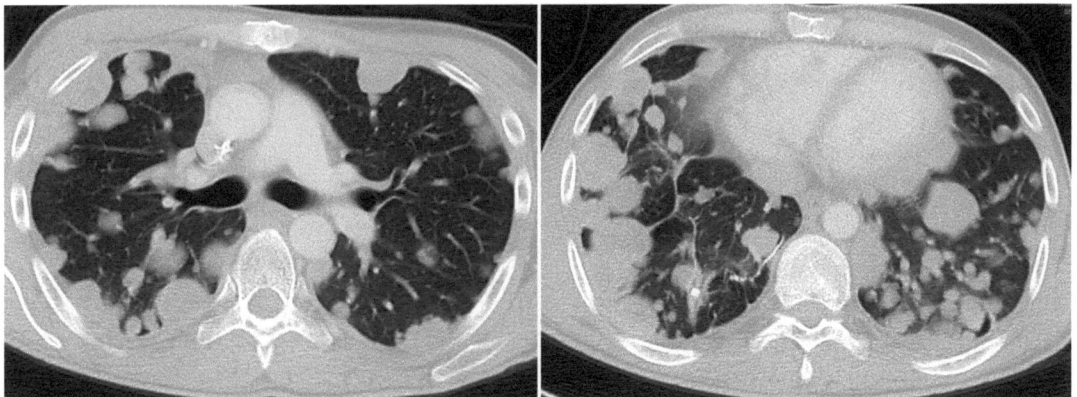

Abb. 5.3 30-jähriger Patient mit Ewing-Sarkom an der rechten Scapula, Erstdiagnose 2010; metachrone pulmonale und pleurale Metastasierung 2011, progredient im Verlauf; ausgedehnte subpleurale bzw. pleuraständige Rundherde unterschiedlicher Größe

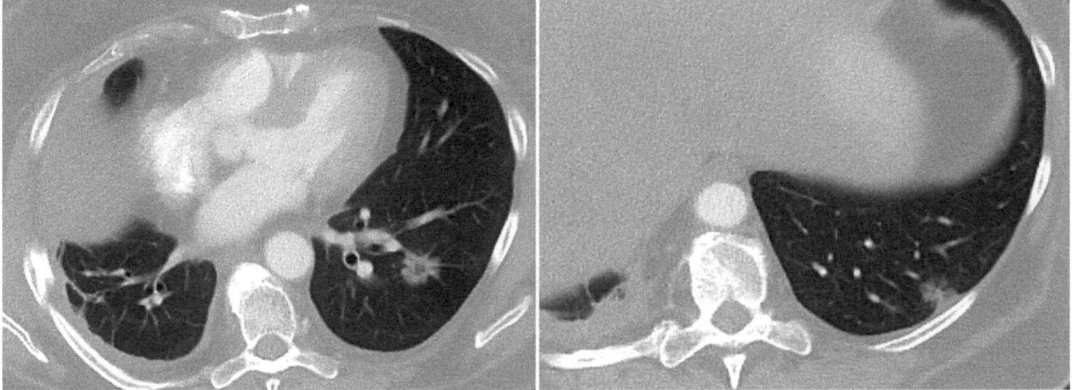

Abb. 5.4 55-jährige Patientin mit kolorektalem Karzinom, Erstdiagnose 2005; metachrone pulmonale Metastasierung, Erstdiagnode 2009; weitgehend milchglasartige Herde mit perifokaler Lymphangiosis carcinomatosa und teilweise pleuralen Ausziehungen

Für das metastasierte Mammakarzinom wird die lymphangische Ausbreitung als die am häufigsten beobachtete intrapulmonale Metastasierungsform beschrieben (Jung et al. 2004; Connolly et al. 1999). Eine weitere Ursache für unscharfe bzw. mit einem milchglasartigen Saum umgebene pulmonale Rundherde sind perifokale Einblutungen, verursacht durch eine vermehrte Fragilität der tumoralen Neovaskularisation. Dafür typische, aber seltene Tumorentitäten sind Angiosarkome oder das Chorionkarzinom (Patel u. Ryu 1993; Seo et al. 2001). Schnell wachsende oder zentral nekrotische Filiae können durch Anschluss an das Bronchialsystem Kavernen ausbilden, wobei Plattenepithelkarzinome des HNO-Trakts, der Cervix uteri und der Lunge die am häufigsten beobachteten Tumorentitäten mit Kavernenbildung sind (Abb. 5.6) (Diederich 2004).

Von den spontan auftretenden Einschmelzungen abzugrenzen sind die therapieassoziierten Nekrosen. Diese können zu kompletten zystischen Umbauten bzw. zu Pneumatozelen führen (Guandalini et al. 2009). Nach der Therapie (Radiatio- oder Chemotherapie) sind ebenfalls regressive Verkalkungen in den Metastasen zu beobachten.

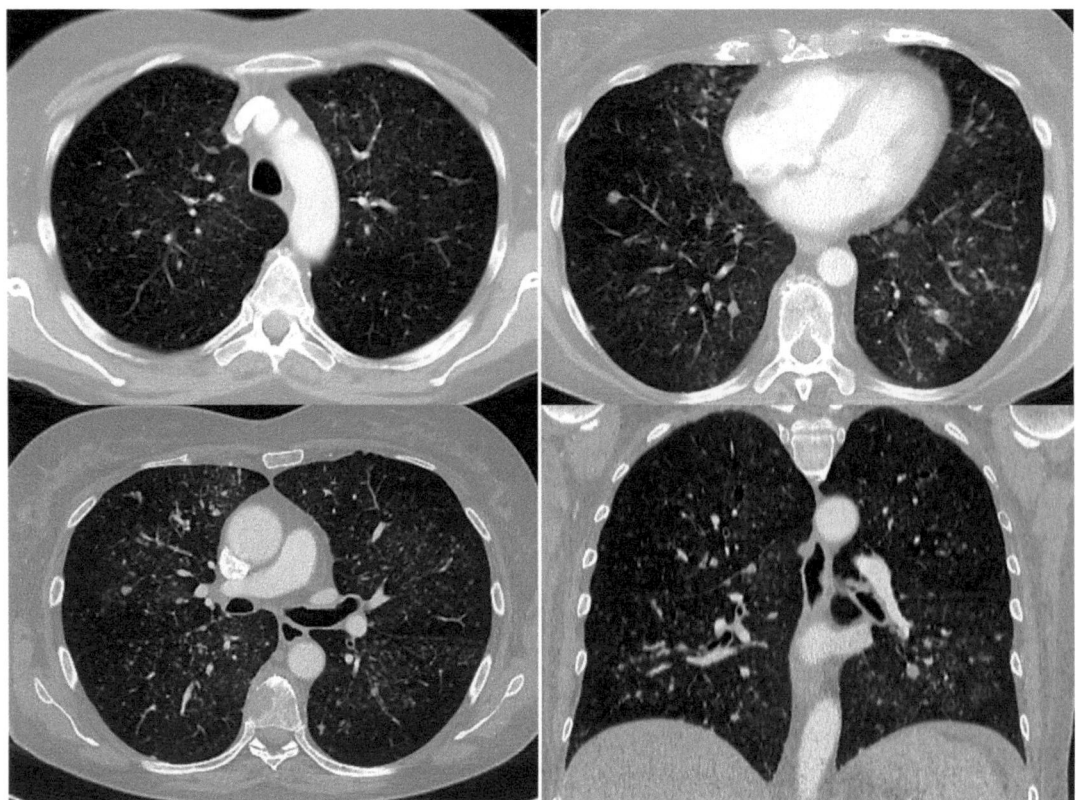

Abb. 5.5 62-jährige Patientin mit Aderhautmelanom, Erstdiagnose 2007; bekannte hepatische Metastasierung seit 2010; progrediente pulmonale Metastasen im CT im Mai 2013; miliares Metastasierungsmuster mit unzähligen kleinen und kleinsten Herden unter Aussparung der subpleuralen Peripherie

Die atypischen Erscheinungsformen von pulmonalen Metastasen sind in ◘ Tab. 5.1 zusammengefasst.

Eine Sonderform der pulmonalen Herdbefunde nehmen die pulmonalen Lymphommanifestationen ein, die auch metastasenähnliche Befunde in der Bildgebung aufweisen können (◘ Abb. 5.8) (Restrepo et al. 2013).

5.3 Bildgebende Diagnostik pulmonaler Metastasen

Für die Darstellung pulmonaler Herde stehen verschiedene Bildgebungsverfahren zur Verfügung (Abolmaali u. Vogl 2004). Die am häufigsten verwendete Methode ist immer noch die Projektionsradiographie bzw. das konventionelle Röntgen des Thorax in einer oder zwei Ebenen. Das am zweitstärksten verbreitete Verfahren ist die Computertomographie. Für Kinder und Jugendliche kann die Kernspintomographie berücksichtigt werden, um eine Strahlenexposition zu vermeiden. Die Hybridbildgebung mit PET/CT hat einen festen Stellenwert in der Diagnostik des Bronchialkarzinoms, kann aber auch zur weiteren Differenzierung pulmonaler Rundherde eingesetzt werden. Der Stellenwert der PET/MRT in der Diagnostik pulmonaler Raumforderungen ist gegenwärtig noch nicht abschließend geklärt (Yoon et al. 2014).

Die im letzten Jahrhundert weitverbreitete Durchleuchtung des Thorax hat keinen Stellenwert mehr in der pulmonalen Rundherd-Diagnostik. Sie ist aufgrund der hohen Strahlenbelastung und der ungenügenden Genauigkeit vollständig vom CT abgelöst worden.

5.3 · Bildgebende Diagnostik pulmonaler Metastasen

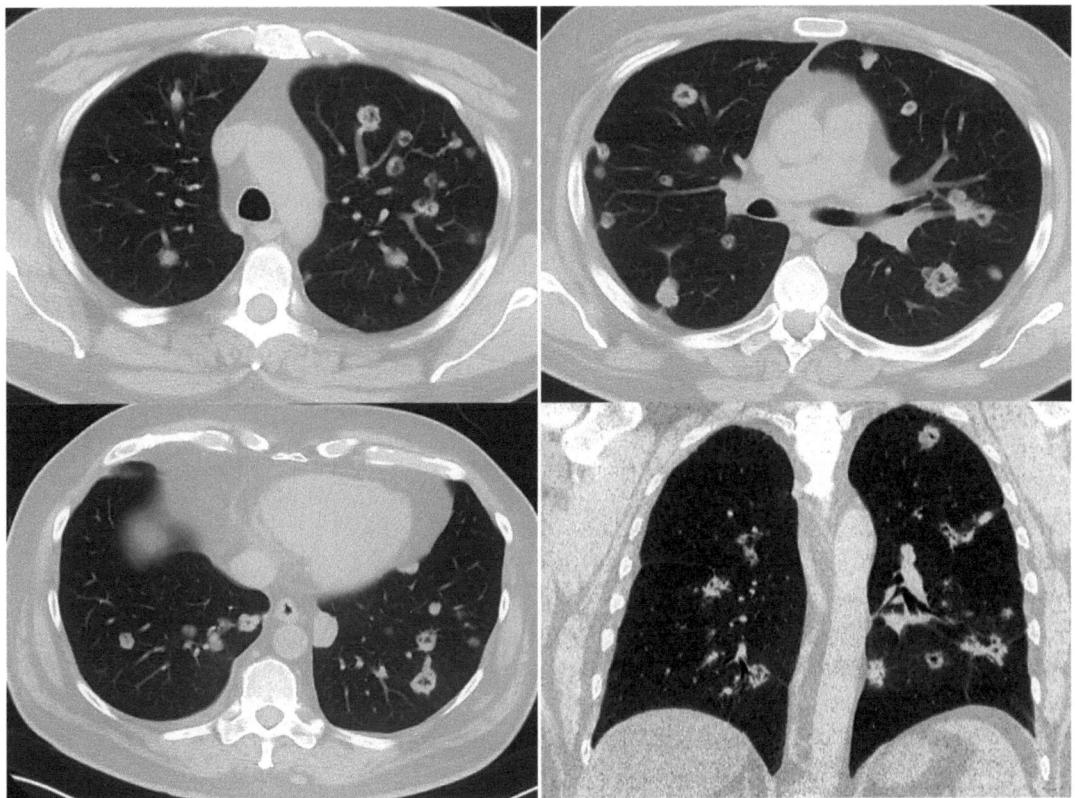

Abb. 5.6 Pulmonale Metastasen eines Jejunalkarzinoms, langsam progredient unter Chemotherapie: multiple irregulär konturierte, zentral nekrotische Herde mit ubiquitärer Verteilung

Tab. 5.1 Atypische Erscheinungsformen von pulmonalen Metastasen. Mod. nach Seo et al. 2001.

Radiologisches Bild	Pathomechanismus	Primärtumor
Herd mit Kaverne	Tumornekrose, Anschluss an Bronchialsystem	– Plattenepithel-CA des Kopf-Hals-Bereichs, – Adeno-CA des Gastrointestinaltrakts (GIT) oder der Mamma, – Sarkome
Herd mit Verkalkung	Dystrophe Verkalkung	– Papilläres Schilddrüsen-CA, – Synovialsarkom, – therapierte Tumoren
	Mukoid-Verkalkung	– Muzinöse Adeno-CA des GIT, – Mamma-CA
Milchglasinfiltrate um den Herd (Halo-Zeichen im CT)	Vermehrte Fragilität der Tumor-Neovaskularisation führt zu Gefäßwandläsionen und Blutungen	– Chorionkarzinom, – Angiosarkom
	»lepidisches« (= in-situ-)Wachstum entlang intakter Alveolarwände	– Adeno-CA des GIT

Tab. 5.1 Fortsetzung

Radiologisches Bild	Pathomechanismus	Primärtumor
Konsolidierung mit/ohne umgebende Milchglasinfiltrate (◘ Abb. 5.7)	»lepidisches« (= in-situ-)Wachstum entlang intakter Alveolarwände	– Adeno-CA des GIT
	Lungeninfarkte durch Tumoremboli	– Mamma-CA, Nierenzell-CA – Magen-, Prostata, Chorion-CA
Spontanpneumothorax	Tumornekrose mit Ausbildung einer bronchopleuralen Fistel	– Osteosarkome/Angiosarkome

(CA = Karzinom)

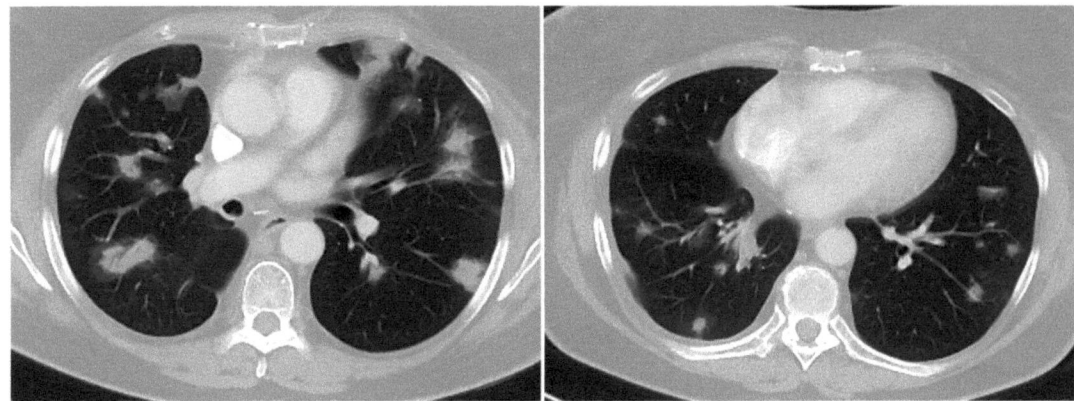

◘ **Abb. 5.7** 57-jährige Patientin mit Erstdiagnose eines bronchoalveolären Karzinoms im Oktober 2011; metachrone pulmonale Metastasierung im Januar 2014, initial interpretiert als organisierende Pneumonie nach Chemotherapie (unscharf begrenzte, z. T. peribronchial gelegene Herde)

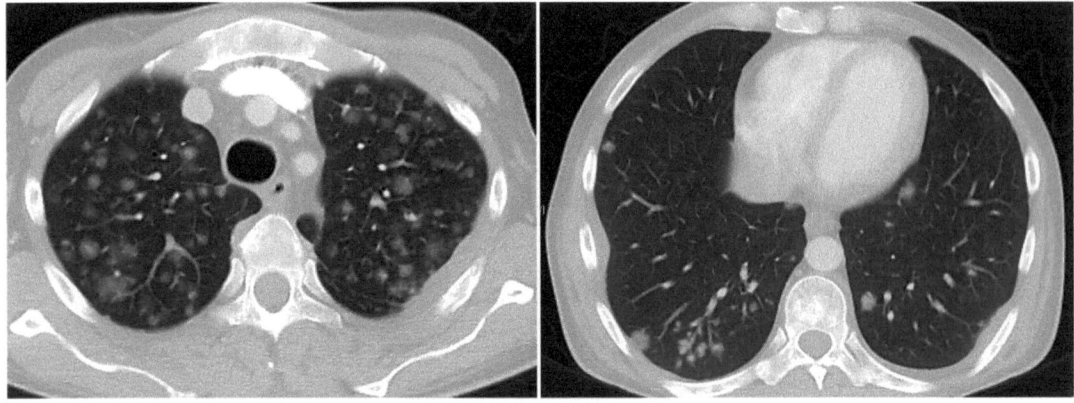

◘ **Abb. 5.8** 40-jähriger Patient mit leukämischen Infiltraten einer akuten myeloischen Leukämie AML; flaue Rundherde mit apikaler Betonung

Eine Sonderstellung nimmt aktuell die Weiterentwicklung der Angiographie, die Rotationsbildgebung mit Rekonstruktion von 3D-Datensätzen oder C-Arm-Computertomographie ein. Ursprünglich für angiographische Interventionen entwickelt, gibt es zunehmend Daten zur Detektion und Biopsie von Lungenrundherden mit diesem Verfahren (Higashihara et al. 2011; Lee et al. 2014). Für beide Verwendungen zeichnet sich eine im Vergleich zum Mehrzeilen-CT geringere Strahlenbelastung ab (Strocchi et al. 2012).

5.3.1 Projektionsradiographie – das Thoraxröntgen

Das konventionelle Röntgenbild des Thorax kann als erstes Bildgebungsverfahren zur Abklärung einer pulmonalen Pathologie betrachtet werden, ist aber nicht die Methode der ersten Wahl für die Diagnose von pulmonalen Metastasen.

Technik

Das konventionelle Röntgenbild ist eine Objektdurchleuchtung in Zentralstrahlprojektion, die ein dreidimensionales Gebilde wie den Brustkorb als Überlagerungsbild darstellt. Bei der Projektionsradiographie des Thorax bzw. der konventionellen Röntgenaufnahme handelt es sich um die Aufnahme im Stehen in 2 Ebenen, die Aufnahme im posterior-anterioren Strahlengang und die seitliche Aufnahme, typischerweise links anliegend. Technische Parameter sind

— ein posterior-anteriorer Strahlengang (um den Herzschatten zu verkleinern),
— ein Fokus-Film-Abstand (= Abstand Röntgenröhre zur Detektoreinheit) 2 m,
— die Aufnahme mit Hartstrahltechnik (Röhrenspannung ca. 120 kV),
— die Verwendung einer Belichtungsautomatik (d. h. automatische Dosisbegrenzung),
— ein bewegtes Raster (zur Verminderung der Streustrahlung und damit Verbesserung der Bildqualität) und
— der Atemstillstand in tiefer Inspiration.

Während fast 100 Jahre lang die Aufnahme auf einem großformatigen Röntgenfilm erfolgte, wird heute die konventionelle Röntgenaufnahme des Thorax in der Regel digital und filmlos erstellt. Ausschlaggebend dafür war, neben logistischen Überlegungen wie schnellerer Verfügbarkeit des Bildes und geringeren Kosten für die Bilderstellung (Filmchemie), auch die mögliche digitale Nachbearbeitung bzw. platzsparende und kostengünstige elektronische Archivierung.

Klinische Wertigkeit

Die konventionelle Radiographie hat das Problem, dass intrapulmonale Herde erst ab einer bestimmten Größe sicher erkannt werden (◘ Abb. 5.9). Die Sensitivität und Spezifität für die Detektion von Lungenrundherden < 3 cm wurde bereits vor 25 Jahren mit 54 % ermittelt (Manninen et al. 1988). Auch in einer aktuellen Arbeit wurde die Detektionsrate der Projektionsradiographie für pulmonale Metastasen bei Patienten mit malignem Melanom bestimmt und die Autoren schlussfolgerten, dass eine Nachsorge mit Thoraxröntgenaufnahmen bei Patienten mit *Sentinel-Node*-positivem Melanom nicht sinnvoll ist, da nur die Hälfte der Herde detektiert wurde (48 %), kaum Patienten für eine potentiell kurative Operation identifiziert wurden und keine frühere Detektion von Lungenmetastasen erreicht wurde (Morton et al. 2009). Ähnliche Ergebnisse in der Nachsorge des Kolonkarzinoms (45 % Detektionsrate im Röntgenthorax) veranlassten Lee et al. (2007) zur Schlussfolgerung, dass die Durchführung eines Abdomen-CTs mit Erfassung der basalen Lungenabschnitte das Thoraxröntgen in der Nachsorge des kolorektalen Karzinoms ersetzen könne(). Insgesamt wird der Stellenwert des Thoraxröntgen für die Diagnose von Lungenmetastasen sehr diskrepant bewertet. In der deutschen S3-Leitlinie für das Lungenkarzinom wird für die Nachsorge nach kurativer Therapie lediglich ein »geeignetes bildgebendes Verfahren« empfohlen, wobei die zugrundegelegte Datenlage durchaus heterogen ist (Goeckenjan et al. 2010).

Einen gangbaren Weg zeigt eine kleine japanische Studie zur Nachsorge von Patienten mit Weichteilsarkomen (Shikada et al. 2013). Verglichen mit dem CT fanden die Autoren eine Detektionsrate von 66,7 % und konstatierten, dass die Nachsorge mit konventionellem Röntgen erfolgen kann, wenn die pulmonalen Metastasen auch mit dem Röntgen

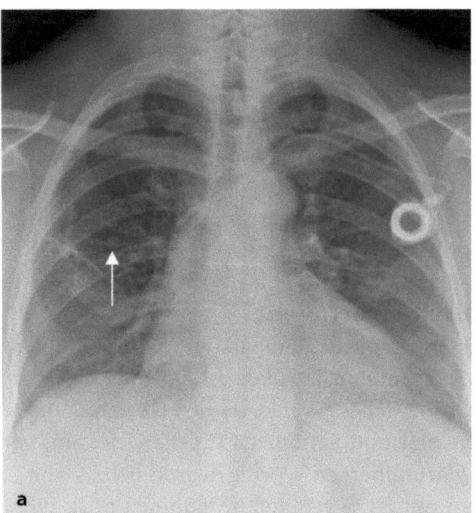 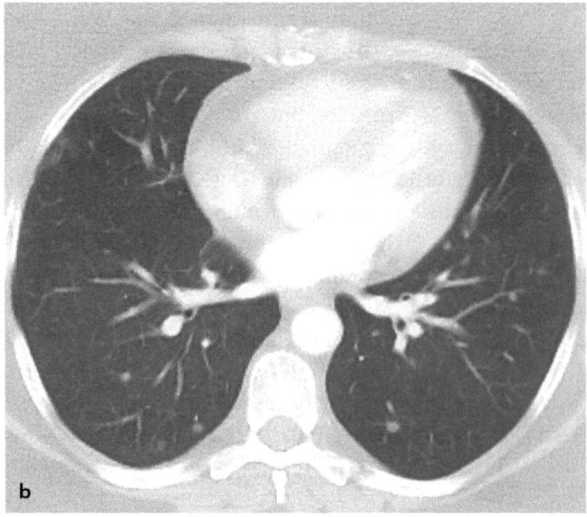

Abb. 5.9 40-jährige Patientin mit Mammakarzinom und synchronen pulmonalen Filiae; **a** im initialen Thoraxröntgen sind nur einzelne Herde vage abzugrenzen; **b** das CT zeigt das wahre Ausmaß der Metastasierung mit multiplen kleinsten, z. T. unscharf begrenzten Herden ubiquitär

detektiert wurden. Eine CT-Diagnostik wäre bei einem Größenprogress der pulmonalen Herde und vor der Metastasenchirurgie nötig.

Ausblick

Mit der Digitalisierung der konventionellen Röntgenaufnahme des Thorax ergibt sich eine Vielzahl von Möglichkeiten der digitalen Nachbearbeitung der elektronisch gespeicherten Bilder. Die einfachste Nachbearbeitung ist die Graustufenumkehr, d. h. das elektronische Umschalten zwischen dem üblichen »Negativbild« und dem früher gebräuchlichen »Positivbild«. Robinson et al. (2013) fanden für die Graustufenumkehr einen Benefit, wenn die Bildbetrachtung an einem dedizierten Befundungsbildschirm erfolgt. Die Arbeitsgruppe von Lungren formulierte etwas vorsichtiger, dass die Graustufenumkehr die Zahl falsch-positiver Herdbefunde im Thoraxröntgen vermindern könne (Lungren et al. 2012) und eine Arbeitsgruppe aus Amsterdam fand die Verwendung der Graustufenumkehr nicht hilfreich für den Radiologen bei der Detektion pulmonaler Herde im digitalen Röntgenbild (De Boo et al. 2011).

Eine interessante Variante gerade für die Nachsorge mit digitaler Radiographie beschreiben Aoki et al. (2011) mit der Verwendung einer computergestützten temporalen Subtraktion von Röntgenbildern im Verlauf(), um die Größenänderung im Verlauf zu detektieren. Dabei fanden die Autoren sowohl für die Performance der befundenden Radiologen als auch für die Anzahl der im Verlauf positiv beeinflussten Fälle einen signifikanten Vorteil. Ebenfalls in den Bereich der zusätzlichen Nachbearbeitung gehört das Verfahren der Arbeitsgruppe von Li aus Chicago. Die Autoren verglichen die Befundungsergebnisse bei Verwendung eines Standard-Thoraxröntgen mit denjenigen bei zusätzlich erstelltem Bild mit Knochensuppression. Hier zeigte sich eine Verbesserung für die Detektion kleiner Lungenherde im Röntgenbild (Li et al. 2011). Diese Ergebnisse wurden von Freedman et al. (2011) bestätigt, die bei Verwendung einer Software zur Knochensuppression, Rauschunterdrückung und Kontrastangleichung () einen Anstieg der Sensitivität von 49,5 % auf 66,3 % fanden. Auch die Arbeitsgruppe aus Bern konnte für die Verwendung der Knochensuppression, kombiniert mit einem computerassistiertem Diagnoseprogramm (computer-aided detection/diagnosis – CAD), eine signifikante Verbesserung der Sensitivität in der Lungenrundherderkennung feststellen (Szucs-Farkas et al. 2013). Ein wesentlicher Punkt bei der Verwendung von CAD-Systemen ist der Erfahrungsstand der primär befundenden Ärzte. So wurde für erfahrene Thoraxradiologen keine Verbesserung in der Rate der Kontrollempfehlungen gefunden und Nichtradiologen neigten eher zur Übernahme der falsch-positiven Empfehlungen des CAD-Systems (Meziane et al. 2011).

Resümee
Die konventionelle Thoraxradiographie hat nur eine begrenzte Aussagekraft für die Diagnose von Lungenmetastasen. Sie ist geeignet, einen ersten Überblick über mögliche pulmonale Pathologien zu geben oder bekannte pulmonale Läsionen im Verlauf zu kontrollieren. Für die Bestimmung des Stadiums oder zur Therapieentscheidung wird immer eine ergänzende Computertomographie des Thorax notwendig sein.

5.3.2 Digitale Tomosynthese des Thorax

Eine interessante Ergänzung der für die Thoraxdiagnostik zur Verfügung stehenden Bildgebungsverfahren stellt die digitale Tomosynthese dar, die seit ca. 10 Jahren zunehmende Verbreitung in der radiologischen Diagnostik findet.

Technik
Es handelt sich um die »Wiederentdeckung« bzw. Weiterentwicklung der klassischen Tomographie, die in der Vor-CT-Ära ein täglich verwendetes Verfahren für die Detektion von ossären Läsionen oder pulmonalen Herden bzw. Kavernen war.

Die technische Voraussetzung für ein klinisch verwendbares System war dabei die Entwicklung von Flat-Panel-Detektoren in adäquater Größe für die Abbildung des Thorax (Dobbins u. Godfrey 2003). Im Prinzip erfolgt die Positionierung des Patienten im Stehen, wie üblich vor dem Detektorsystem. Anders als bei der Röntgenaufnahme und analog zur klassischen Tomographie rotiert die Röntgenröhre automatisch von kranial nach kaudal über einen vorgegebenen Winkel (30–35°; Quaia et al. 2014; Jung et al. 2012) und generiert dabei 50–60 Bilder. Diese werden digital nachbearbeitet und ein Bildersatz von koronalen Bildern durch den gesamten Thorax mit einem Schichtabstand von 5 mm auf Basis der gefilterten Rückprojektion berechnet (Dobbins u. McAdams 2009). Damit befundet der Radiologe einen Bilddatensatz analog zur koronalen Rekonstruktion eines CT-Datensatzes.

Klinische Wertigkeit
Obwohl sie erst seit etwa 10 Jahren verfügbar ist, gibt es doch schon eine Anzahl von Studien zur Wertigkeit der digitalen Tomosynthese in der pulmonalen Bildgebung. Erwartungsgemäß zeigt sich durch die Auflösung des Summationsbildes der konventionellen Thoraxaufnahme ein diagnostischer Zugewinn, sowohl in der Parenchymdiagnostik bei Emphysempatienten (Yamada et al. 2013), als auch bei der Rundherddetektion (Jung et al. 2012; Quaia et al. 2010). In einer japanischen Studie konnte eine signifikant bessere Herderkennung mit der Tomosynthese nachgewiesen werden, wobei die Genauigkeit von der Herdgröße (< 4 mm bzw. 4–10 mm), der Dichte der Läsionen und der Lage der Herde (subpleural < zentral) bestimmt wurde (Yamada et al. 2011). Ähnlich wie das konventionelle Röntgen zeigt sich die Methode anfällig für Bewegungsartefakte, welche die diagnostische Sicherheit bei der Herderkennung auf das Niveau der konventionellen Radiographie reduzierten (Kim et al. 2013). Im Vergleich zum CT zeigten sich zudem Probleme bei der Detektion von nicht soliden bzw. milchglasartigen Herden. Hier war die Tomosynthese in der Sensitivität signifikant schlechter als das Mehrzeilen-CT (Zhao et al. 2012).

Ausblick
Die digitale Tomosynthese erscheint aktuell als interessante Weiterentwicklung der konventionellen Radiographie. Berücksichtigt man, dass
1. die Kosten in der Anschaffung und für die einzelne Untersuchung deutlich unter denen eines modernen CT liegen (42 € vs. 65 € für ein unkontrastiertes CT und 114 € für ein Kontrast-verstärktes CT) (Quaia et al. 2014),
2. die Strahlendosis für die Tomosynthese bei etwa 0,65 mSv und für ein Mehrzeilen-CT bei 7,7 mSv liegt (Zhao et al. 2012),
3. bei Verwendung eines low-dose-Protokolls die Tomosynthese in den Dosisbereich der 2-Ebenen-Radiographie kommt (Hwang et al. 2013),

4. eine flächendeckende Tumornachsorge mit wiederholten CT-Untersuchungen auch logistisch problematisch ist,

so hat die digitale Tomosynthese durchaus das Potential, sich als effektives Verfahren in der Nachsorge von onkologischen Patienten zu etablieren bzw. einen größeren Prozentsatz von CT-Untersuchungen zur Herd-Abklärung einzusparen (Quaia et al. 2012).

5.3.3 Computertomographie

Technik

Die Computertomographie bildet prinzipiell eine Weiterentwicklung der Röntgenaufnahme. Im CT rotiert eine Röntgenröhre 360° um den Patienten, so dass eine komplette Erfassung der Röntgenstrahlenabsorption in der Zielregion erfolgt. Die modernen CT-Scanner sind in aufgrund der leistungsstarken Röhren und der Mehrzeilen-Detektortechnik der Lage, den gesamten Körper als einen Volumendatensatz zu erfassen. Diese Volumeninformation ist im Vergleich zur Projektionsaufnahme mit einer deutlich höheren Strahlenbelastung verbunden, bietet jedoch die Möglichkeit Rekonstruktionen in allen Raumebenen zu erstellen und dem klinischen Kollegen der Anatomie entsprechende Darstellungen an die Hand zu geben. Verglichen mit Luft (zum Beispiel in der Lunge oder den Nasennebenhöhlen) und Knochen zeigen die Weichteilstrukturen des Bewegungsapparates (insbesondere Muskeln) und die Organe des Bauchraumes eine weitgehend ähnliche Röntgendichte. Um diese besser voneinander differenzieren zu können, werden jodhaltige Kontrastmittel in den Körperkreislauf appliziert, die durch gezielte Änderung der Röntgenabsorption die Weichteilkontraste im CT erhöhen und damit die Diagnostik verbessern.

Die in der aktuellen Gerätegeneration mögliche Erfassung großer Volumina im Sekundenbereich erlaubt zusätzlich zu den anatomischen Informationen erstmals die Bestimmung funktioneller Parameter, etwa in Form pulmonaler Perfusionsstudien und führt vom 3D-Volumen-CT hin zum 4D-CT, der dynamischen Volumenuntersuchung.

Eine Weiterentwicklung der CT-Technologie ist die »Dual-Energy-Technik«, bei der 2 Röntgenröhren im Gerät rotieren. Dies erlaubt eine schnellere Untersuchung durch eine verkürzte Rotationszeit bei Nutzung beider Röhren mit gleichem Energieniveau. Interessanter ist jedoch die parallele Untersuchung mit unterschiedlichen Röhrenströmen, die über entsprechend veränderte Absorptionsspektren eine Gewebecharakterisierung erlaubt. Eine mögliche Anwendung in diesem Modus ist dabei die virtuelle Nativuntersuchung, bei der das jodhaltige Kontrastmittel aus dem Datensatz heraus gerechnet werden und eine Dignitätsbestimmung über die Kontrastmittelanreicherung erfolgen kann (Simons et al. 2014).

Klinische Wertigkeit

Die Computertomographie kann als das Standardverfahren für die Diagnose pulmonaler Metastasen betrachtet werden und dient in vielen Vergleichsstudien der onkologischen Bildgebung neben der histologischen Sicherung als Referenzstandard. (◘ Abb. 5.10)

In der aktuellen S3-Leitlinie für das kolorektale Karzinom wird das CT des Thorax als »Good clinical practice« (GCP) im Konsens für die Abklärung möglicher Lungenmetastasen empfohlen (Pox et al. 2013) (◘ Abb. 5.11).

Obwohl zum Beispiel in der niederländischen Leitlinie für das Kolonkarzinom von 2006 initial ein Thoraxröntgen zur Abklärung von Lungenfiliae empfohlen wird, verwenden 80 % der befragten niederländischen Krankenhäuser sowohl das Röntgen als auch die Computertomographie (Bipat et al. 2012). In einer 2011 publizierten großen koreanischen Studie fanden die Autoren heraus, dass das pulmonale CT signifikant besser geeignet ist pulmonale Metastasen zu detektieren als das in einer früheren Leitlinie empfohlene, mit einem Thoraxröntgen ergänzte Abdomen-CT (Cho et al. 2011). Allerdings schränkte dieselbe Arbeitsgruppe in einer aktuelleren Studie ein, dass der Wert des Thorax-CT bei Patienten mit kolorektalem Karzinom vom Tumorstadium abhängig ist (Kim et al. 2014). Bei mehr als 300 Patienten ohne Leber- oder Lymphknotenmetastasen und unauffälligem Thoraxröntgen erfolgte das Staging mit Thorax-CT. Während bei 43 % der Patienten Lungenherde

5.3 · Bildgebende Diagnostik pulmonaler Metastasen

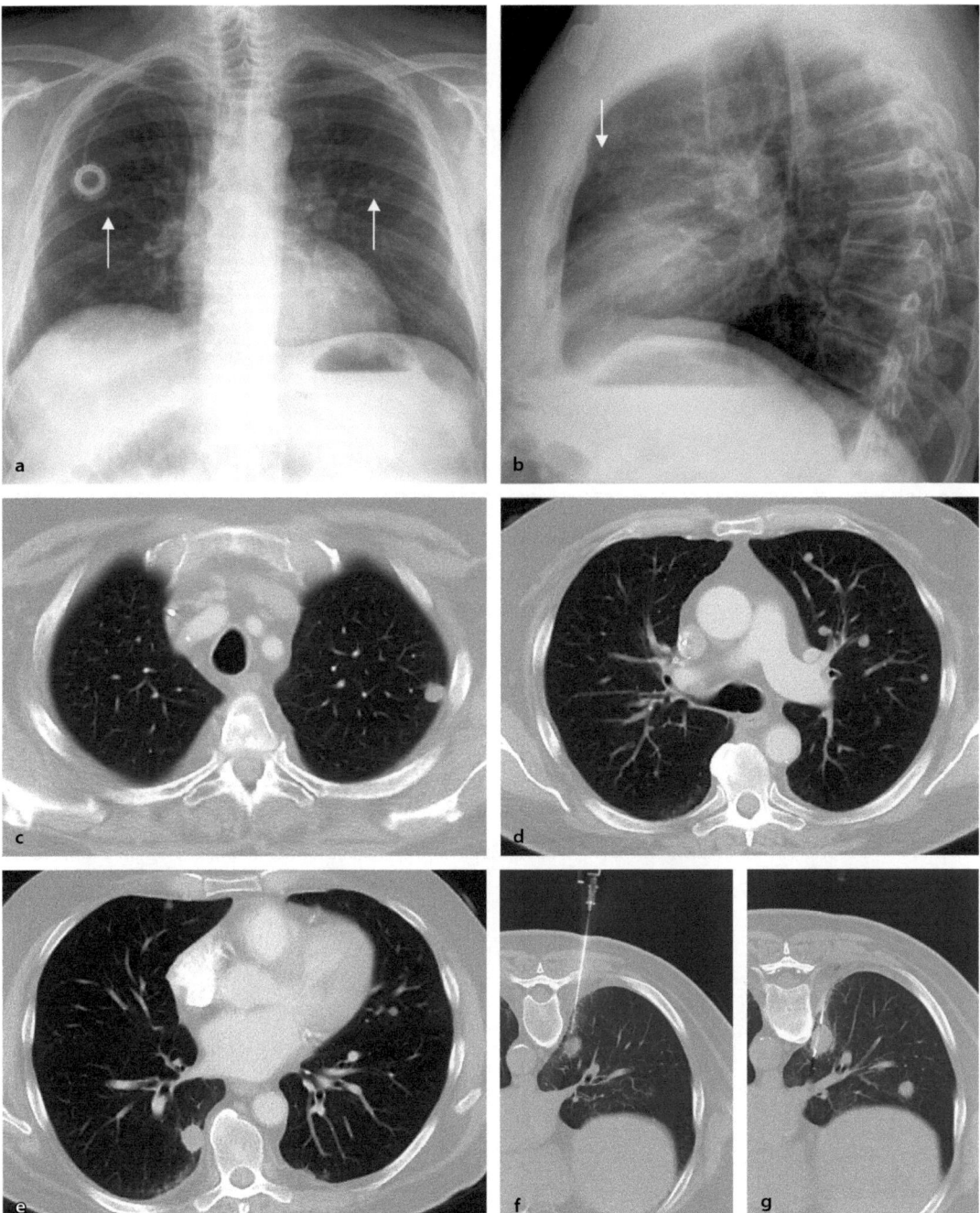

Abb. 5.10 72-jähriger Patient mit malignem Melanom Stadium IV. Staging: Thoraxröntgen (**a/b**) mit einzelnen vage abzugrenzenden pulmonalen Herden (*Pfeile*). Im CT (**c-g**) bestätigen sich multiple Herde. Die CT-gestützte Punktion des rechts dorsobasal gelegenen Herdes in Bauchlage zur Histologiegewinnung sowie für eine Genanalyse bestätigt das Melanom

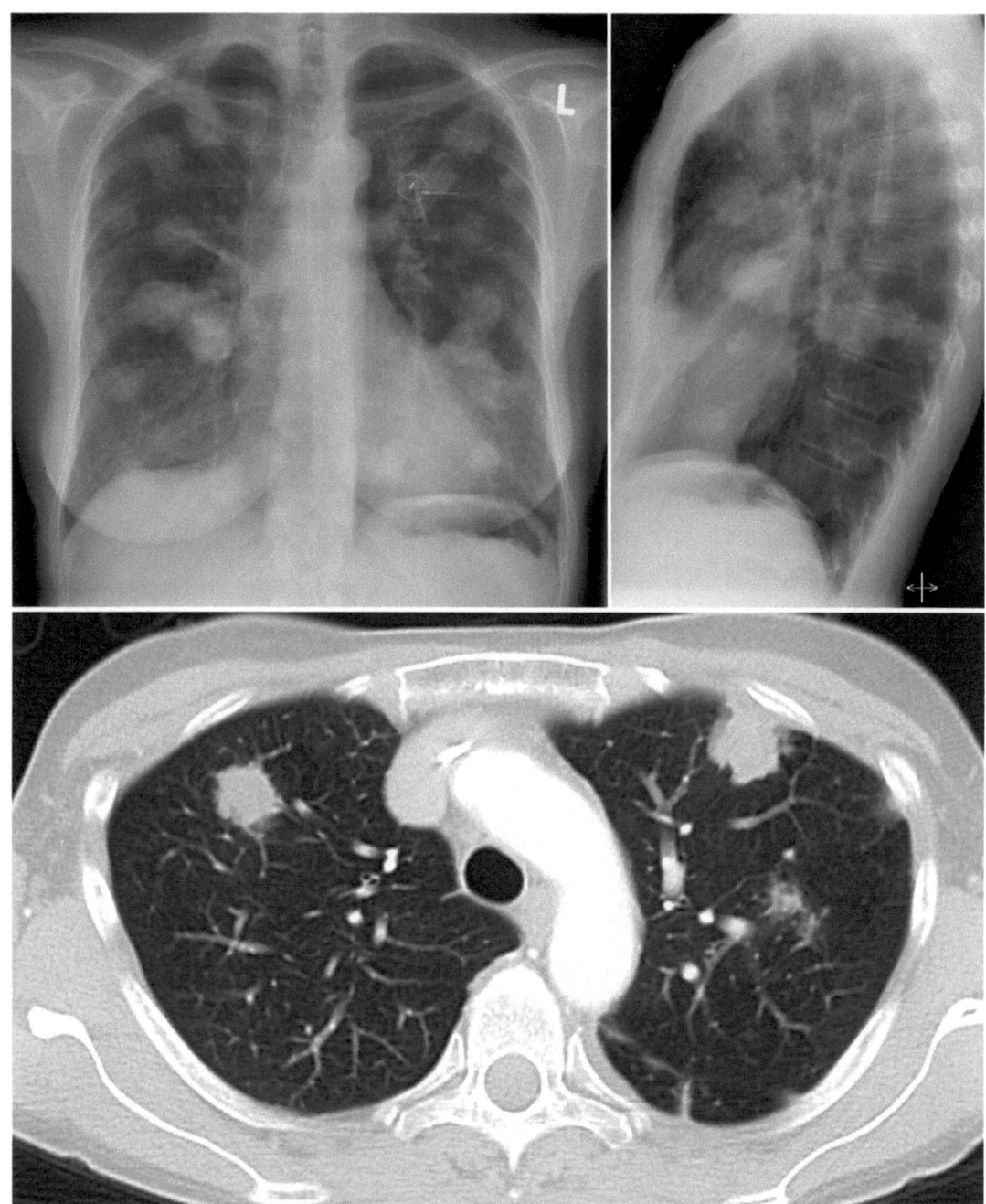

□ Abb. 5.11 48-jährige Patientin mit initial peritoneal metastasiertem Kolonkarzinom. Therapie mit mehreren Chemotherapie-Linien. Metachrone Metastasierung mit multiplen großen, unscharf begrenzten Herden

gefunden wurden, hatten letztendlich nur 6,3 % der Patienten Lungenfiliae. Die Autoren schlussfolgerten daher, dass für diese Patientengruppe das pulmonale CT nicht hilfreich ist.

Auch die Größe von pulmonal detektierten Herden spielt eine Rolle: Munden et al. (2010) fanden heraus, dass bei onkologischen Patienten mit Lungenherden < 4 mm Durchmesser im CT letztendlich nur 28 % der Patienten eine pulmonale Metastasierung mit Größenprogress im Verlauf aufwiesen(). Der Stellenwert der dynamischen kontrastverstärkten CT (»Perfusions-CT« DCE-CT) für die Rundherdcharakterisierung ist noch nicht endgültig bestimmt, wobei Harders (2012) in seiner sehr ausführlichen Studie zum Ergebnis kam, dass die DCE-CT gegenwärtig noch kein klinisch anwendbares Verfahren darstellt.

Die Kombination von hochauflösendem Mehrzeilen-CT und CAD ist in der Lage, die Anforderungen der Thoraxchirurgie an eine suffiziente präoperative Rundherderkennung zu erfüllen. In ihrer Studie konnte die Berliner Arbeitsgruppe von Alexandra Schramm et al. (2011) zeigen, dass alle pulmonalen Metastasen präoperativ identifiziert und die zusätzlich palpatorisch gefundenen Herde jeweils histologisch benigne eingestuft wurden().

Ausblick

Der Stellenwert der Computertomographie wird gegenwärtig noch einmal deutlich verstärkt durch die Einführung der iterativen Rekonstruktion als Bildberechnungsverfahren. Im Vergleich zur gefilterten Rückprojektion ermöglicht diese Bildberechnung eine Dosisreduktion von ca. 50 % (Sato et al. 2012). Kombiniert man die modell-basierte iterative Rekonstruktion mit dem low-dose-CT, so sind ultra-low-dose-CT möglich, deren Strahlendosis bei 0,16 mSv und damit im Bereich der konventionellen Radiographie liegt (Neroladaki et al. 2013). Berücksichtigen muss man dabei allerdings die teilweise deutlich differenten Befunde der Rundherd-Volumetrie bei Verwendung der low-dose CT mit iterativer Rekonstruktion im Vergleich zu kontrastverstärkten full-dose CT, a. e. bedingt durch das Kontrastmittel (de Jong et al. 2012).

Resümee

Die Computertomographie des Thorax ist gegenwärtig das Referenzverfahren für die Diagnose von Lungenmetastasen. Dabei muss jedoch die niedrige Spezifität bei kleinen pulmonalen Herden berücksichtigt werden, die weitere Abklärungsuntersuchungen bzw. die Kontrolle im Intervall notwendig machen kann. Die Verwendung von CAD-Systemen kann die Detektionsrate und diagnostische Genauigkeit in der Rundherddiagnostik noch weiter verbessern.

5.3.4 Magnetresonanztomographie

Technik

In der Magnetresonanztomographie (MRT) macht man sich eine Eigenschaft der Atomkerne mit ungerader Ordnungszahl zunutze, die Eigenrotation (Spin). Der am häufigsten verfügbare und auch verwendete Atomkern ist der Wasserstoffkern bzw. das Proton, so dass man vereinfacht die MRT als Wassergehaltsmessung im Gewebe ansehen kann. Die unterschiedlichen Eigenschaften der Wasserstoffprotonen in der jeweiligen molekularen Umgebung sind dabei Grundlage für den, verglichen mit dem CT, überragenden Gewebekontrast im MRT. Anders als im CT sind im MRT verschiedene Gewebeparameter darstellbar, wobei die klassischen T1- und T2-Wichtungen die bekanntesten sind. In den letzten Jahren gewinnt daneben die MR-Diffusionsbildgebung eine zunehmende Bedeutung. Dabei wird die diffusionsbedingte Bewegung von Wasserstoffprotonen im Extrazellularraum gemessen. Diese ist zum Beispiel in Tumoren durch die erhöhte Zelldichte, die damit einhergehende Einengung des extrazellularen Raumes sowie die in der Folge eingeschränkte freie Wasserdiffusion vermindert. Bei Unterdrückung des Hintergrundsignals ergeben sich sehr kontrastreiche Bilddaten, die als 3D-Datensätze einen raschen Überblick über das Ausmaß einer Erkrankung erlauben.

Klinische Wertigkeit

In der thorakalen Bildgebung hat die MRT unverändert mit dem Problem zu kämpfen, dass in der gesunden Lunge nur sehr wenige Protonen als Signalgeber vorhanden sind. Darüber hinaus ist die Ortsauflösung immer noch geringer als im CT, so dass Herde erst ab einer Größe von 6–8 mm zuverlässig detektiert werden können. Nur mit umfangreicheren Protokollen und Kontrastmittelapplikation lässt sich die Detektionsrate für kleinere Herde steigern (Heye et al. 2012) (◘ Abb. 5.12).

Die Entwicklung im MRT hin zu höheren Feldstärken hat für die pulmonale Bildgebung nur bedingte Fortschritte gebracht: Die diagnostischen Vorteile durch eine höhere Ortsauflösung im 3-Tesla-Feld sowie das verbesserte Signal-zu-Rausch-Verhältnis werden durch die vermehrten Suszeptibilitätsartefakte an den Grenzflächen zwischen Luft und Gewebe aufgehoben. Auch die Diffusionsbildgebung

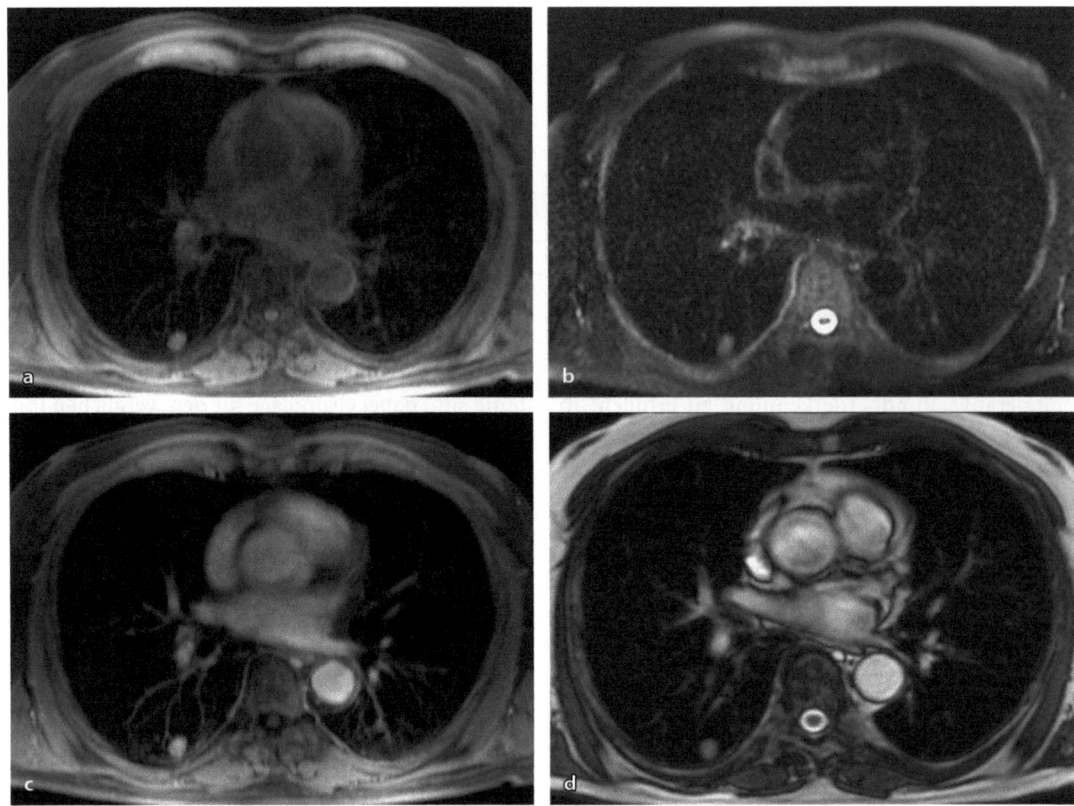

◘ **Abb. 5.12** 70-jähriger Patient mit follikulärem Schilddrüsen-Karzinom und pulmonalen Metastasen; im MRT sind die Filiae als signalreiche Herde in der unkontrastierten T1-Sequenz (**a**), der T2-gewichteten HASTE (**b**) und in der SSFP-Sequenz (TRUFI, **d**) abzugrenzen; typisch für das Schilddrüsenkarzinom ist die kräftige Kontrastmittelanreicherung in der arteriellen Phase (**c**)

hat mit dem Problem der Detektion kleinerer Herde zu kämpfen (Kurihara et al. 2014). Allerdings konnte in einer großen aktuelle Metaanalyse gezeigt werden, dass die Diffusionsbildgebung hilfreich für die Differenzierung von benignen und malignen Lungenherden sein kann (Li et al. 2014).

Bemerkenswert ist eine japanische Studie, die prospektiv den Wert der dynamischen kontrastverstärkten MRT für die Differenzierung von im CT nicht eindeutigen Herden untersuchte und feststellte, dass die dynamische MRT nicht adäquat für die Differenzierung unbestimmter pulmonaler Herde ist (Satoh et al. 2013).

Ausblick

Das onkologische Staging mit Hilfe von Ganzkörper-MRT-Protokollen unter Zuhilfenahme von Diffusionsbildgebung und kontrastmittelverstärkten Sequenzen gewinnt zunehmend an Bedeutung. Vorteilhaft ist dabei insbesondere die verbesserte Detektion von Hirn-, Leber- und Knochenmetastasen (Schmidt et al. 2009). Die Detektion von pulmonalen Filiae stellt in diesem Kontext die größte Herausforderung dar. Eine sinnvolle Verwendung scheint momentan in Therapiekontrollstudien zu liegen, wo in relativ kurzen Zeitläufen das Therapieansprechen mit Hilfe der Diffusionsbildgebung untersucht wird (Liu et al. 2011).

Resümee

Das MRT wird das CT für die Diagnose von pulmonalen Herdbefunden vorläufig noch nicht ersetzen können. Einen zunehmenden Stellenwert hat die Kernspintomographie aber in Form der

Ganzkörper-Bildgebung im M-Staging bzw. mit der Diffusionsbildgebung in der Evaluation des Therapieansprechens.

5.3.5 PET/CT

Der Begriff PET/CT steht für die kombinierte, d. h. in einem Gerät und damit in einer Patientenlagerung stattfindende sequentielle radiologische (CT) und nuklearmedizinische (Positronen-Emissionstomographie PET) Diagnostik (Beyer et al. 2000). Das PET/CT ist gegenwärtig die wichtigste Hybridbildgebung und aus der onkologischen Diagnostik nicht mehr wegzudenken, hat es doch die klinische Akzeptanz des alleinigen PET seitens der klinischen Onkologen deutlich verbessert.

Technik

Das Prinzip der nuklearmedizinischen Diagnostik beruht auf der Verwendung sogenannter Tracer. Das sind Moleküle, die zur Detektion radioaktiv markiert wurden und genau wie ein körpereigener Stoff am Stoffwechsel teilnehmen. Damit ist die nuklearmedizinische Diagnostik stets eine Funktionsdiagnostik, bei der die Aktivität biologischer Parameter visualisiert wird. Bei den Tracern unterscheidet man identische Tracer, die bis auf das Markierungsisotop den natürlich vorkommenden Molekülen entsprechen, von analogen Tracern. Der bekannteste identische Tracer ist die mit ^{18}Fluor markierte Glukose (Fluordesoxyglucose – FDG), der am häufigsten verwendete PET-Tracer. FDG wird in vitale Zellen aufgenommen und ist damit ein Marker für den zellulären Stoffwechsel, der typischerweise in malignen Tumoren, aber auch Entzündungen deutlich vermehrt ist. Im Gegensatz zu den identischen Tracern unterscheiden sich die Analogtracer von den körpereigenen Stoffen. Sie nehmen aber in sehr ähnlicher Form am Körperstoffwechsel teil. Ein Beispiel für einen Analogtracer sind Technetium-markierte Phosphonate, mit denen üblicherweise die Skelettszintigraphie durchgeführt wird.

Ein weiteres Charakteristikum der nuklearmedizinischen Diagnostik besteht in der nichtinvasiven Detektion der von den Radiotracern emittierten Strahlung. Dabei wird zwischen photonenemittierenden Tracern und positronenemittierenden Tracern unterschieden. Erstere werden mit der Gammakamera, die Positronenemitter mit der PET (Positronen-Emissions-Tomographie) detektiert. Die PET verwendet insbesondere identische Tracer, da es von den Elementen Kohlenstoff, Stickstoff und Sauerstoff positronenstrahlende Nuklide gibt.

Die Vorteile der nuklearmedizinischen Diagnostik liegen in der Detektion sehr spezifischer biologischer Parameter, bedingt durch die Natur des Tracers. Das gelingt auch dann, wenn der Tumor so klein ist, dass er morphologisch noch nicht erfasst werden kann. Über die Wahl eines geeigneten Tracers können sehr spezifische Gewebeeigenschaften dargestellt werden, die unter Umständen eine eindeutige Tumorcharakterisierung erlauben.

Ein Nachteil der nuklearmedizinischen Verfahren liegt in einer – verglichen mit dem CT – geringeren räumlichen Auflösung und einer unzureichenden Darstellung der Anatomie. Dies wird bedingt durch die Eigenschaften des Tracers, der einen möglichst hohen Kontrast zwischen physiologischem und pathologischem Stoffwechsel aufweisen soll. Dieser Nachteil kann durch die Kombination mit einem morphologischen Bildgebungsverfahren wie zum Beispiel der Computertomographie, ausgeglichen werden. Der erste Schritt in diese Richtung war das gemeinsame Betrachten von nebeneinander positionierten CT- und PET-Bildern. In einem zweiten Schritt folgte die computerbasierte Koregistrierung und Bildfusion unabhängig voneinander durchgeführter Untersuchungen.

Im Jahre 2001 wurde nach mehrjähriger Entwicklung (Townsend u. Beyer 2002) die feste Kombination eines Positronen-Emissions-Tomographen mit einem Computertomographen (PET/CT) in die klinische Diagnostik eingeführt. Prinzipiell handelt es sich bei der Kombination um eine feste Hardware – die Kopplung zweier diagnostischer Geräte, die primär dazu führen soll, die Schnittbilder der Einzelgeräte präzise zu überlagern und so den funktionellen PET-Daten die exakte anatomische Information zuzuordnen. Damit stehen im Gegensatz zur Bildfusion von Einzeluntersuchungen stets fusionierte Bilder über den gesamten Untersuchungsbereich zur Verfügung, nicht nur von einem ausgewählten Bereich des mutmaßlichen

Interesses. Ein weiterer Vorteil der PET/CT ist die Verwendung der CT-Daten zur anatomischen Schwächungskorrektur der PET-Daten. In den bisher verwendeten PET-Scannern erfolgte diese durch eine zusätzliche Strahlenexposition mit im Scanner angebrachten 68Germanium-Quellen, die mit einem zusätzlichen Zeitaufwand von 5–20 min einherging. Damit ist die PET-Diagnostik in einem Kombinationsgerät schneller als in einem alleinigen PET-Scanner. Die Verwendung der CT-basierten Schwächungskorrektur geht allerdings mit möglichen Artefakten einher, die eine Anpassung der jeweiligen Untersuchungsprotokolle von CT und PET und eine entsprechende Schulung der auswertenden Radiologen und Nuklearmediziner erfordern. Anders als bei den bis dahin bestehenden Fusionsmöglichkeiten erlaubt die kombinierte PET/CT-Untersuchung die sehr zeitnahe, wenn auch nicht direkt synchrone Erfassung der zusammengehörenden morphologischen und funktionellen Bilddaten.

In Abhängigkeit von dem Herangehen an die neue Bildgebungsmodalität PET/CT haben sich verschiedene Nutzungsphilosophien ergeben, die auch nach einer Dekade der weltweiten Anwendung noch nebeneinander existieren (Bockisch et al. 2004; Coppage et al. 1987). So kann man das PET/CT als qualitativ verbessertes PET auffassen. Dabei wird im Rahmen der PET-CT-Untersuchung lediglich ein Niedrigdosis-CT angefertigt. Der Vorteil des Verfahrens ist seine Einfachheit: das Untersuchungsprotokoll ist ganz auf die PET ausgerichtet. Artefakte im PET-Bereich sind daher nicht oder kaum zu erwarten. Insbesondere werden keine CT-Kontrastmittel verwendet. Eine eigene Indikationsstellung für die CT-Untersuchung ist nicht erforderlich. Nachteilig ist, dass man kein diagnostisches CT erhält. Es ist lediglich eine anatomische Zuordnung zu erwarten, die allerdings nicht immer sicher gelingt. Die Verwendung der CT-Daten allein zur anatomischen Korrektur der PET-Daten erlaubt die Durchführung des CT als low-dose-Untersuchung, was zu einer relevant verringerten Strahlendosis führt. Das macht dieses Anwendungsprinzip für die Untersuchung von jungen Patienten sinnvoll.

Die Alternative besteht in einem PET/CT mit einem volldiagnostischen CT, inklusive oral und intravenös gegebenem Kontrastmittel (Antoch et al. 2003). Dieses Vorgehen hat verschiedene Vorteile:
- Die beiden Untersuchungen erfolgen während nur eines Untersuchungstermins.
- Der logistische Aufwand ist insgesamt optimiert, da auf ein weiteres diagnostisches CT verzichtet werden kann.
- Die Kombination von diagnostischem CT und PET bietet zudem den entscheidenden Vorteil, PET-negative Befunde mittels CT nachweisen zu können.

Voraussetzung für eine erfolgreiche Implementierung dieses Modells ist eine enge Zusammenarbeit zwischen Radiologie und Nuklearmedizin.

Klinische Wertigkeit

Bereits das alleinige PET mit dem Tracer ^{18}Fluor-FDG hat seinen festen Stellenwert im Staging und in der Nachsorge von Tumorpatienten. Insbesondere für das Bronchialkarzinom hat das PET etablierte Indikationen (Baum et al. 2004). Diese Stellung wird in zunehmendem Maße durch das PET/CT ersetzt. Dies gilt sowohl für das Bronchialkarzinom (Goeckenjan et al. 2010) als auch das Kolonkarzinom (Pox et al. 2013). Auch beim malignen Melanom wird in der aktuellen Leitlinie für die Nachsorge ab dem Stadium IIC ein Schädel-MRT zusammen mit einem Ganzkörper-PET/CT empfohlen (Pflugfelder et al. 2013). Während es umfangreiche Literatur für das PET gibt, die eine eindrucksvolle Sensitivität und Spezifität für die Differenzierung von pulmonalen Herden nachweist, bestehen doch nach wie vor mehrere Probleme: Zuerst das Problem der im Vergleich zum CT deutlich schlechteren Ortsauflösung, auch in modernen PET-Scannern (◘ Abb. 5.13). Selbst mit wiederholten PET-Scans (»delayed scan« 90 min nach dem initialen PET-Scan bzw. ca. 150 min nach Tracerapplikation) ergab sich nur für größere pulmonale Metastasen (> 7 mm) eine verbesserte Detektionsrate (Hassler et al. 2014). Zum Zweiten ist die Tatsache problematisch, dass ein großer Anteil von Tumoren keine oder nur eine sehr geringe Traceraufnahme bei der Verwendung von FDG zeigt. Dies gilt insbesondere für das gut differenzierte Adenokarzinom oder neuroendokrine Tumoren (Erasmus u. Macapinlac 2012).

5.3 · Bildgebende Diagnostik pulmonaler Metastasen

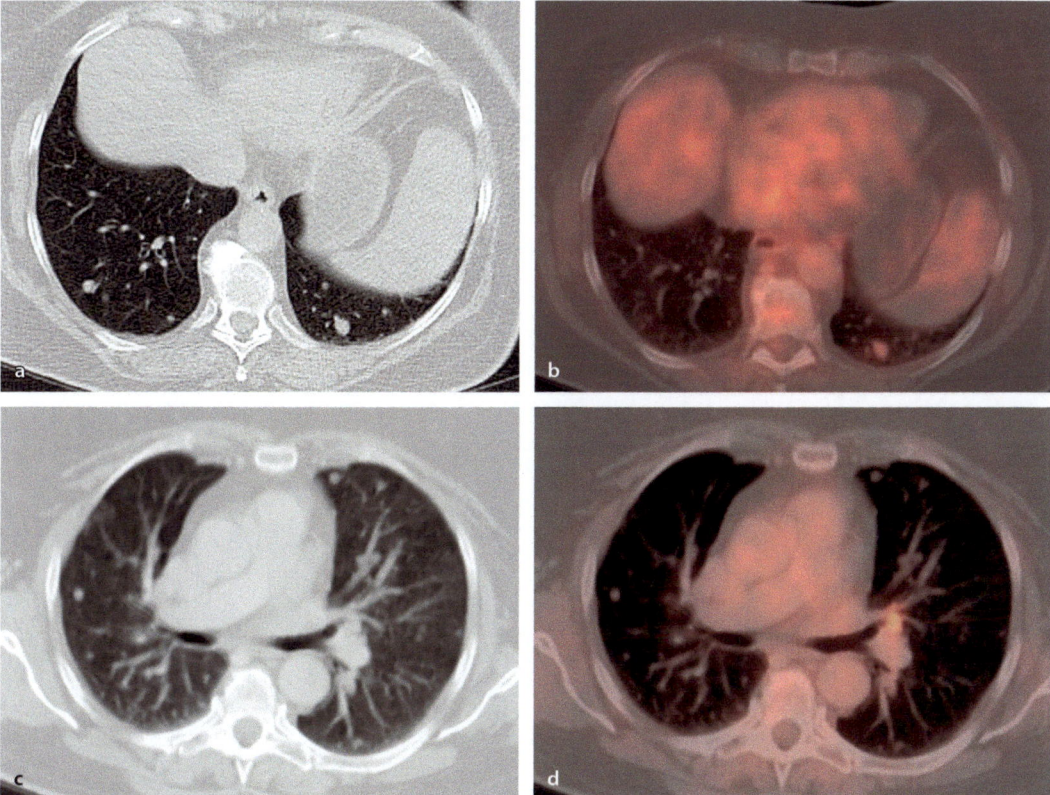

Abb. 5.13 55-jähriger Patient mit kolorektalem Karzinom, Erstdiagnose im Mai 2006; metachrone pulmonale Metastasen, erstmals diagnostiziert im Juli 2007; im Lungenscan des ^{18}F-FDG-PET/CT (**a, c**) multiple kleine und kleinste Rundherde; eine vermehrte Stoffwechselaktivität ist nur in den größten Herden (**b**) und einem hilären Lymphknoten (links **d**) nachweisbar

Ausblick

Der Stellenwert des PET/CT bei Verwendung von Tracern mit höherer Spezifizität, wie etwa ^{68}Ga-DOTATOC für neuroendokrine Tumoren oder ^{131}Jod für Schilddrüsenkarzinome (◘ Abb. 5.14), ist noch nicht endgültig bestimmt, hat aber in der Therapiekontrolle bereits eine Indikation (Antoch et al. 2004). Die Kombination höherspezifischer Tracer mit der Detailerkennung der aktuellen CT-Scanner in den modernen PET/CT hat aber das Potential, die Genauigkeit in der Diagnostik pulmonaler Metatstasen noch einmal deutlich zu erhöhen.

Resümee

Das PET/CT, insbesondere bei Verwendung des Tracers FDG, hat einen festen Stellenwert im Primärstaging und in der Nachsorge der häufigsten Malignome und damit auch in der Diagnose pulmonaler Metastasen. Berücksichtigt werden müssen dabei aber die Limitationen in der Detektion kleiner Filiae oder wenig stoffwechselaktiver Tumoren sowie die (in Deutschland) nicht flächendeckende Verfügbarkeit und problematische Kostenerstattung.

5.3.6 PET/MRT

Technik

Die Verfügbarkeit der MR-basierten Diffusionsbildgebung für die Ganzkörperdiagnostik hat in den letzten Jahren zu verstärkten Bemühungen geführt, MR-Diffusion und PET-Informationen in der Diagnostik und Therapiekontrolle maligner Prozesse zu evaluieren. Dabei konnte gezeigt

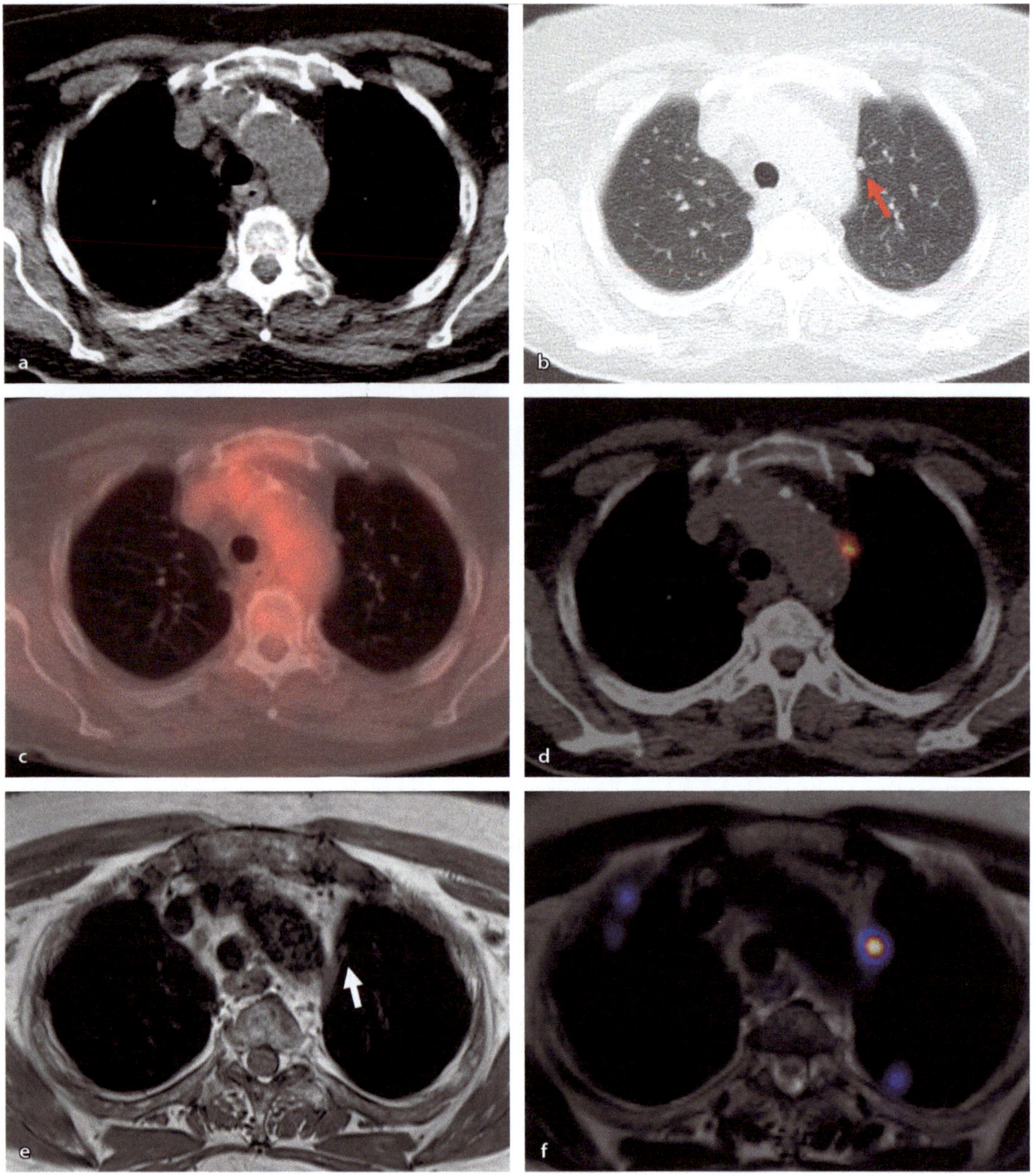

Abb. 5.14 78-jährige Patientin mit follikulärem Schilddrüsenkarzinom als Erstdiagnose und Thyreoidektomie im Juni 2012; Diagnose pulmonaler, hepatischer und ossärer Metastasen im August 2012; PET/CT mit ^{18}F-FDG und ^{131}Jod zur Differenzierung von jodspeichernden bzw. nicht jodspeichernden Metastasen, im Weichteilfenster Höhe Aortenbogen unauffälliger Befund (a), im Lungenfenster (b) kleinste pulmonale Filiae; im FDG-PET/CT (c) nicht vermehrt stoffwechselaktive Filia links paraaortal, im Jod-PET/CT auch bei sehr kleiner Filia (3×5 mm) deutliche Jodspeicherung (d). Im ergänzenden PET/MRT ist die kleine Metastase in der T2-Sequenz (e) nur vage abzugrenzen, in der Fusion aber deutlich nachweisbar (f)

werden, dass die Diffusionsparameter mit der funktionellen PET-Information korrelieren und sowohl in der Tumordetektion wie auch in der Kontrolle des Therapieansprechens verwendbar sind. Ausgehend von den Erfahrungen mit der Software-Fusion von PET- und MRT-Daten hat die Evolution der Fusionsbildgebung über dedizierte PET/MRT-Kopfscanner ihren gegenwärtigen

5.3 · Bildgebende Diagnostik pulmonaler Metastasen

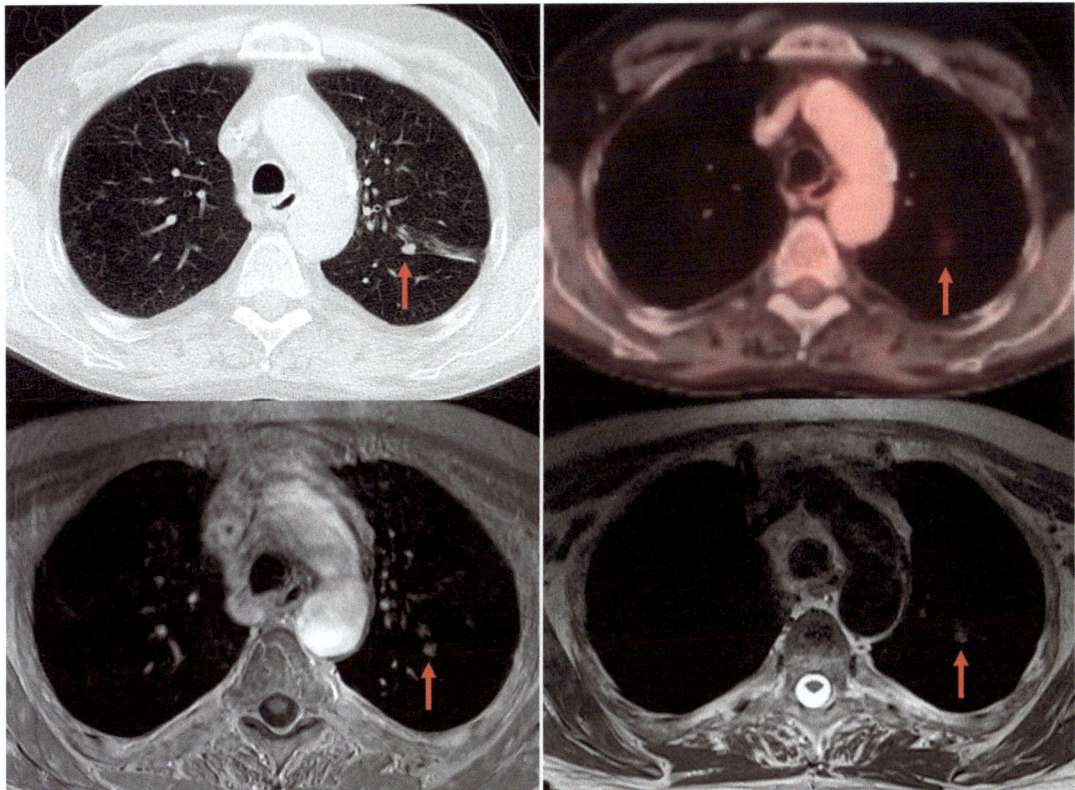

Abb. 5.15 56-jähriger Patient mit primärem Ösophaguskarzinom (T4N1M0), Erstdiagnose im November 2009 und Zweitkarzinom eines Zungengrundkarzinoms, Erstdiagnose im Dezember 2012; Staging im Verlauf mit metachroner pulmonaler Metastase im linken Oberlappen; FDG-PET/CT und FDG-PET/MR im Rahmen des Stagings. Das CT zeigt einen kleinen Rundherd an einer postoperativen Narbe im Oberlappen links, das PET/CT-Fusionsbild eine korrespondierende Tracermehranreicherung; das MRT bestätigt den Befund in der kontrastverstärkten T1-Sequenz und der T2-HASTE-Sequenz

Endpunkt in der Einführung von kombinierten PET/MRT-Scannern in die Ganzkörperdiagnostik gefunden. Technische Grundlage der kombinierten PET/MRT ist ein PET-Detektorsystem, das in einem Hochfeldmagneten arbeitet und zugleich die MR-Funktionalität nicht relevant beeinträchtigt. Ein Problem ist gegenwärtig noch die MR-basierte Schwächungskorrektur der PET-Rohdaten. Anders als im CT liefert der MR-Datensatz keine Informationen über die Absorptionseigenschaften des durchstrahlten Gewebes. Die Schwächungskorrektur wird gegenwärtig über anatomische Zuordnungsverfahren oder virtuelle Gewebeklassenzuordnung erreicht. Problematisch ist bei diesem Verfahren nach wie vor die Berechnung von knöchernen Läsionen.

Klinische Wertigkeit
In einer aktuellen Vergleichsstudie (Chandarana et al. 2013) zeigt das PET/MRT eine hohe Sensitivität für die Erkennung pulmonaler Herde mit vermehrter Glukoseanreicherung und einem Durchmesser von mindestens 5 mm (Abb. 5.15). Die Züricher Arbeitsgruppe konnte darüber hinaus nachweisen, dass die Detektionsrate einer (3D-basierten Doppelecho-)Gradientenechosequenz im PET/MR für pulmonale Herde zwar etwas niedriger, aber nicht signifikant schlechter als das low-dose-CT war (Stolzmann et al. 2013).

Ausblick
Nach nur wenigen Jahren klinischer Anwendung in der Ganzkörperdiagnostik ist die Bedeutung der

kombinierten PET/MRT für die pulmonale Rundherddiagnostik noch nicht abzusehen. Allein Kostengründe werden auf absehbare Zeit eine Ablösung des PET/CT durch das PET/MRT, wenn auch strahlenhygienisch wünschenswert, unmöglich machen. Für dedizierte Fragestellungen in Studien, z. B. in der Kombination von MR-Perfusion mit der Stoffwechselaktivität zur Herdcharakterisierung, ist aber eine Verwendung des PET/MRT denkbar.

Zusammenfassung
Die radiologische Bildgebung in der Diagnostik von Lungenmetastasen umfasst zum einen die klassische Röntgenaufnahme und deren Weiterentwicklung in Form der digitalen Tomosynthese und zum anderen die Schnittbildgebungsverfahren CT und MRT. Dabei hat die Computertomographie aufgrund ihrer breiten Verfügbarkeit und ihrer hohen Sensitivität den höchsten Stellenwert.
Eine zunehmend wichtige Rolle im onkologischen Staging, aber auch in der Differenzierung von pulmonalen Herden spielen Hybrid-Bildgebungsverfahren und hier in erster Linie die PET/CT mit unterschiedlichen Tracern. Der Stellenwert der modernsten Modalität PET/MRT in der Diagnostik von Lungenmetastasen kann gegenwärtig noch nicht bestimmt werden.

Literatur

Abolmaali ND, Vogl TJ (2004) Modern diagnosis of lung nodules. Radiologe 44:472–483

Antoch G, Kanja J, Bauer S et al (2004) Comparison of PET, CT, and dual-modality PET/CT imaging for monitoring of imatinib (STI571) therapy in patients with gastrointestinal stromal tumors. J Nucl Med 45:357–365

Antoch G, Stattaus J, Nemat AT et al (2003) Non-small cell lung cancer: Dual-modality PET/CT in preoperative staging. Radiology 229:526–533

Aoki T, Oda N, Yamashita Y, Yamamoto K, Korogi Y (2011) Usefulness of computerized method for lung nodule detection in digital chest radiographs using temporal subtraction images. Acad Radiol 18:1000–1005

Baum RP, Hellwig D, Mezzetti M (2004) Position of nuclear medicine modalities in the diagnostic workup of cancer patients: Lung cancer. Q J Nucl Med Mol Imaging 48:119–142

Beyer T, Townsend DW, Brun T et al (2000) A combined PET/CT scanner for clinical oncology. J Nucl Med 41:1369–1379

Bipat S, Niekel MC, Comans EF et al (2012) Imaging modalities for the staging of patients with colorectal cancer. Neth J Med 70:26–34

Bockisch A, Beyer T, Antoch G et al (2004) Principles of PET/CT and clinical application. Radiologe 44:1045–1054

Chandarana H, Heacock L, Rakheja R et al (2013) Pulmonary nodules in patients with primary malignancy: Comparison of hybrid PET/MR and PET/CT imaging. Radiology 268:874–881

Cho YK, Lee WY, Yi LJ et al (2011) Routine chest computed tomography as a preoperative work-up for primary colorectal cancer: Is there any benefit in short-term outcome? J Korean Surg Soc 80:327–333

Connolly JE, Jr, Erasmus JJ, Patz EF, Jr (1999) Thoracic manifestations of breast carcinoma: Metastatic disease and complications of treatment. Clin Radiol 54:487–494

Coppage L, Shaw C, Curtis AM (1987) Metastatic disease to the chest in patients with extrathoracic malignancy. J Thorac Imaging 2:24–37

Crow J, Slavin G, Kreel L (1981) Pulmonary metastasis: A pathologic and radiologic study. Cancer 47:2595–2602

De Boo DW, Uffmann M, Bipat S et al (2011) Gray-scale reversal for the detection of pulmonary nodules on a PACS workstation. AJR Am J Roentgenol 197:1096–1100

de Jong PA, Leiner T, Lammers JW, Gietema HA (2012) Can low-dose unenhanced chest CT be used for follow-up of lung nodules? AJR Am J Roentgenol 199:777–780

Diederich S (2004) Radiological diagnosis of pulmonary metastases: Imaging findings and diagnostic accuracy. Radiologe 44:663–670

Dobbins JT,3rd, Godfrey DJ (2003) Digital x-ray tomosynthesis: Current state of the art and clinical potential. Phys Med Biol 48:R65–106

Dobbins JT,3rd, McAdams HP (2009) Chest tomosynthesis: Technical principles and clinical update. Eur J Radiol 72:244–251

Ellis MC, Hessman CJ, Weerasinghe R, Schipper PH, Vetto JT (2011) Comparison of pulmonary nodule detection rates between preoperative CT imaging and intraoperative lung palpation. Am J Surg 201:619–622

Erasmus JJ, Macapinlac HA (2012) Low-sensitivity FDG-PET studies: Less common lung neoplasms. Semin Nucl Med 42:255–260

Freedman MT, Lo SC, Seibel JC, Bromley CM (2011) Lung nodules: Improved detection with software that suppresses the rib and clavicle on chest radiographs. Radiology 260:265–273

Goeckenjan G, Sitter H, Thomas M et al (2010) Prevention, diagnosis, therapy, and follow-up of lung cancer. Pneumologie 64 Suppl 2:e1–164

Guandalini M, Steinke K, Francesconi A (2009) Pulmonary metastases from cervical adenocarcinoma regress to a 'hole' lot of nothing. J Thorac Oncol 4:552–554

Literatur

Harders SW (2012) LUCIS: Lung cancer imaging studies. Dan Med J 59:B4542

Hassler S, Hubele F, Constantinesco A, Goetz C (2014) Comparing respiratory gated with delayed scans in the detection of colorectal carcinoma hepatic and pulmonary metastases with 18F-FDG PET-CT. Clin Nucl Med 39:e7–e13

Heye T, Ley S, Heussel CP et al (2012) Detection and size of pulmonary lesions: How accurate is MRI? A prospective comparison of CT and MRI. Acta Radiol 53:153–160

Higashihara H, Osuga K, Azuma T et al (2011) Detection of pulmonary nodules by C-arm CT using a phantom lung: Comparison with CT. Acta Radiol 52:964–968

Hwang HS, Chung MJ, Lee KS (2013) Digital tomosynthesis of the chest: Comparison of patient exposure dose and image quality between standard default setting and low dose setting. Korean J Radiol 14:525–531

Jung HN, Chung MJ, Koo JH, Kim HC, Lee KS (2012) Digital tomosynthesis of the chest: Utility for detection of lung metastasis in patients with colorectal cancer. Clin Radiol 67:232–238

Jung JI, Kim HH, Park SH et al (2004) Thoracic manifestations of breast cancer and its therapy. Radiographics 24:1269–1285

Kim HY, Lee SJ, Lee G et al (2014) Should preoperative chest CT be recommended to all colon cancer patients? Ann Surg 259:323–328

Kim SM, Chung MJ, Lee KS et al (2013) Digital tomosynthesis of the thorax: The influence of respiratory motion artifacts on lung nodule detection. Acta Radiol 54:634–639

Kurihara Y, Matsuoka S, Yamashiro T et al (2014) MRI of pulmonary nodules. AJR Am J Roentgenol 202:W210–216

Lee SM, Park CM, Lee KH, Bahn YE, Kim JI, Goo JM (2014) C-arm cone-beam CT-guided percutaneous transthoracic needle biopsy of lung nodules: Clinical experience in 1108 patients. Radiology 271:291–300

Lee WS, Yun SH, Chun HK, Lee WY, Yun H (2007) Clinical usefulness of chest radiography in detection of pulmonary metastases after curative resection for colorectal cancer. World J Surg 31:1502–1506

Li B, Li Q, Chen C, Guan Y, Liu S (2014) A systematic review and meta-analysis of the accuracy of diffusion-weighted MRI in the detection of malignant pulmonary nodules and masses. Acad Radiol 21:21–29

Li F, Hara T, Shiraishi J, Engelmann R, MacMahon H, Doi K (2011) Improved detection of subtle lung nodules by use of chest radiographs with bone suppression imaging: Receiver operating characteristic analysis with and without localization. AJR Am J Roentgenol 196:W535–541

Liu J, Yang X, Li F, Wang X, Jiang X (2011) Preliminary study of whole-body diffusion-weighted imaging in detecting pulmonary metastatic lesions from clear cell renal cell carcinoma: Comparison with CT. Acta Radiol 52:954–963

Lungren MP, Samei E, Barnhart H et al (2012) Gray-scale inversion radiographic display for the detection of pulmonary nodules on chest radiographs. Clin Imaging 36:515–521

Manninen H, Partanen K, Soimakallio S, Rytkonen H (1988) Image-intensifier photofluorography and conventional chest radiography: Comparison of diagnostic efficacy. AJR Am J Roentgenol 150:539–544

Meziane M, Obuchowski NA, Lababede O, Lieber ML, Philips M, Mazzone P (2011) A comparison of follow-up recommendations by chest radiologists, general radiologists, and pulmonologists using computer-aided detection to assess radiographs for actionable pulmonary nodules. AJR Am J Roentgenol 196:W542–549

Morton RL, Craig JC, Thompson JF (2009) The role of surveillance chest X-rays in the follow-up of high-risk melanoma patients. Ann Surg Oncol 16:571–577

Munden RF, Erasmus JJ, Wahba H, Fineberg NS (2010) Follow-up of small (4 mm or less) incidentally detected nodules by computed tomography in oncology patients: A retrospective review. J Thorac Oncol 5:1958–1962

Neroladaki A, Botsikas D, Boudabbous S, Becker CD, Montet X (2013) Computed tomography of the chest with model-based iterative reconstruction using a radiation exposure similar to chest X-ray examination: Preliminary observations. Eur Radiol 23:360–366

Patel AM, Ryu JH (1993) Angiosarcoma in the lung. Chest 103:1531–1535

Pflugfelder A, Kochs C, Blum A et al (2013) Malignant melanoma S3-guideline "diagnosis, therapy and follow-up of melanoma". J Dtsch Dermatol Ges 11 Suppl 6:1–116, 1–126

Pox C, Aretz S, Bischoff SC et al (2013) S3-guideline colorectal cancer version 1.0. Z Gastroenterol 51:753–854

Quaia E, Baratella E, Cernic S et al (2012) Analysis of the impact of digital tomosynthesis on the radiological investigation of patients with suspected pulmonary lesions on chest radiography. Eur Radiol 22:1912–1922

Quaia E, Baratella E, Cioffi V et al (2010) The value of digital tomosynthesis in the diagnosis of suspected pulmonary lesions on chest radiography: Analysis of diagnostic accuracy and confidence. Acad Radiol 17:1267–1274

Quaia E, Grisi G, Baratella E et al (2014) Diagnostic imaging costs before and after digital tomosynthesis implementation in patient management after detection of suspected thoracic lesions on chest radiography. Insights Imaging 5:147–155

Restrepo CS, Carrillo J, Rosado de Christenson M, Ojeda Leon P, Lucia Rivera A, Koss MN (2013) Lymphoproliferative lung disorders: A radiologic-pathologic overview. part II: Neoplastic disorders. Semin Ultrasound CT MR 34:535–549

Robinson JW, Ryan JT, McEntee MF et al (2013) Grey-scale inversion improves detection of lung nodules. Br J Radiol 86:20110812

Sato J, Akahane M, Inano S et al (2012) Effect of radiation dose and adaptive statistical iterative reconstruction on image quality of pulmonary computed tomography. Jpn J Radiol 30:146–153

Satoh S, Nakaminato S, Kihara A, Isogai S, Kawai S (2013) Evaluation of indeterminate pulmonary nodules with dynamic MR imaging. Magn Reson Med Sci 12:31–38

Schmidt GP, Reiser MF, Baur-Melnyk A (2009) Whole-body MRI for the staging and follow-up of patients with metastasis. Eur J Radiol 70:393–400

Scholten ET, Kreel L (1977) Distribution of lung metastases in the axial plane. A combined radiological-pathological study. Radiol Clin (Basel) 46:248–265

Schramm A, Wormanns D, Leschber G, Merk J (2011) Reliability of a computer-aided detection system in detecting lung metastases compared to manual palpation during surgery. Interact Cardiovasc Thorac Surg 12:20–23

Seo JB, Im JG, Goo JM, Chung MJ, Kim MY (2001) Atypical pulmonary metastases: Spectrum of radiologic findings. Radiographics 21:403–417

Shikada Y, Yano T, Maruyama R, Takenoyama M, Maehara Y (2013) Effective utilization of chest X-ray for follow-up of metastatic lung tumor due to soft tissue sarcoma. Ann Thorac Cardiovasc Surg 19:103–106

Simons D, Kachelriess M, Schlemmer HP (2014) Recent developments of dual-energy CT in oncology. Eur Radiol 24:930–939

Stolzmann P, Veit-Haibach P, Chuck N et al (2013) Detection rate, location, and size of pulmonary nodules in trimodality PET/CT-MR: Comparison of low-dose CT and dixon-based MR imaging. Invest Radiol 48:241–246

Strocchi S, Colli V, Conte L (2012) Multidetector CT fluoroscopy and cone-beam CT-guided percutaneous transthoracic biopsy: Comparison based on patient doses. Radiat Prot Dosimetry 151:162–165

Szucs-Farkas Z, Schick A, Cullmann JL et al (2013) Comparison of dual-energy subtraction and electronic bone suppression combined with computer-aided detection on chest radiographs: Effect on human observers' performance in nodule detection. AJR Am J Roentgenol 200:1006–1013

Townsend DW, Beyer T (2002) A combined PET/CT scanner: The path to true image fusion. Br J Radiol 75 Spec No:S24–30

Yamada Y, Jinzaki M, Hasegawa I et al (2011) Fast scanning tomosynthesis for the detection of pulmonary nodules: Diagnostic performance compared with chest radiography, using multidetector-row computed tomography as the reference. Invest Radiol 46:471–477

Yamada Y, Jinzaki M, Hashimoto M et al (2013) Tomosynthesis for the early detection of pulmonary emphysema: Diagnostic performance compared with chest radiography, using multidetector computed tomography as reference. Eur Radiol 23:2118–2126

Yoon SH, Goo JM, Lee SM, Park CM, Seo HJ, Cheon GJ (2014) Positron emission tomography/magnetic resonance imaging evaluation of lung cancer: Current status and future prospects. J Thorac Imaging 29:4–16

Zhao F, Zeng Y, Peng G et al (2012) Experimental study of detection of nodules showing ground-glass opacity and radiation dose by using anthropomorphic chest phantom: Digital tomosynthesis and multidetector CT. J Comput Assist Tomogr 36:523–527

Therapeutische Optionen der Metastasenbehandlung

S. Limmer

6.1 Chirurgische Verfahren – 52

6.2 Diathermieverfahren – 54
6.2.1 Elektrokauter – 54
6.2.2 Saline-enhanced thermal sealing (SETS) – 56
6.2.3 Ligasure ™ – 56
6.2.4 Ultracision (Harmonic Scalpel ™) – 56
6.2.5 Radiotherapie, Sterotaxie (CyberKnife®) – 58
6.2.6 Isolierte Lungenperfusion – 59

6.3 Interventionelle Verfahren – 60
6.3.1 Radiofrequenzablation (RFA) – 60
6.3.2 Laserinduzierte Thermotherapie (LITT) – 60
6.3.3 Mikrowellen-Koagulationstherapie – 61
6.3.4 Kryoablation – 62
6.3.5 Fokussierter Ultraschall (FUS) – 62
6.3.6 Transarterielle (Chemo)Embolisation (TACE/TAE), TPCE (transpulmonale Chemoembolisation) – 62
6.3.7 Selektive interne Radiotherapie – 64

Literatur – 64

S. Limmer (Hrsg.), *Lungenmetastasen*,
DOI 10.1007/978-3-642-32982-1_6, © Springer-Verlag Berlin Heidelberg 2015

Der optimale Zugang und die schonendste Technik der Metastasenresektion sind seit vielen Jahren Gegenstand der thoraxchirurgischen Forschung. Aber auch andere klinische Fakultäten haben sich der Therapie von Lungenherden angenommen, so z. B. die interventionelle Radiologie oder die Strahlentherapie. Zahlreiche invasive und nichtinvasive Verfahren wurden im Laufe der Jahre erforscht, entwickelt, überprüft, validiert, aber oftmals auch wieder verworfen. Einige Verfahren haben es jedoch in die Reihe der etablierten Methoden geschafft. Einen Überblick über die momentan verfügbaren Verfahren vermittelt ◘ Tab. 6.1.

Lange Zeit war das Standardvorgehen bei Lungenabsiedelungen die offene chirurgische Ausklemmung, die scharfe Resektion mit dem Skalpell und die anschließende fortlaufende Parenchymnaht. Diese Technik war vor allem für kleinere, peripher gelegene Rundherde geeignet. Erst die Erfindung der mechanischen Stapler vereinfachte dieses Vorgehen, indem sie die Durchführung aller drei Manöver (Klemmen, Schneiden, Nähen) in einem Vorgang erlaubte. Aufgrund ihrer Geschwindigkeit, ihrer Zuverlässigkeit und der einfachen Bedienbarkeit sind Stapler momentan der »Goldstandard« in der Resektion von Lungenmetastasen. Jede alternative Technik muss sich einem Vergleich mit dem Staplerverfahren stellen.

6.1 Chirurgische Verfahren

Die komplette chirurgische Entfernung einer Lungenmetastase (LM) stellt gegenwärtig die beste Therapieoption mit potentiell kurativem Ansatz dar. Aufgrund der guten Langzeitergebnisse sowie der niedrigen perioperativen Morbidität und Mortalität gilt die chirurgische Metastasektomie demzufolge momentan als Goldstandard bei der Therapie pulmonaler Metastasen. Grundsätzlich sollte jede Lungenmetastase so parenchymsparend wie möglich entfernt werden, wobei der minimale Sicherheitsabstand 0,5 cm nicht unterschreiten sollte. Für peripher gelegene Herde ist die atypische Keilresektion mittels Stapler (z. B. Covidien Autosuture GIA™, Ethicon GIA Linear Cutter™, das Standardverfahren; ◘ Abb. 6.1; Graeber et al.1991; Varoli et al. 2008).

◘ **Tab. 6.1** Übersicht der verfügbaren Therapieverfahren in der Behandlung pulmonaler Metastasen

Verfahrensart	Behandlungsart	Technisches Verfahren
Invasive Verfahren	Resezierende Verfahren	Konv. Resektion, Übernähung Staplerresektion Laserresektion
	Diathermieverfahren	Elektrokauter SETS Ligasure Ultracision ILP
	Interventionelle Verfahren	Radiofrequenzablation LITT Mikrowellenablation Kryoablation TACE / TPCE SIRT
Nicht invasive Verfahren		Stereotaxie Fokussierter Ultraschall

Hierbei lassen sich die LM mit dem Klammernahtgerät ohne Respektierung anatomischer Grenzen entfernen. Sollten mehrere LM in einem Lungenabschnitt zu finden sein, kann auch eine anatomische Subsegment-, eine Segmentresektion oder eine Lobektomie durchgeführt werden. Bei zentraler Lage der LM ist in sehr seltenen Fällen eine ausgedehnte Resektion bis hin zur Pneumonektomie beschrieben (Spaggiari et al. 1998; Rau et al. 2002). Das offene chirurgische Vorgehen ist im klinischen Alltag weiterhin die präferierte Methode, da es ein digitales Austasten des Lungenparenchyms und so eine manuelle Detektion auch von kleinsten Herden erlaubt. Aufgrund der ständig verbesserten Bildgebung (Dünnschicht-CT) und unter Zuhilfenahme zusätzlicher automatisierter Suchprogramme (Computer-aided detection – CAD) werden heutzutage präoperativ weitaus mehr und auch kleinere Rundherde detektiert, als in früheren Jahren (◘ Abb. 6.2).

Basierend auf dieser seit Jahren verbesserten Diagnostik wird von vielen Chirurgen zunehmend

6.1 · Chirurgische Verfahren

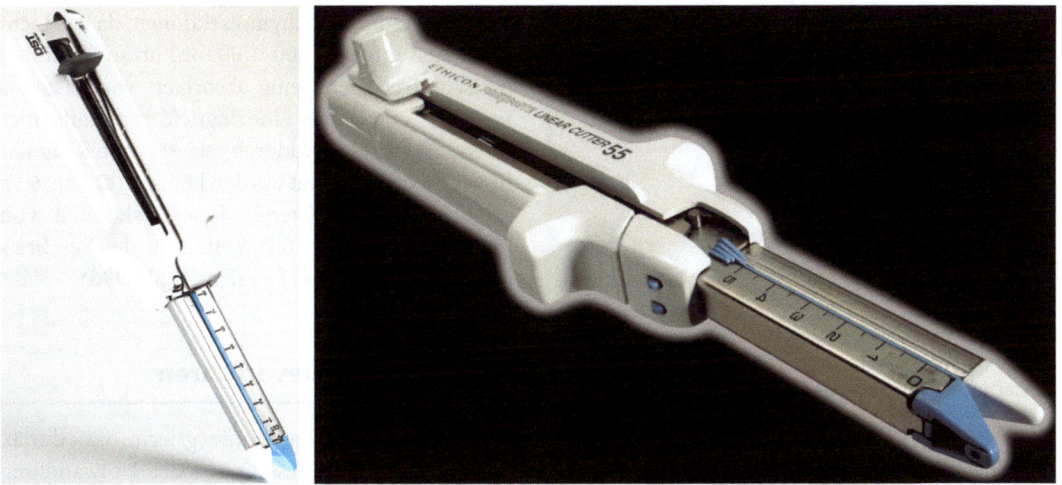

Abb. 6.1 Mechanischer Stapler zur offenen Resektion, verschiedene Hersteller. (Mit freundlicher Genehmigung COVIDIEN Deutschland, GmbH und Ethicon Surgery, Deutschland)

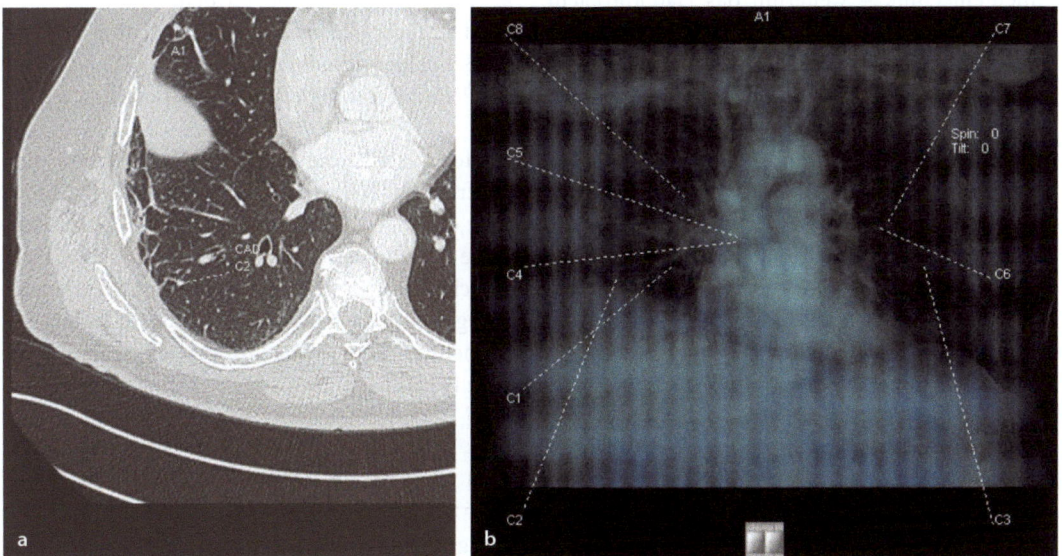

Abb. 6.2 computer-assisted detection (oder computer-aided diagnosis) als »second reader«; **a** initiales Thorax-CT, **b** entsprechende CAD Darstellung der Lungenrundherde

auch ein minimalinvasives Operationsvorgehen propagiert. Die Thorakoskopie, respektive die VATS – video-assisted thoracic surgery (Nakas et al. 2009; Carballo et al. 2009) ist ein Verfahren, deren Zugang sich durch eine minimale Weichteilverletzung auszeichnet und die somit erheblich schonender für den Patienten ist. Hier kann in erster Linie auf die stark traumatisierende Rippenosteotomie des konventionellen Zugangs verzichtet werden. Bei exzellenter Sicht auf pleural und unmittelbar subpleural gelegene Metastasen können vor allem peripher gelegene Rundherde optimal reseziert werden (Abb. 6.3).

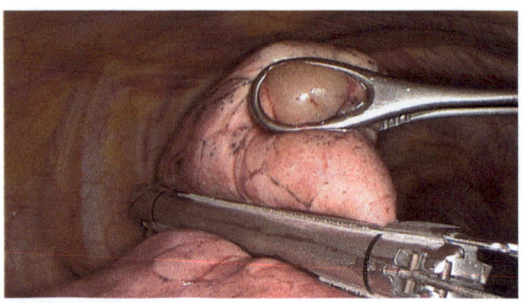

Abb. 6.3 thorakoskopische Staplerresektion einer Oberlappenmetastase rechts (atypische Resektion); Rektumkarzinom in der Anamnese

Schwierigkeiten ergeben sich jedoch vor allem bei der Detektion tiefer gelegener, intraparenchymaler Metastasen, denn sie können im Rahmen der VATS leicht übersehen werden. Die fehlende Haptik stellt – auch bei stetig verbesserter Instrumententechnik – weiterhin das Hauptproblem der Metastasenerkennung in der VATS dar. Zusätzlich erfordert die eventuelle Lymphadenektomie via VATS eine nicht unerhebliche technische Expertise. Der Stellenwert der VATS in der Metastasenresektion wird zurzeit kontrovers diskutiert und ist international nicht einheitlich geregelt. So stellt die VATS gemäß den Leitlinien der Eastern Canadian Colorectal Cancer Consensus Conference das Verfahren der Wahl zur Metastasenresektion dar (Vickers et al. 2010), während die Deutsche Gesellschaft für Thoraxchirurgie in ihrer Konsensusbildung weiterhin die offene Metastasektomie propagiert (▶ www.dgt-online.de). Nach einer Datenerhebung der European Society of Thoracic Surgeons wurden 2009 ein Drittel aller Lungenmetastasen mittels VATS entfernt (◘ Abb. 6.4) (ESTS Database 2012, available on ▶ www.ests.org).

- Laserresektion

Bei multiplen, in der Regel ab 3–5 Metastasen steht als Alternative die Laserresektion zur Verfügung. Hierbei kann durch die unmittelbar am Tumorrand herangeführte Koagulationslinie ein extrem parenchymsparendes Vorgehen gewährleistet werden. Insbesondere der Nd:YAG-Laser (Neodym:Yttrium-Aluminium-Granat) mit einer Wellenlänge von 1064 nm und Diodenlaser (800–980 nm)

eignet sich für Parenchymresektionen, da das Licht des nahen Infrarot (800–1100 nm) im sogenannten optischen Fenster wenig absorbiert wird. Daraus resultiert eine hohe Eindringtiefe mit uniformer Energieverteilung, wodurch relativ große Koagulationsnekrosen erzeugt werden können (◘ Abb. 6.5).

Erfolgreiche bilaterale Laserresektionen von über 100 LM bei einem Patienten wurden beschrieben (Rolle et al. 2006; Sawabata et al. 1996).

6.2 Diathermieverfahren

Das Verfahren der Diathermie (griech.: dia – durch, thérmé – Wärme) besteht aus der Umwandlung von radiofrequenter elektrischer Energie in Hitze. Die heute verfügbaren Diathermieinstrumente bieten für den Benutzer 3 variable Stellgrößen:
1. Höhe der angelegten Energie;
2. Frequenzmodulation, die dem Benutzer die Möglichkeit zwischen Koagulation und Schneiden erlaubt; und
3. Polarität (monopolar versus bipolar).

Letzteres stellt die Verbindung zwischen den elektrischen Polen dar. Im monopolaren Modus stellt die angelegte Elektrodenplatte die Zweitelektrode dar und sichert damit den elektrischen Fluss zwischen beiden Elektroden. Im bipolaren Modus dagegen sind die beiden Elektroden am selben Instrument und nur wenige Millimeter entfernt (Memon 1994).

6.2.1 Elektrokauter

Für größere (> 2 cm), und vor allem tiefer gelegene Tumoren, ist die Staplerresektion oftmals schwierig. Auch wenn die Staplerresektion technisch durchführbar ist, resultiert doch in den meisten Fällen ein größerer Parenchymverlust als gewünscht und beabsichtigt. Vor allem für ältere und multimorbide Patienten mit einer ohnehin bereits eingeschränkten Lungenfunktion bedeutet dies eine weitere, nicht unerhebliche pulmonale Belastung. Eine Lösung hierfür wurde vor mehr als 20 Jahren vom russischen Chirurgen Mikhail Perelman präsentiert. Er benutzte erstmals den

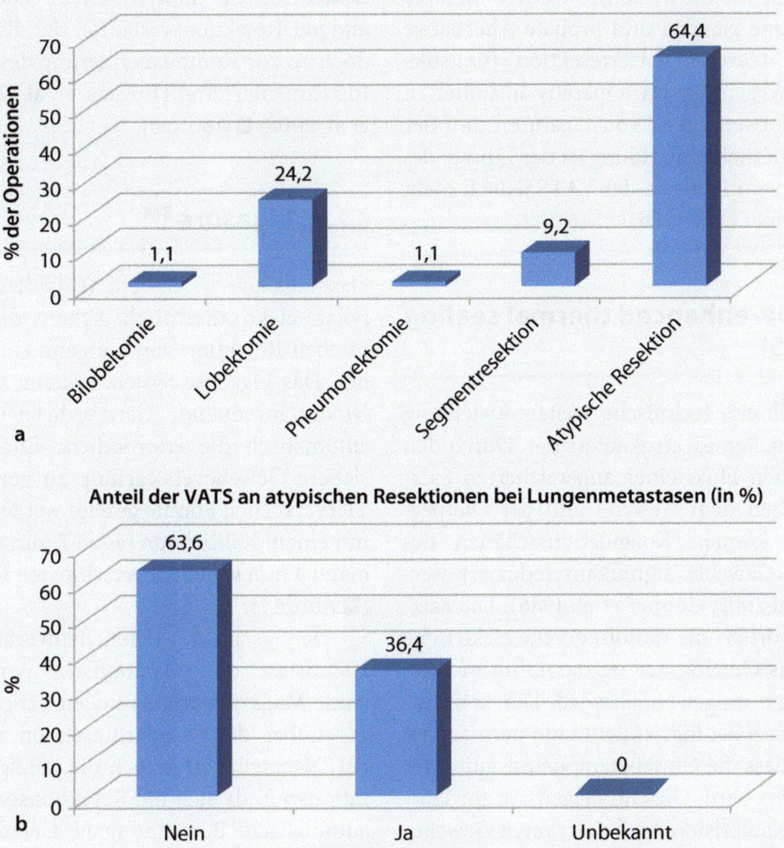

6.2 · Diathermieverfahren

a (Balkendiagramm: % der Operationen)
- Bilobektomie: 1,1
- Lobektomie: 24,2
- Pneumonektomie: 1,1
- Segmentresektion: 9,2
- Atypische Resektion: 64,4

b Anteil der VATS an atypischen Resektionen bei Lungenmetastasen (in %)
- Nein: 63,6
- Ja: 36,4
- Unbekannt: 0

◘ **Abb. 6.4** **a** insgesamt 4989 Lungenresektionen bei sekundärer Neoplasie im Jahre 2009. Davon 3212 atypische Resektionen, 458 Segmentresektionen, 1208 Lobektomien, 54 Bilobektomien und 56 Pneumonektomien. **b** Prozentualer Anteil der VATS Resektionen am Gesamtkollektiv der resezierten Lungenmetastasen (n=4989). Adaptiert nach ESTS Database 2012

Elektrokauter, um präzise, atypische Lungenresektionen durchzuführen. Die Resektion mittels Elektrokauter war eine der ersten Methoden, um auch multiple Läsionen parenchymsparend entfernen zu können (Perelmann 1983). Die Resektion wird an der beatmeten Lunge durchgeführt, wobei es zu einer Koagulationsnekrose des umgebenden Lungengewebes kommt, eine thermische Versiegelung von Gefäßen oder Bronchien findet aber nicht statt. Diese müssen durch zusätzliche Ligaturen verschlossen werden. Zudem bedingt die Methode eine – im Vergleich zu anderen Resektionsverfahren – starke und störende Rauchentwicklung. Aufgrund der hohen Verfügbarkeit und der niedrigen

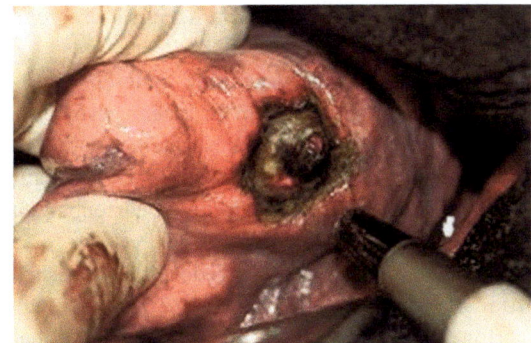

◘ **Abb. 6.5** Laserresektion einer pulmonalen Metastase mit perifokalem Karbonisationssaum

Kosten ist die Metastasektomie mittels Elektrokauter aber eine gängige und probate Alternative zur deutlich teureren Laserresektion (Ohtsuka et al. 2012). Wegen der intraoperativ insufflierten Lunge, der Notwendigkeit von Ligaturen und der ausgeprägten Rauchentwicklung ist der Einsatz des Elektrokauters im Rahmen der VATS jedoch nicht geeignet (Cooper et al. 1986).

6.2.2 Saline-enhanced thermal sealing (SETS)

Das SETS stellt eine technische Weiterentwicklung des ursprünglichen Elektrokauters dar. Durch den kontinuierlichen Fluss einer angereicherten Salzlösung zwischen dem Gewebe und der Diathermieelektrode können Koagulationsschäden des umgebenden Gewebes signifikant reduziert werden (Yim et al.2002; Cooper et al. 1986). Die Salzlösung transportiert die radiofrequente elektrische Energie in das Gewebe, wo sie daraufhin in thermische Energie umgewandelt wird. Der kontinuierliche Salzfluss bedingt zudem eine permanente Kühlung, so dass die Gewebetemperatur auf unter 100 °C begrenzt wird. Dies im Gegensatz zur konventionellen Kauterisierung, bei der rasch Gewebetemperaturen von bis zu 300 °C mit entsprechender Kollateralschädigung erreicht werden können. Basierend auf der Technologie der salinen Kühlung wurden 2 neuen Instrumente entwickelt:
1. ein monopolarer Kauter (»Floating Ball«) sowie
2. bipolare Versiegelungsklemmen und -scheren.

Der Vorteil der SETS gegenüber anderen Resektionsverfahren ist vor allem in einem geringeren Parenchymverlust begründet. Nachteilig ist – identisch zur konventionellen Diathermie – die eingeschränkte histopathologische Beurteilbarkeit der Resektionsränder aufgrund der Nekrosezone. Die radiäre Nekrosezone ist jedoch im Vergleich zum Elektrokauter mit maximal 2 mm deutlich geringer. Im Gegensatz zu wieder aufladbaren mechanischen Staplern ist die bipolare Pinzette des SETS kostengünstiger, da hierbei lediglich die Anschaffungskosten anfallen. Das SETS stellt keinen Ersatz für die konventionelle Diathermie oder anderer Resektionsverfahren dar. Es bietet sich jedoch an zur Komplementierung des chirurgischen Instrumentariums (Kovács et al. 2009; Sakuragi et al. 2008; ◘ Abb. 6.6).

6.2.3 Ligasure ™

Das LigaSure ™ System (Covidien) ist eine bipolare elektrothermische Schere, die sich zur atypischen Resektion von Lungenmetastasen gut eignet. Das LigaSure System erkennt selbständig die zu durchtrennende Gewebedicke und berechnet automatisch die erforderliche Energie, um eine sichere Gewebeversiegelung zu gewährleisten. In Tierversuchen konnte gezeigt werden, dass Gefäße mit einem Kaliber von bis zu 7 mm und Bronchien bis zu 4 mm suffizient verschlossen werden können (◘ Abb. 6.7).

Der geringere Parenchymverlust, suffiziente Hämostase und ökonomische Argumente (fehlende Magazinwechsel) stellen sicher einen Vorteil gegenüber der Standardresektion mittels Stapler dar. Nachteilig ist jedoch die häufig längere Operationszeit, da sich die Resektionsdauer durch die automatische Berechnung des Gerätes nicht beeinflussen lässt. Zudem ist die subtile Hilus–nahe Präparation aufgrund der – noch – kräftigen Branchen des LigaSure Gerätes bei gleichzeitig zunehmenden Kalibergrößen von Bronchien und Gefäße deutlich erschwert (Santini et al. 2006; Harold et al. 2003). Die weitere technische Entwicklung wird aber sicherlich in naher Zukunft auch hierzu Lösungsansätze anbieten können. Im Rahmen der VATS ist das LigaSure Gerät sehr gut einsetzbar. Es ergeben sich jedoch auch hier die VATS typischen Schwierigkeiten der fehlenden Haptik (Shigemura et al. 2004; Santini et al. 2008).

6.2.4 Ultracision (Harmonic Scalpel ™)

Beim Ultracision oder Harmonic Scalpel™ (Ethicon-Endo-Surgery) werden an der Instrumentenspitze konstante Ultraschallwellen mit 55,5 kHz freigesetzt. Die dabei entstehende Temperatur von

6.2 · Diathermieverfahren

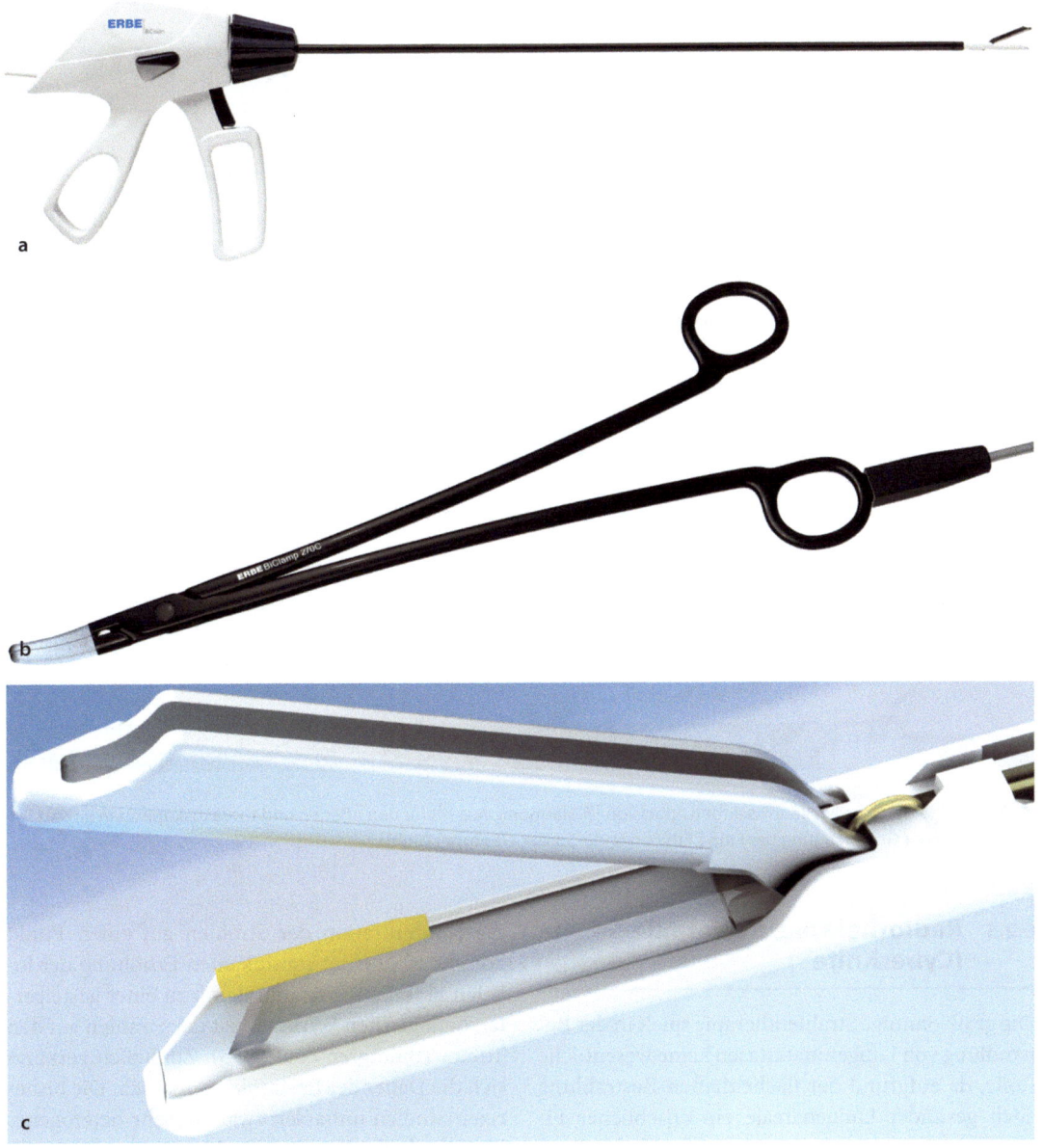

Abb. 6.6 **a** Bipolare Versiegelungsschere BiCision®; **b** und **c** bipolare Versiegelungsklemme BiClamp®. Mit freundlicher Genehmigung der Firma ERBE Elektromedizin GmbH

ca. 100 °C führt zu einer Proteindenaturierung, Gewebedestruktion und Koagulation von Gefäßen. Im Gegensatz zu anderen thermischen Instrumenten entsteht hier bei der Gewebedurchtrennung wenig Rauch und kaum laterale Schädigung von Lungenparenchym. Der koagulisierende und kauterisierende Effekt des Ultracision wurde in Studien klar bewiesen (– Aoki u. Kaseda 1999; Hayashi et al. 1999; Eichfeld et al. 2000; Molnár et al. 2004, 2005; Kaseda et al. 1997; Tanaka et al. 2006; Samancilar et al. 2007) (◘ Abb. 6.8).

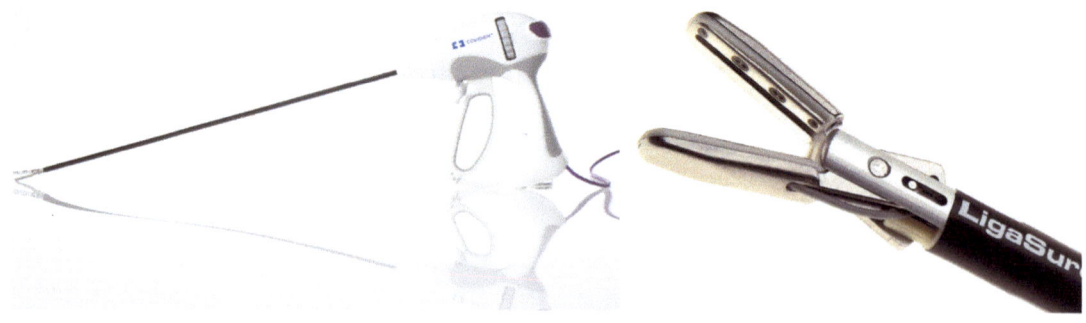

Abb. 6.7 Bipolare elektrochemische Schere (LigaSure™). Mit freundlicher Genehmigung der Firma COVIDIEN GmbH

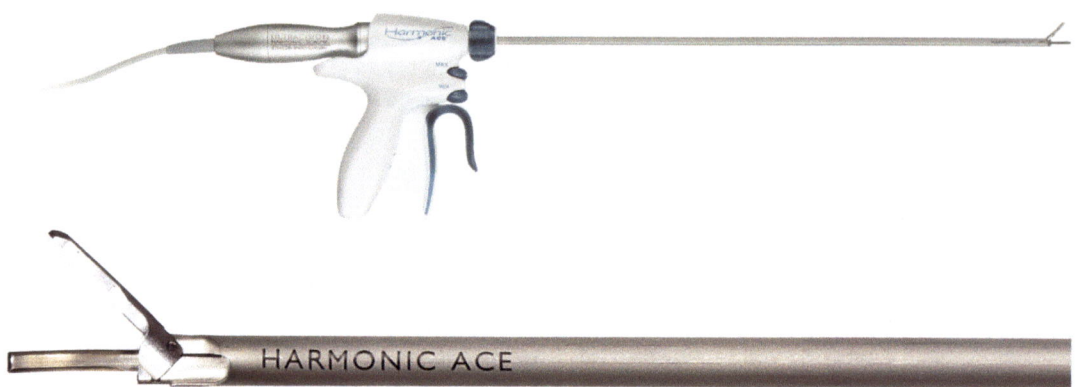

Abb. 6.8 Ultraschallwellendissektor (Ultracision ™, Harmonic Ace ™) für den offenen und thorakoskopischen Einsatz. Mit freundlicher Genehmigung der Firma Ethicon Endo-Surgery (Europe) GmbH

6.2.5 Radiotherapie, Sterotaxie (CyberKnife®)

Die großvolumige Strahlentherapie spielt in der Behandlung von Lungenmetastasen keine wesentliche Rolle, da aufgrund der flächenhaften Bestrahlung auch gesunder Lungenareale ein erheblicher Fibroseschaden zu erwarten ist und es dadurch zu einer deutlichen Einschränkung der Lebensqualität der Patienten kommen würde. Im Gegensatz dazu ermöglicht die stereotaktische Bestrahlung, sog. Radiochirurgie oder CyberKnife®, die gezielte Bestrahlung einzelner Metastasen. Analog der zielgerichteten Bestrahlung von Gehirntumoren können mit Hilfe eines dreidimensionalen Bestrahlungsfeldes und exakter Patientenpositionierung Lungenherde bestrahlt werden, ohne dabei das umgebende Lungenparenchym zu destruieren. Durch die Konzentration der Strahlen auf einen Punkt kommt es zu einer signifikanten Erhöhung der lokalen Fraktionsdosis und damit zu einer gesteigerten biologischen Wirksamkeit der Strahlen auf den Tumor (Blomgren et al. 1995). Zusätzlich verkürzt sich die Dauer der Bestrahlung deutlich. Die bisherigen Studien umfassen zwar ein sehr heterogenes Patientenkollektiv mit sowohl primären als auch sekundären Lungentumoren, gleichwohl wird bei einem medianen Beobachtungszeitraum von 8–82 Monaten eine komplette Regression bei 50 % der Patienten angegeben (Hara et al. 2002; Blomgren et al. 1998), zur Tumorprogression kam es bei lediglich 3–7 % (Uematsu M, et al. 2000; Nakagawa et al. 2000). Die stereotaktische Bestrahlung bietet vor allem bei solitären Herden oder Rezidivmetastasen eine Alternative zur (erneuten) Resektion. Auch können symptomatische Metastasen in der

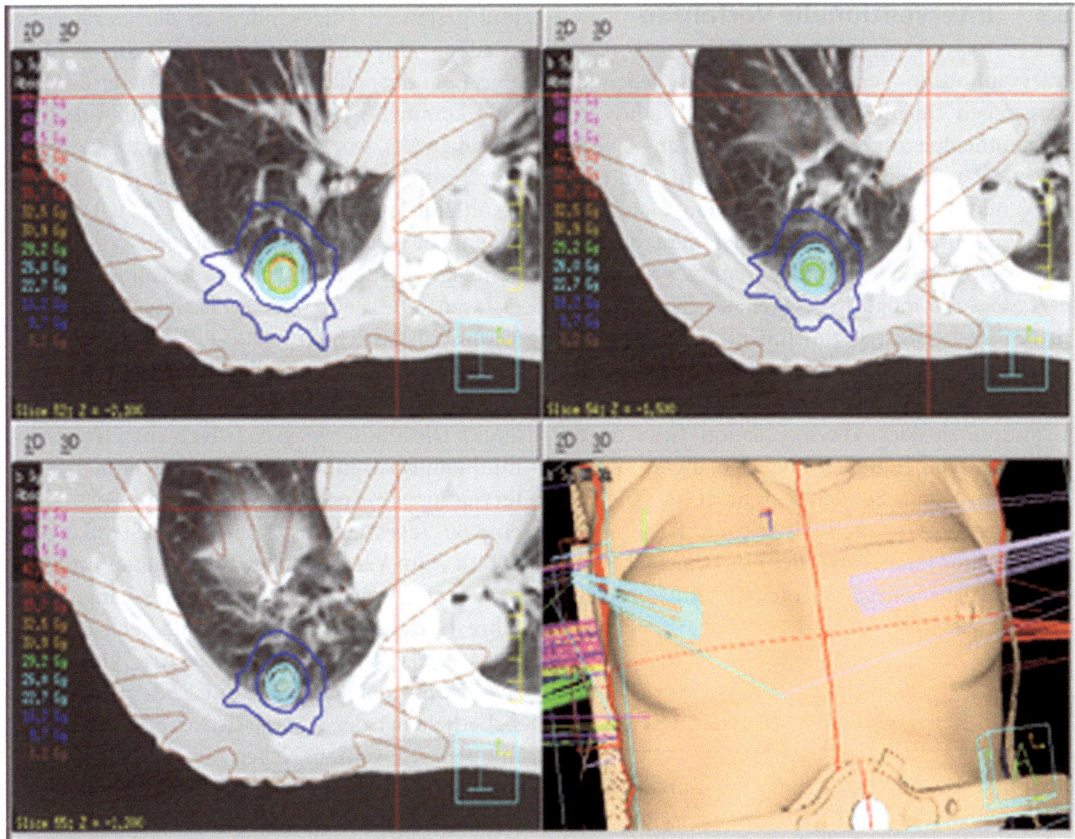

Abb. 6.9 Schematische Darstellung eines Planungs-CT zur extrakraniellen Stereotaxie; Lungentumor im rechten Unterlappen. Mit freundlicher Genehmigung von Prof. Dr. Flentje, Klinik für Strahlentherapie, Universität Würzburg.

Palliation effektiver und nebenwirkungsärmer als durch eine Ganzkörperbestrahlung behandelt werden (Abb. 6.9).

Neben den genannten resezierenden Verfahren existiert noch eine Vielzahl weiterer klinischer und experimenteller Verfahren zur Metastasenbehandlung, die jedoch nur zum Teil Einzug in den klinischen Alltag gefunden haben.

6.2.6 Isolierte Lungenperfusion

Die isolierte Lungenperfusion (ILP) ist ein invasives Verfahren der lokoregionären Therapie. Hierbei wird am geöffneten Thorax mittels Herz-Lungen-Maschine die isolierte Perfusion eines oder beider Lungenflügel mit einem Zytostatikum durchgeführt. Im Laufe der letzten 20 Jahre wurden zahlreiche Studien zur ILP initiert, die Indikation war in den meisten Fällen hochpalliativ (bilaterale multiple Metastasen, nicht resektables Lungenkarzinom). Als Substanzen wurden eingesetzt: Doxorubicin/Cisplatin (Johnston et al. 1995), TNF-α und γ-Interferon (Pass et al. 1996), Cisplatin (Ratto et al. 1996; Schröder et al. 2002), Doxorubicin (Burt et al. 2000; Putnam 1998) und Melphalan (Hendriks et al. 2004). Die Heterogenität von Tumorentität, Dosierung oder adjuvanter Therapie bei zugleich niedrigem Patientenkollektiv (n=4–16) lassen eine abschließende Wertung nicht zu. Die ILP ist für den Routineeinsatz nicht geeignet und findet momentan nur in ausgewählten Zentren im Rahmen von Phase-1-Studien Anwendung.

6.3 Interventionelle Verfahren

Interventionelle Verfahren gewinnen neben der klassischen chirurgischen Resektion, Radio- und Chemotherapie zunehmend an Bedeutung. Die angewendeten Tumortherapien umfassen zum einen die endovaskulären Interventionen (»coiling«), die eine mechanische oder Chemoembolisation oder eine lokale Radioembolisation pulmonaler Metastasen ermöglichen. Weitaus häufiger und in den letzten Jahren zunehmend kommen interventionelle Verfahren zur lokalen thermischen Destruktion von Lungengewebe zum Einsatz. Das Grundprinzip der Thermoablation liegt in der höheren Temperatursensitivität maligner Zellen. Über transkutane Sonden wird beim sog. Thermoablationsverfahren meist Hitze (oder Kälte – siehe Kryoablation) induziert. Dies führt zu einer Proteindenaturierung des Tumorgewebes mit konsekutiver Koagulationsnekrose.

6.3.1 Radiofrequenzablation (RFA)

Das mit Abstand am häufigsten durchgeführte Thermoablationsverfahren weltweit ist die meist CT-gesteuerte perkutane Radiofrequenzablation. Das zugrunde liegende Prinzip wurde bereits Anfang des letzten Jahrhunderts durch Clark entwickelt. Hochfrequenter Strom wird in Hitze umgewandelt und führt an der Elektrodenspitze zu einer thermischen Nekrose. William T. Bovie, ein exzentrischer Erfinder und Doktorand der Pflanzenphysiologie, entwickelte 1920 ein neues elektrochirurgisches Verfahren (RFA), welches 8 Jahre später von Harvey Cushing, dem Begründer der modernen Neurochirurgie, erstmalig bei einen Patienten mit einer zerebralen Tumorblutung erfolgreich eingesetzt wurde. Initial nur bei Hirntumoren angewandt, erweiterte sich das Behandlungsspektrum der RFA durch konsequente Weiterentwicklung der Applikationssonden und der Generatoren stetig. Heute ist die RFA vor allem in der Behandlung von Lebertumoren fest etabliert, die Ablation von Lungenherden wird zunehmend in das interdisziplinäre Behandlungsrepertoire aufgenommen. Der Thermoablationsvorgang wird geräteabhängig kontrolliert und gesteuert. Hitzesonden an der Gerätespitze erlauben eine automatisierte, temperaturabhängige Energieapplikation. In der Nähe großer Gefäße kommt es jedoch zu einem Kühlungseffekt (»heat sink«), woraus eine inkomplette Resektion von Tumorzellen unmittelbar an der Gefäßwand resultieren kann. Ein wesentlicher Vorteil der RFA gegenüber resezierenden Verfahren ist die nahezu beliebige Wiederholung im Falle von Rezidivmetastasen. Die Befürworter des interventionellen Verfahrens berichten in Studien über ein 3-Jahresüberleben zwischen 48 und 57 % nach RFA von Lungenmetastasen (Hiraki et al. 2007; Simon et al. 2007). Die Studien zeigten jedoch auch trotz eines minimalinvasiven Vorgehens eine hohe periinterventionelle Komplikationsrate von 30% sowie eine 30-Tages-Letalität von 3,9 % (Steinke et al. 2004). Zum Vergleich: bei allen großen und relevanten chirurgischen Studien der vergangenen 10 Jahre lag die perioperative Letalität bei der VATS–Metastasektomie deutlich unter 1 %. Eine Negativselektion der Patienten mit RFA muss hierbei sicherlich bei der rein statistischen Betrachtung mit bedacht werden. Neben der erwähnten Komplikations- und Letalitätsrate spricht vor allem die fehlende Möglichkeit einer histologischen Überprüfung gegen die RFA. Der primär kurative Behandlungsansatz kann histologisch nicht belegt werden (Resektionsränder), ebenso ist ein fraglicher Lymphknotenbefall nicht zu belegen. Aus diesen Gründen gilt bei Lungenmetastasen weiterhin die chirurgische Resektion als Goldstandard. Die RFA von Lungenmetastasen sollte denjenigen Patienten vorbehalten sein, die eine chirurgische Resektion ablehnen oder keiner Resektion zugeführt werden können (◘ Abb. 6.10).

6.3.2 Laserinduzierte Thermotherapie (LITT)

Die laserinduzierte Thermotherapie (LITT) ist eine interstitielle Laseranwendung zur Zerstörung pathologischen Gewebes. Unter bildgesteuerter Kontrolle – Sonografie oder CT – wird in Lokalanästhesie die Lasersonde transthorakal an den Tumor angelegt. Die Laserstrahlung wird über flexible Lichtwellenleiter direkt in das Gewebe

6.3 · Interventionelle Verfahren

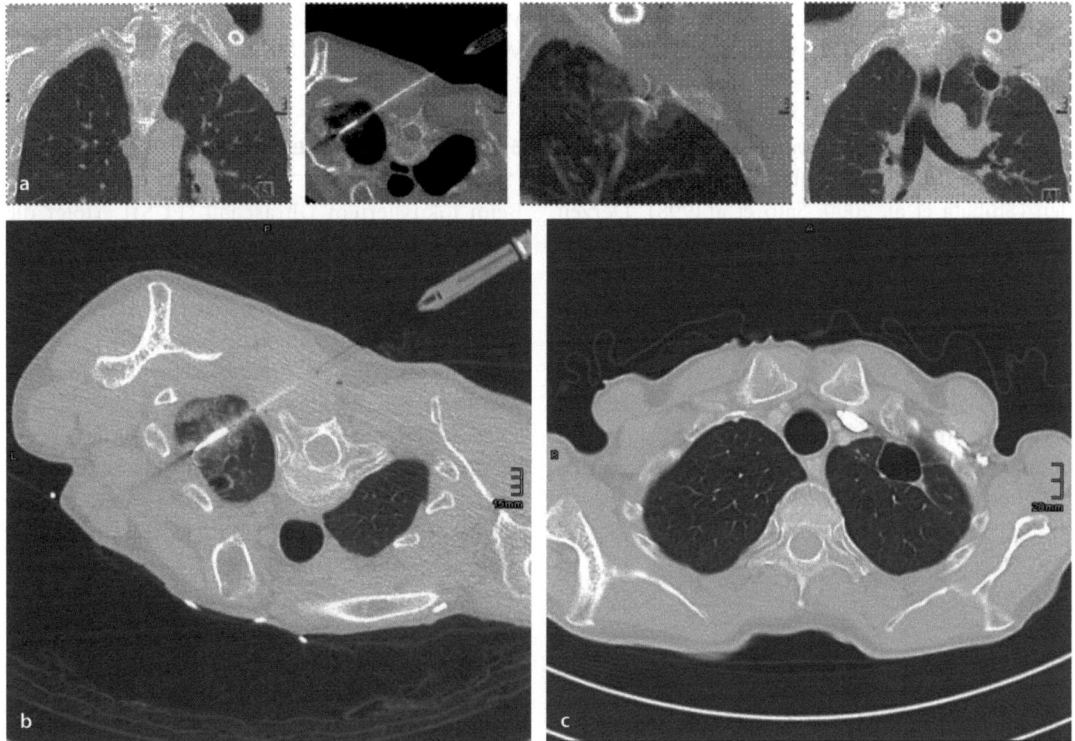

◘ **Abb. 6.10** RFA; Ablation einer kolorektalen Lungenmetatasen im linken Lungenoberlappen. **a** CT–gesteuerte Sondeneinführung und Thermokoagulation, koronare und axiale Sicht. **b** und **c** Verlaufskontrolle 4 Wochen postinterventionell. Mit freundlicher Genehmigung von Priv.-Doz. Dr. A. Kovács, Robert Janker Klinik, Bonn

eingebracht, letale Zellschäden resultieren aus der Erwärmung des Gewebes auf ca. 60 °C. Die eigentliche Laserapplikation erfolgt unter laufender MRT-Kontrolle. Die Höhe der erreichten Zieltemperaturen unterscheidet die LITT von der RFA. Im Gegensatz zur LITT werden bei der RFA Temperaturen von 60–100 °C erreicht. Bei beiden Verfahren ist jedoch wichtig, unterhalb der Karbonisationstemperatur von 100 °C zu bleiben. Karbonisierte Nekroseareale kapseln sich im Lungengewebe ab und können entsprechend nicht mehr phagozytiert werden. Die intrakorporale lokale Zerstörung von Gewebe, welches in seiner Lage belassen wird, wird auch als In-situ-Ablation bezeichnet. Es berichten zudem 2 Machbarkeitsstudien mit jeweils geringen Patientenzahlen bei 10 bzw. 30 Patienten von einer exorbitanten Morbidität des Verfahrens (Pneumothorax 48 %, Hämorrhagie 21 %, Notfallthorakotomie 10 %; Vogl et al. 2004; Holsten et al. 2003).

6.3.3 Mikrowellen-Koagulationstherapie

Ein weiteres Verfahren zur thermischen Destruktion von Tumoren stellt die Applikation von Mikrowellen dar. Im Gegensatz zur RFA werden hierbei hochenergetische magnetische Strahlen mit einer Wellenlänge von 2.500 MHz (»Mikrowellen«) verwendet. Die im Gewebe enthaltenen Wassermoleküle werden elektromagnetisch in immer stärkere Schwingungen versetzt, die über eine Vibration und Rotation zu einer thermischen Reaktion und letztendlich zur Gewebedestruktion führen. Das abladierte Volumen steht in direktem Zusammenhang mit der Anwendungsdauer der Mikrowellen, wobei meist nur eine kurze Einsatzzeit (< 1 min) notwendig ist. Der Nachteil der Methode liegt in der geringen Eindringtiefe von lediglich 3 cm. Größere Tumoren müssen somit mehrmals mit der Applikationsnadel punktiert werden. Dies birgt die potenzielle Gefahr einer inkompletten Ablation. Die Mikrowellenenergie verzeichnet auch deutlich höhere Komplikationsraten, als die anderen thermischen Ablationsverfahren. Vor allem in der Nähe großer Gefäße sind vermehrt Parenchymfisteln, Blutungen und Thrombosen beschrieben worden (Shibata et al. 2000; Sato et al.1998). Derzeit wird der klinische Einsatz der Mikrowellentherapie zur Behandlung von Lungenmetastasen aufgrund der geringen Gewebeeindringtiefe und der hohen Komplikationsrate sehr strikt gehandhabt und ist auf lokale Tumorkontrolle begrenzt. In erster Linie ist die MW-Therapie für diejenigen Patienten gedacht, die für eine chirurgische Therapie aufgrund hoher Komorbiditäten nicht in Frage kommen (Vogl et al. 2013; Dent 2013; Jahangeer et al. 2013; Karampatzakis et al. 2013; Belfiore et al. 2013; Bui et al. 2011–).

6.3.4 Kryoablation

Die lokale Anwendung von Kälte (Kryotherapie, Kryochirurgie) zur Gewebeablation ist ein aus der Kardiologie und der Kardiochirurgie bekanntes interventionelles Verfahren. Im Rahmen der Tumorbehandlung wurde es erstmalig bei Prostatakarzinom und hepatozellulärem Karzinom eingesetzt. Das Verfahren beruht auf der Applikation von flüssigem Stickstoff (–196 °C) in die Tumorzellen. Hierbei kommt es zu einem Schockgefrieren der Zellen mit Eiskristallbildung. Beim langsamen Auftauen bersten zudem die Zellwände. Die Schwierigkeit der Kryochirurgie besteht in der exakten Dosisapplikation. Ist die effektiv erreichte Kühltemperatur nicht niedrig genug (mindestens –50 °C) oder wird das Gewebe nicht schnell genug abgekühlt, werden nicht alle Tumorzellen denaturiert. Andererseits führt eine zu großzügig ausgewählte Dosierung zu einem ausgedehnten Gewebeuntergang. Nachteilig ist zudem der hohe Anschaffungspreis des Gerätes von ca. 200.000 €. Während die Kryochirurgie in der Dermatologie sowie der Behandlung von Prostatakarzinom und Nierenkarzinom Anwendung findet, befindet sich die Kältebehandlung von Lungenmetastasen noch weitgehend in der Studienphase (–Maiwand et al. 2006; Rajdev u. Keller 2002; Kawamura et al. 2006;

Wang et al. 2005; Maiwand u. Asimakopoulos 2004; Weisbrod et al. 2010; Hinshaw et al. 2010).

6.3.5 Fokussierter Ultraschall (FUS)

Beim fokussiertem Ultraschall (FUS)) erfolgt die Tumorabtragung durch die Fokussierung von hochenergetischen Ultraschallwellen mittels einer akustischen Linse. Der Schallkopf wird am Interkostalraum angelegt und die Schallwellen Im Tumorzentrum fokussiert. Die Intensität der verwendeten Schallwellen ist dabei 1000mal stärker als der herkömmliche diagnostische Ultraschall. Treffen diese hochenergetischen Schallwellen auf Gewebe, wird dieses durch Friktion und Wärme (ca. 80 °C) zerstört. Die Fokussierung der Schallwellen ermöglicht eine sichere Gewebedestruktion bis zu einer Eindringtiefe von 4,5 cm, tieferliegende Tumoren können somit nur unzureichend erreicht werden. Die Ablation kann transkutan unter sonographischer Kontrolle, CT-gestützt oder im Rahmen einer konventionellen Thorakotomie erfolgen. Während der FUS in der Behandlung von sekundären Lebertumoren mittlerweile seinen therapeutischen Stellenwert hat, wird die Behandlung von Lungenmetastasen mittels fokussiertem Ultraschall bis jetzt nur von wenigen Kliniken angeboten. Der fokussierte Ultraschall ist als Besonderheit das einzige Verfahren, das eine mögliche Tumorablation komplett nicht-interventionell zu leisten vermag (Mougenot et al. 2012; Ng et al. 2011; Suh et al. 2005; Martin et al. 2003; Yang et al. 1991).

6.3.6 Transarterielle (Chemo) Embolisation (TACE/TAE), TPCE (transpulmonale Chemoembolisation)

Die transarterielle Embolisation (TAE) ist ein interventionelles Verfahren, bei dem gezielt und selektiv die Blutversorgung des Tumors unterbunden wird. Der Katheder wird nach lokaler Anästhesie der Punktionsstelle via Pulmonalarterie platziert und das tumorversorgende Gefäß okkludiert. Dies kann mittel Abwurfs kleiner Metallhaken (sog. coils) oder einer Flüssigkeit (Lipidol) erfolgen. Der

6.3 · Interventionelle Verfahren

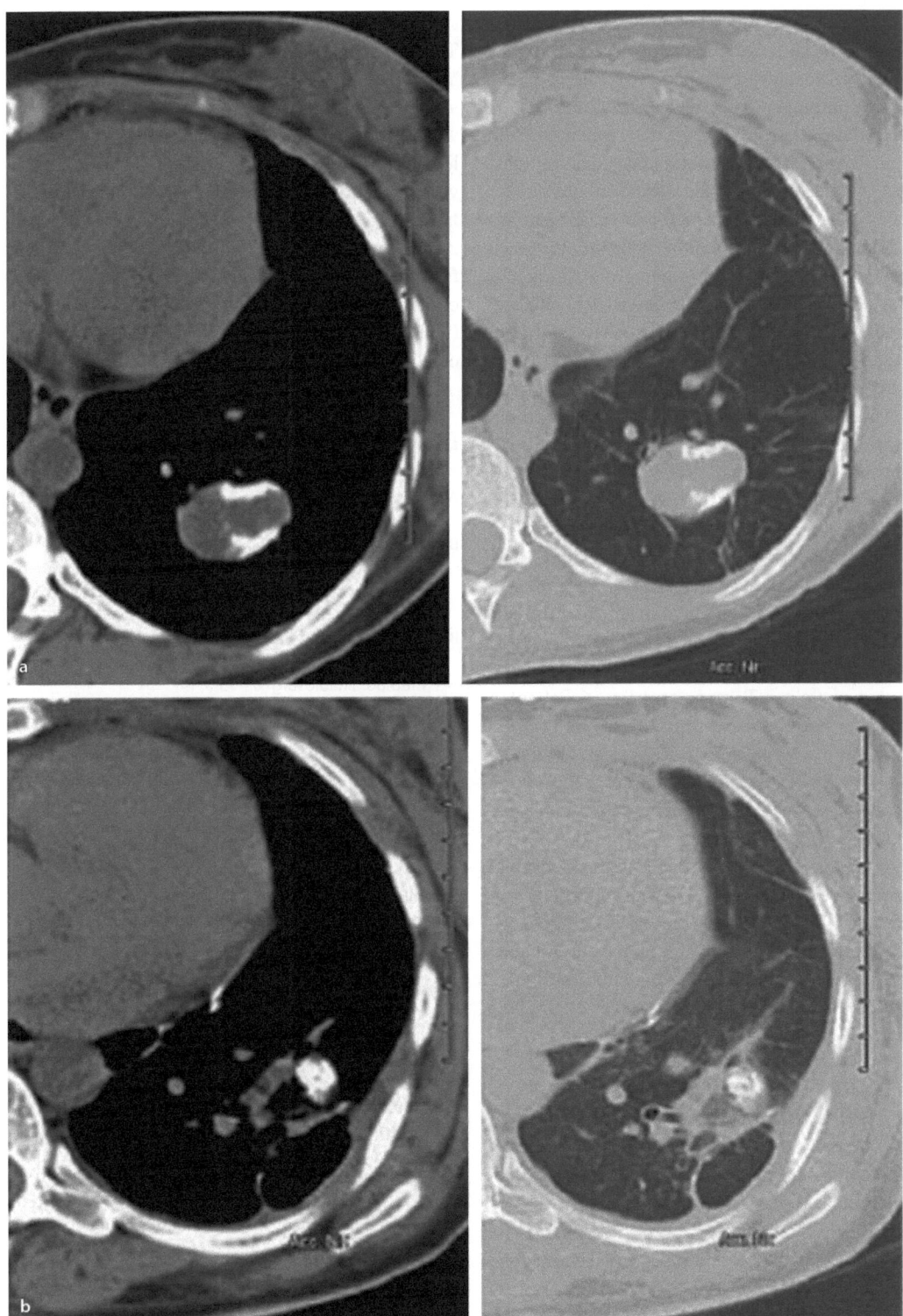

Abb. 6.11 Behandlung einer Lungenmetastasen **a** linker Unterlappen mit TPCE; **b** Verlaufskontrolle nach 6 Wochen. Mit freundlicher Genehmigung von Priv.-Doz. Dr. A. Kovács, Robert Janker Klinik, Bonn

Tumor wird somit auf Kapillarebene von seiner Durchblutung getrennt und ess resultiert eine ischämische Nekrose des betroffenen Areals. Wiederholte Anwendungen (repetative Embolisation) verhindern dabei die Ausbildung von Kapillargefäßen.

Die TACE ist ein interventionelles radiologisches Verfahren, dass die Komponenten einer Gefäßembolisation mit denjenigen einer simultanen lokalen Chemoperfusion kombiniert. Nach superselektiver angiographischer Darstellung des Tumorversorgenden Gefäßes oder der entsprechenden Subsegment-/Segmentarterie erfolgt über die Katheterspitze zunächst die Applikation von Öl und Gelatine zum Verschluss von Mikrogefäßen. Anschließend wird das Chemotherapeutikum (Doxorubicin, Carboplatin oder Mitomycin) eingebracht und eine nochmalige abschließende Embolisation mit Gelatine durchgeführt. Das Verfahren ist der onkologischen Leberbehandlung entliehen und hier vor allem beim sog. Bridging zur Lebertransplantation etabliert. Vogl et al. präsentierten 2005 eine Studie mit 23 Patienten mit nichtresektablen Lungenmetastasen. Nach Instillation von Mitomycin C in die Arteria pulmonalis kam es bei 8 Patienten zur einer Tumorregression, 6 Patienten hatten eine stable disease und 9 Patienten zeigten einen Tumorprogress (Vogl et al. 2005). Weitere Studien zu TACE oder TPCE bei der Behandlung pulmonaler Metastasen sind derzeit noch nicht abgeschlossen (Vogl et al. 2008).

Die TACE oder TPCE Behandlung bedarf in den meisten Fällen einer Wiederholung mit durchschnittlich 4 Sitzungen. Der Einsatz in der Behandlung von Lungentumoren ist palliativ und bis jetzt auf wenige Zentren und Individualentscheidungen begrenzt (–Iwazawa et al. 2009; Meyer et al. 2008; Luo et al. 2010; ◘ Abb. 6.11).

6.3.7 Selektive interne Radiotherapie

Die selektive interne Radiotherapie (SIRT), auch Radioembolisation genannt, ist eine Form der internen Brachytherapie. Zugang und Applikationsweg sind identisch zur TACE. Im Unterschied hierzu wird jedoch bei der SIRT mit Yttrium-90 ein lokaler Strahlenträger (β-Strahler) eingebracht. Radioaktiv beladene Trägerkügelchen, sog. Mikrosphären, führen zunächst zu einer Embolisation der Tumorversorgenden Kapillargefäße, das integrierte Yttrium-90 führt dort alsdann zu einer lokalen Bestrahlung. Die lokale Strahlendosis im Tumorgewebe beträgt ca. 200 Gy, während die Restlunge mit lediglich 15 Gy belastet wird. Nach der Applikation von radioaktiven Stoffen ist ein stationärer Aufenthalt gesetzlich vorgeschrieben. Aufgrund der kurzen Halbwertzeit des Yttrium (64 h) beträgt dieser für die Patienten im Schnitt 2 Tage. Die Strahlenemission ist nach 11 Tagen vollständig abgeklungen (– Holdenrieder et al. 2004; Cianni et al. 2009; Gray et al. 2001; Hoffmann et al. 2010).

Literatur

Aoki T, Kaseda S (1999) Thoracoscopic resection of the lung with the ultrasonic scalpel. Ann Thorac Surg 67:1181–83

Belfiore G, Ronza F, Belfiore MP, Serao N, di Ronza G et al (2013) Patients' survival in lung malignancies treated by microwave ablation: our experience on 56 patients. Eur J Radiol 82(1):177–181

Blomgren H, Lax I, Goeranson H (1998) Radiosurgery for tumors in the body: clinical experience using a new method. J Radiosurg1:63–75

Blomgren H, Lax I, Näslund I, Svanström R (1995) Stereotactic high dose fraction radiation therapy of extracranial tumors using an accelerator. Clinical experience of the first thirty–one patients. Acta Oncol 34(6):861–870

Bui JT, Gaba RC, Knuttinen MG, Omene BO, Shon A et al (2011) Microwave lung ablation complicated by bronchocutaneous fistula: case report and literature review. Semin Intervent Radiol 28(2):152–155

Burt ME, Liu D, Abolhoda A, Ross HM, Kaneda Y et al () Isolated lung perfusion for patients with unresectable metastases from sarcoma: a phase I trial. Ann Thorac Surg 2000 May;69(5):1542–1549

Carballo M, Maish MS, Jaroszewski DE (2009) Holmes CE Video–assisted surgery (VATS) as a safe alternative for the resection of pulmonary metastases: a retrospective cohort study. J Cardiothorac Surg 24:4–13

Cianni R, Urigo C, Notarianni E, Saltarelli A, Salvatori R et al (2009) Selective internal radiation therapy with SIR-spheres for the treatment of unresectable colorectal hepatic metastases. Cardiovasc Intervent Radiol 32:1179–1186

Cooper JD, Perelmann M, Todd TRJ et al (1986) Precision cautery and pulmonary lesions. Ann Thorac Surg 41:51–53

Dent TH (2013) Microwave ablation therapy of pulmonary metastases. Radiology 266(3):995–996

Eichfeld U, Tannapfel A, Steinert M, Friedrich T (2000) Evaluation of ultracision in lung metastatic surgery. Ann Thorac Surg 70(4):1181–1184

Literatur

ESTS Database (2012) available on ► www.ests.org

Graeber GM, Collins JJH, DeShong JL (1991) Are sutures better than staples for closing bronchi and pulmonary vessels? Ann Thorac Surg 51:901–905

Gray B, Van Hazel G, Hope M, Burton M, Moroz P et al (2001) Randomised trial of SIR–Spheres plus chemotherapy vs. chemotherapy alone for treating patients with liver metastases from primary large bowel cancer. Ann Oncol 12:1711–1720

Hara R, Itami J, Kondo T et al (2002) Stereotactic single high dose irridation of lung tumors under respiratory gating. Radiother Oncol 63(2):159–163

Harold KL, Pollinger H, Matthews BD, Kercher KW, Sing RF, Heniford BT (2003) Comparison of ultrasonic energy, bipolar thermal energy, and vascular clips for the hemostasis of small-, medium-, and large-sized arteries. Surg Endosc 17:1228–1230

Hayashi A, Takamori S, Matsuo T, Mitsuoka M, Shirouzu K (1999) Experimental and clinical evaluation of the harmonic scalpel in thoracic surgery. Kurume Med J 46:25–29

Hendriks JM, Grootenboers MJ, Schramel FM, van Boven WJ, Stockman B et al () Isolated lung perfusion with melphalan for resectable lung metastases: a phase I clinical trial. Ann Thorac Surg 2004 Dec;78(6):1919–1926; discussion 1926–1927

Hinshaw JL, Lee FT Jr., Laeseke PF, Sampson LA, Brace C () Temperature isotherms during pulmonary cryoablation and their correlation with the zone of ablation. J Vasc Interv Radiol 2010;21:1424–28

Hiraki T, Gobara H, Iishi T et al (2007) Percutaneous radiofrequency ablation for pulmonary metastases from colorectal cancer: midterm results in 27 patients. J Vasc Interv Radiol 18(10):1264–69

Hoffmann RT, Jakobs TF, Kubisch CH, Stemmler HJ, Trumm C et al (2010) Radiofrequency ablation after selective internal radiation therapy with Yttrium90 microspheres in metastatic liver disease–Is it feasible? Eur J Radiol 74:199–205

Holdenrieder S, Stieber P, von Pawel J, Raith H, Nagel D et al (2004) Circulating nucleosomes predict the response to chemotherapy in patients with advanced non small cell lung cancer. Clin Cancer Res 10:5981–5987

Holsten N, Stier A, Weigel C et al (2003) Laser–induced thermotherapy (LITT) of lung metastases: description of a miniaturized applicator, optimization, and initial treatment of patients. Rofo 175(3):393–400

Iwazawa J, Ohue S, Mitani T et al (2009) Identifying feeding arteries during TACE of hepatic tumors: comparison of C–arm CT and digital subtraction angiography. Am J Roentgenol 192:1057–1063

Jahangeer S, Forde P, Soden D, Hinchion J (2013) Review of current thermal ablation treatment for lung cancer and the potential of electrochemotherapy as a means for treatment of lung tumours. Cancer Treat Rev 39(8):862–871

Johnston MR, Minchen RF, Dawson CA (1995) Lung perfusion with chemotherapy in patients with unresectable metastatic sarcoma to the lung or diffuse bronchioloalveolar carcinoma. J Thorac Cardiovasc Surg 110(2):368–373

Karampatzakis A, Kühn S, Tsanidis G, Neufeld E, Samaras T, Kuster N (2013) Heating characteristics of antenna arrays used in microwave ablation: A theoretical parametric study. Comput Biol Med 43(10):1321–1327

Kaseda S, Aoki T, Kitano M () Preliminary experience using harmonic scalpel for lung resection under thoracoscopic guidance. Jpn Endoscopic Surgery 1997;3:254–258

Kawamura M, Izumi Y, Tsukada N et al (2006) Percutaneous cryoablation of small pulmonary malignant tumors under computed tomography guidance with local anesthesia for nonsurgical candidates. J Thorac Cardiovasc Surg 131(5): 1007–1013

Kovács O, Szántó Z, Krasznai G, Herr G (2009) Comparing bipolar electrothermal device and endostapler in endoscopic lung wedge resection. Interact Cardiovasc Thorac Surg 9(1):11–14

Luo L, Wang H, Ma H, Zou H, Li D, Zhou Y (2010) [TACE with Ar–He cryosurgery combined minimal invasive technique for the treatment of primary NSCLC in 139 cases]. Zhongguo Fei Ai Za Zhi 13(1):60–63

Maiwand MO, Asimakopoulos G (2004) Cryosurgery for lung cancer: Clinical results and technical aspects. Technol Cancer Res Treat 3(2):143–150

Maiwand O, Glynne–Jones R, Chambers J et al (2006) Direct cryosurgery for inoperable metastatic disease of the lung. Ann Thorac Surg 81(2):718–721

Martin RW, Vaezy S, Proctor A, Myntti T, Lee JB, Crum LA (2003) Water-cooled, high-intensity ultrasound surgical applicators with frequency tracking. IEEE Trans Ultrason Ferroelectr Freq Control 50(10):1305–1317

Memon MA (1994) Surgical diathermy. Br J Hosp Med 52:403–408

Meyer BC, Frericks BB, Voges M et al (2008) Visualization of hypervascular liver lesion during TACE: comparison of angiographic C–arm CT and MDCT. Am J Roentgenol 190:263–269

Molnár FT, Benko I, Szánto Z, László T, Horváth OP (2005) Lung biopsy using harmonic scalpel: a randomised single institute study. Eur J Cardiothorac Surg 28(4):604–606

Molnár FT, Szántó Z, László T, Lukács L, Horváth ÖP (2004) Cutting lung parenchyma using the harmonic scalpel – an animal experiment. Eur J Cardiothorac Surg 26:1192–1195

Mougenot C, Tillander M, Koskela J, Köhler MO, Moonen C, Ries M () High intensity focused ultrasound with large aperture transducers: a MRI based focal point correction for tissue heterogeneity. Med Phys 2012;39(4):1936–45

Nakagawa K, Aoki Y, Tago M, Terahara A, Ohtomo K () Megavoltage CT–assisted stereotactic radiosurgery for thoracic tumors: original research in the treatment of thoracic neoplasms. Int J Radiat Oncol Biol Phys 2000;48(2):449–457

Nakas A, Klimatsidas MN, Entwistle J, Martin-Ucar AE, Waller DA (2009) Video-assisted versus open pulmonary metastasectomy: the surgeon´s finger or the radiologist´s eye? Eur J Cardiothorac Surg 36(3):469–474

Ng KK, Poon RT, Chan SC, Chok KS, Cheung TT (2011) High-intensity focused ultrasound for hepatocellular carcinoma: a single-center experience. Ann Surg 253(5):981–7

Ohtsuka T, Goto T, Anraku M, Kohno M, Izumi Y, Horinouchi H, Nomori H (2012) Dissection of lung parenchyma using electrocautery is a safe and acceptable method for anatomical sublobar resection. J Cardiothorac Surg 7:42

Pass HI, Mew DJ, Kranda KC, Temeck BK, Donington JS, Rosenberg SA (1996) Isolated lung perfusion with tumor necrosis factor for pulmonary metastases. Ann Thorac Surg 61(6):1609–17

Perelmann M (1983) Precision techniques for removal of pathological structures from the lung. Surgery 11:12–16

Putnam JB Jr (1998) Soft part sarcomas--metastases. Chest Surg Clin N Am 8(1):97–118 Review

Rajdev L, Keller SM (2002) Neoadjuvant and adjuvant therapy of non-small cell lung cancer. Surg Oncol 11(4): 243–253

Ratto GB, Toma S, Civalleri D, Passerone GC, Esposito M et al (1996) Isolated lung perfusion with platinum in the treatment of pulmonary metastases from soft tissue sarcomas. J Thorac Cardiovasc Surg 112(3):614–622

Rau B, Roth C, Schnider A, Metzger U (2002) Chirurgie der Lungenmetastasen extrapulmonaler Primärtumore. Schweiz Med Forum 49:1166–1170

Rolle A, Pereszlenyi A, Koch R, Richard M, Baier B (2006) Is surgery for multiple lung metastases reasonable? A total of 328 consecutive patients with multiple-laser metastectomies with a new 1318-nm Nd:YAG laser. J Thorac Cardiovasc Surg 131:1236–42

Sakuragi T, Okazaki Y, Mitsuoka M, Yamasaki F, Masuda M et al (2008) The utility of a reusable bipolar sealing instrument, BiClamp((R)), for pulmonary resection. Eur J Cardiothorac Surg 34(3):505–9

Samancilar O, Cakan A, Cetin Y (2007) Comparison of the harmonic scalpel and the ultrasonic surgical aspirator in subsegmental lung resections: an experimental study. Thorac Cardiovasc Surg 55:509–511

Santini M, Vicidomini G, Baldi A, Gallo G, Laperuta P et al () Use of an electrothermal bipolar tissue sealing system in lung surgery. Eur J Cardiothorac Surg 2006;29:226–230

Santini M, Vicidomini G, Pastore V (2008) Electrothermal bipolar tissue sealing system in lung surgery. MMCTS 2008 Sep 15

Sato M, Watanabe Y, Kashu Y, Nakata T, Hamada Y, Kawachi K (1998) Sequential percutaneous microwave therapy for liver tumors. Am J Surg 175:322–324

Sawabata N, Nwezu K, Tojo T, Kitamura S (1996) In vitro comparison between Argon beam coagulator and Nd:YAG laser in lung contraction therapy. Ann Thorac Surg 62:1485–1488

Schröder C, Fisher S, Pieck AC, Müller A, Jaehde U (2002) Technique and results of hyperthermic (41 degrees C) isolated lung perfusion with high-doses of cisplatin for the treatment of surgically relapsing or unresectable lung sarcoma metastasis. Eur J Cardiothorac Surg 22(1):41–46

Shibata T, Niinobu T, Ogata N, Takami M (2000) Microwave coagulation therapy for multiple hepatic metastases from colorectal cancer. Cancer 89:276–284

Shigemura N, Akashi A, Nakagiri T, Ohta M, Matsuda H (2004) A new tissue-sealing technique using the ligasure system for nonanatomical pulmonary resection: preliminary results of sutureless and stapleless thoracoscopic surgery. Ann Thorac Surg 77(4): 1415–1418

Simon CJ, Dupuy DE, DiPetrillo TA, et al (2007) Pulmonary radiofrequency ablation: long-term safety and efficacy in 153 patients. Radiology 243(1):268–275

Spaggiari L, Grunenwald DH, Girard P, et al (1998) Pneumonectomy for lung metastases: indications, risks, and outcome. Ann Thorac Surg 66:1930–1933

Steinke K, Sewell PE, Dupuy DE, et al (2004) Pulmonary radiofrequency ablation – an international study survey. Anticancer Res 24(1):339–343

Suh R, Reckamp K, Zeidler M, Cameron R (2005) Radiofrequency ablation in lung cancer: promising results in safety and efficacy. Oncology (Williston Park) 19(11 Suppl 4):12–21 Review

Tanaka K, Hagiwara M, Kondo Y, Okada K, Masuko H et al (2006) [Usefulness of ultrasonically activated scalpel for pulmonary resection in video-assisted thoracoscopic surgery]. Kyobu Geka 59(13):1171–1175

Uematsu M, Shioda A, Suda A et al (2000) Intrafractional tumor position stability during computed tomography (CT)-guided frameless stereotactic radiation therapy for lung or liver cancers with a fusion of CT and linear accelerator (FOCAL) unit. Int J Radiat Oncol Biol Phys 48(2):443–448

Varoli F, Vergani C, Caminiti R, Francese M, Gerosa C et al (2008) Management of solitary pulmonary nodule. Eur J Cardiothorac Surg 33:461–465

Vickers M, Samson B, Colwell B et al (2010) Eastern Canadian Colorectal Cancer Consensus Conference: setting the limits of resectable disease. Curr Oncol 17(3):70–77

Vogl TJ, Fieguth HG, Eichler K et al (2004) Laser-induced thermotherapy of lung metastases and primary lung tumors. Radiologe 44(7):693–699

Vogl TJ, Lehnert T, Zangos S, Eichler K, Hammerstingl R et al (2008) Transpulmonary chemoembolization (TPCE) as a treatment for unresectable lung metastases. Eur Radiol 18(11):2449–2455

Vogl TJ, Wetter A, Lindemayr S, Zangos S (2005) Treatment of unresectable lung metastases with transpulmonary chemoembolization: preliminary experience. Radiology 234(3):917–922

Vogl TJ, Worst TS, Naguib NN, Ackermann H, Gruber-Rouh T, Nour-Eldin NE (2013) Factors influencing local tumor control in patients with neoplastic pulmonary nodules treated with microwave ablation: a risk-factor analysis. AJR Am J Roentgenol 200(3):665–672

Literatur

Wang H, Littrup PJ, Duan Y et al (2005) Thoracic masses treated with percutaneous cryotherapy: initial experience with more than 200 procedures. Radiology 235(1): 289–298

Weisbrod AJ, Atwell TD, Frank I, Callstrom MR, Farrell MA et al (2010) Percutaneous cryoablation of masses in a solitary kidney. AJR Am J Roentgenol 194(6):1620–1625

Yang R, Reilly CR, Rescorla FJ, Faught PR, Sanghvi NT et al (1991) High–intensity focused ultrasound in the treatment of experimental liver cancer. Arch Surg126(8):1002–9; discussion 1009–1010

Yim A, Rendina E, Hazelrigg S (2002) A new technological approach to non-anatomical pulmonary resection: saline enhanced thermal sealing. Ann Thorac Surg 74:1671–1676

Grenzen der pulmonalen Metastasektomie

K. Hoetzenecker, G. Lang, W. Klepetko

7.1 Definition der erweiterten pulmonalen Metastasektomie – 70
7.1.1 Anzahl der Herde – 70
7.1.2 Anzahl der Re-Metastasektomien – 71
7.1.3 Ausmaß der Resektion – 71

7.2 Tumorload-Reduktion als erweiterte Indikation – 72
7.2.1 Erweiterte Indikation – Evaluieren des chemotherapeutischen Response – 73
7.2.2 Erweiterte pulmonale Metastasektomie – befallene Lymphknoten – 73

Literatur – 75

S. Limmer (Hrsg.), *Lungenmetastasen*,
DOI 10.1007/978-3-642-32982-1_7, © Springer-Verlag Berlin Heidelberg 2015

Die pulmonale Metastasektomie ist heute ein fixer Bestandteil der interdisziplinären Behandlung von Krebspatienten. Die Verschränkung lokaler, chirurgischer und systemisch-chemotherapeutischer Therapiekonzepte führte zu einer deutlich verbesserten Langzeitprognose bei Patienten mit Lungenmetastasen. Durch die kontinuierliche Weiterentwicklung der chirurgischen Techniken und Verbesserungen in der perioperativen Patientenbetreuung ist die pulmonale Metastasektomie zu einem Eingriff mit geringer Morbidität geworden. Dementsprechend können heute auch ausgedehnte chirurgische Resektionen mit guten Ergebnissen durchgeführt werden. Die erweiterte Metastasenchirurgie steht im Spannungsfeld zwischen technischer Machbarkeit und onkologischer Sinnhaftigkeit. Das folgende Kapitel soll einen Überblick über die aktuelle Datenlage der erweiterten pulmonalen Metastasektomie geben, aber auch Grenzen der chirurgischen Entfernung von Lungenmetastasen aufzeigen.

7.1 Definition der erweiterten pulmonalen Metastasektomie

Es gibt keine einheitliche oder allgemein akzeptierte Definition der erweiterten pulmonalen Metastasektomie. Grundsätzlich handelt es sich um Eingriffe, die über die gängige Praxis, das heißt über eine einmalige, nichtanatomische Resektion von bis zu 3 Metastasen hinausgehen (Migliore et al. 2010). Zur erweiterten pulmonalen Metastasektomie zählen somit Eingriffe bei denen entweder überdurchschnittlich viele Metastasen entfernt werden, wiederkehrende Lungenmetastasen wiederholt reseziert werden oder das Ausmaß der Resektion groß ist. Im Rahmen dieses Kapitels sollen allerdings auch erweiterte Indikationen behandelt werden: die Resektion von Lungenmetastasen bei gleichzeitigem Lymphknotenbefall und die geplante R2-Resektion im Rahmen einer Tumorload-Reduktion.

7.1.1 Anzahl der Herde

Die ersten systematischen Berichte über die chirurgische Entfernung pulmonaler Metastasen wurden in den 1970er-Jahren veröffentlicht. In diese frühen Serien wurden ausschließlich Patienten mit wenigen oder singulären Metastasen eingeschlossen (Garcia-Yuste et al. 2010a). Allerdings wurde schon damals die prognostische Bedeutung der Anzahl der Metastasen erkannt. In einer großen Fallserie des Memorial-Sloan Kettering Cancer Centers von 1976 wurde anhand von 188 Patienten mit unterschiedlichen Primärtumoren bei Entfernung singulärer Metastasen ein 5-Jahresüberleben von 21 % und bei multiplen Metastasen ein 5-Jahresüberleben von 15 % beschrieben (McCormack et al. 1978). Auf der Basis dieser frühen Arbeiten beschränkte sich die chirurgische Sanierung von Lungenmetastasen größtenteils auf Patienten mit einem solitären, pulmonalen Knoten. Im Laufe der folgenden Jahrzehnte wurden die Selektionskriterien für eine pulmonale Metastasektomie mit kurativer Intention in Bezug auf die Anzahl der Metastasen schrittweise erweitert. Heute bedeuten multiple Knoten per se keine Kontraindikation mehr für eine pulmonale Metastasektomie. Allerdings ist das Erreichen einer kompletten Entfernung aller beschriebenen Herde ein wichtiger Parameter in der Patientenselektion.

So ist zum Beispiel ein Patient mit zwei kleinen zentral liegenden Knoten, die technisch schwierig zu entfernen sind, mitunter kein optimaler Kandidat für eine pulmonale Metastasektomie, aber die Resektion von 12 ausnahmslos subpleural liegenden Herden ist mit gutem Resultat möglich. Die Überlegung, dass eine pulmonale Metastasektomie nur dann sinnvoll ist, wenn alle Herde entfernbar sind, geht auf die Beobachtung großer Serien zurück. So wurde im Rahmen der »International Registry of Lung Metastases« die prognostische Relevanz von kompletten (36 % 5-Jahresüberleben) und inkompletten (13 % 5-Jahresüberleben) Resektionen anhand einer Patientengruppe von über 5.200 Patienten in den 1990er-Jahren errechnet (Pastorino et al. 1997). Obwohl in neueren Serien deutlich höhere 5-Jahresüberlensraten erzielt werden, bleibt der Unterschied zwischen kompletten und inkompletten Resektionen über die unterschiedlichen Tumorentitäten konstant (Alt et al. 2011; Pfannschmidt et al. 2010).

Eine wichtige technische Neuerung bezüglich der Resektabilität von multiplen Metastasen war die Entwicklung des Nd-YAG Lasers (Rolle u. Eulerich

1999). Da der Laser gleichzeitig schneidet und die Lungenoberfläche versiegelt, können tief intraparenchymal liegende Herde lokal gewebeschonend entfernt werden. In der größten laserchirurgischen Metastasenserie von Rolle et al. wurden mit dieser Technik durchschnittlich 10 Metastasen pro Patient entfernt, in Einzelfällen wurden Patienten mit mehr als 100 Metastasen operiert (Rolle et al. 2006). Die Zahl der inkompletten Resektionen stieg in dieser Studie mit der Anzahl der entfernten Metastasen an. Trotzdem war das Gesamtüberleben auch bei Patienten mit multiplen Herden noch akzeptabel, sodass die Laserenukleation heute einen festen Stellenwert im Repertoire der Metastasenchirurgie hat. Dazu auch ◘ Abb. 7.1.

7.1.2 Anzahl der Re-Metastasektomien

Wiederholte Resektionen pulmonaler Metastasen werden heute in vielen thoraxchirurgischen Zentren routinemäßig durchgeführt. Bei der Indikationsstellung einer neuerlichen Metastasektomie müssen mehrere Parameter berücksichtigt werden. Leider gibt es bis heute keine klaren Richtlinien zur Patientenselektion. Ziel ist es, vor allem Patienten für eine Operation auszuwählen, die maximal von einem chirurgischen Eingriff profitieren. In der Regel wird angestrebt, Patienten mit günstiger Tumorbiologie zu operieren. Retrospektive Analysen von Re-Metastasektomien zeigen, dass unabhängig von der Tumorentität, Patienten mit einem langen rezidivfreien Intervall bzw. mit wenigen Rezidivherden maximal profitieren (van Geel et al. 1994; Piltz et al. 2002; Marulli et al. 2006; Park et al. 2010). Rezente grundlagenwissenschaftliche Arbeiten im Bereich des metastasierten Kolorektalkarzinoms und des Melanoms zeigen, dass in Zukunft molekularbiologische Untersuchungen zur besseren Beurteilung der Aggressivität eines Tumors herangezogen werden könnten (Schweiger et al. 2014a, 2014b, 2014c; Muehling et al. 2010; Lee et al. 2009). In der Praxis ist die Patientenselektion zur Re-Metastasektomie eine individualisierte Entscheidung von Fall zu Fall, die immer zusammen mit dem behandelnden Onkologen und dem Patienten getroffen werden sollte. Re-Metastasektomien werden routinemäßig vor allem bei Kolorektalkarzinommetastasen und bei Metastasen von Sarkomen durchgeführt (Park et al. 2010; Kim et al. 2011). Bei guter Patientenselektion haben Patienten mit einer zweiten, dritten und vierten Re-Metastasektomie keine schlechtere Prognose als Patienten nach einer einmaligen Metastasektomie. In einer großen retrospektiven Serie aus Wien lag das 5-Jahres- und 10-Jahresüberleben bei 48 % bzw. 28 % (Kandioler et al. 1998). Allerdings erhöht sich bei wiederholten Eingriffen aufgrund von Vernarbungen aus der Voroperation die Schwierigkeit, Metastasen intraoperativ zu identifizieren. Mitunter kann eine komplette Resektion bei Metastasenrezidiven nur durch eine anatomische Entfernung des betroffenen Lungenareals erreicht werden.

7.1.3 Ausmaß der Resektion

In der Literatur findet man eine klare Evidenz dafür, dass Metastasen möglichst parenchymsparend entfernt werden sollten. In der Praxis bedeutet dies, dass entweder eine Enukleation mit dem Elektrokauter oder dem Nd-YAG-Laser bzw. eine Keil-Resektion mit dem Klammernahtgerät durchgeführt wird (Venuta et al. 2010). Abstände von 3 mm bei

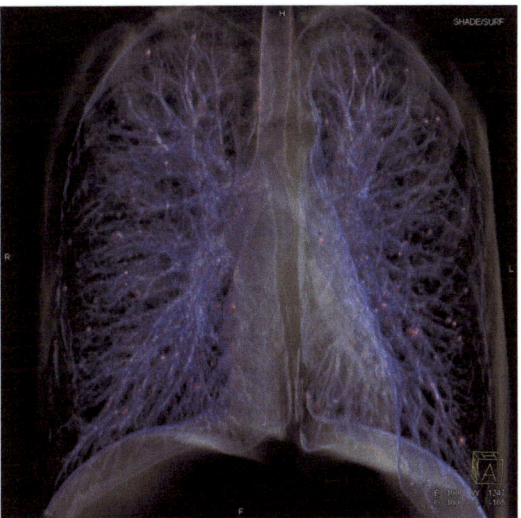

◘ Abb. 7.1 zeigt eine präoperative 3D-Rekonstruktion mit multiplen Metastasen eines Osteosarkoms. Nach sorgfältiger intraoperativer Palpation konnten alle Herde im Sinne einer kurativen Metastasektomie mit dem Laser enukleiert werden

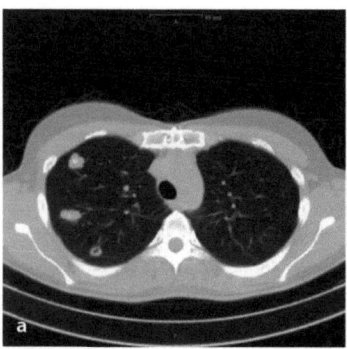 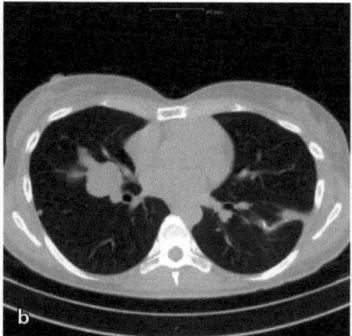 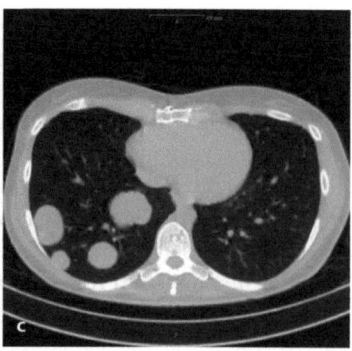

Abb. 7.2 Die Anzahl, Größe und die zum Teil zentrale Lage der Metastasen rechtfertigen bei dieser jungen Patientin wegen fehlender alternativer Behandlungsstrategien eine rechtsseitige Pneumonektomie

kleinen und 8–10 mm bei großen Metastasen sind ausreichend für eine Entfernung beim Gesunden (Welter et al. 2011). Eine anatomische Entfernung im Sinne einer Lobektomie bringt keinen Überlebensvorteil und sollte daher vermieden werden (Mineo et al. 2001). Die Frage, ob eine Pneumonektomie im Rahmen einer Metastasektomie gerechtfertigt ist, muss individuell beantwortet werden. Grundsätzlich sollte eine Pneumonektomie aufgrund der mit diesem Eingriff verbundenen Morbidität vermieden werden (Gregoire et al. 1993). Da viele Patienten im Rahmen ihrer Grunderkrankung belastende second- oder third-line-Chemotherapien bekommen, ist die zusätzliche funktionelle Belastung, die eine Pneumonektomie mit sich bringt, meistens mit dem möglichen Nutzen einer kompletten Metastasektomie nicht aufzuwiegen. In der Literatur ist das Gesamtüberleben von Patienten, die mittels Pneumonektomie kurativ metastasektomiert wurden, gering (Grunenwald et al.1997; Jungraithmayr et al. 2004; Putnam et al. 1993). Allerdings kann bei Patienten in gutem Allgemeinzustand und mit ausreichender kardiopulmonaler Reserve bei fehlender Alternativtherapie eine Pneumonektomie empfohlen werden (◘ Abb. 7.2).

7.2 Tumorload-Reduktion als erweiterte Indikation

Seit dem Beginn der Metastasenchirurgie gilt das Erreichen einer kompletten Resektion aller Metastasen als wichtigste Voraussetzung in der Patientenselektion (Pastorino 1997). Der Grund hierfür liegt in statistischen Beobachtungen, dass inkomplett resezierte Patienten eine signifikant schlechtere Prognose als kurativ operierte Patienten haben (Pastorino et al. 1997; Pfannschmidt et al. 2007; Petersen et al. 2007). Diese Sichtweise wird durch rezente Daten zunehmend relativiert. Auch wenn eine komplette Entfernung immer das Ziel sein sollte, zeigen statistische Aufarbeitungen von großen Serien bei Melanom- und Nierenzellkarzinompatienten, dass auch eine inkomplette Entfernung gegenüber einer rein systemischen Therapie einen signifikanten Überlebensvorteil bringt. Eine Studie von 1720 Patienten mit pulmonalen Melanommetastasen zeigte 5-Jahresüberlebensraten von 21 % bei einer kompletten Resektion, 13 % bei einer inkompletten Resektion aber nur 3 % bei Kontrollpatienten ohne chirurgische Resektion (Petersen et al. 2007); die Kaplan-Meier Überlebensanalyse zeigt ◘ Abb. 7.3.

Ein ähnliches Bild ergab eine große, retrospektiv erhobene Serie mit metastasierten Nierenzellkarzinomen an der Mayo Clinic. Patienten mit kompletter Resektion aller Metastasen hatten ein 5-Jahresüberleben von 49 %. Konnte keine komplette Resektion erzielt werden, betrug das 5-Jahresüberleben noch 24 % und war somit signifikant höher als bei Patienten ohne chirurgische Intervention (9 %) (Alt et al. 2011). Im Nierenzellkarzinom ist eine inkomplette Metastasektomie zwar prognostisch schlechter als eine R0-Resektion, trotzdem profitieren Patienten auch von einer Tumorload-Reduktion (◘ Abb. 7.4).

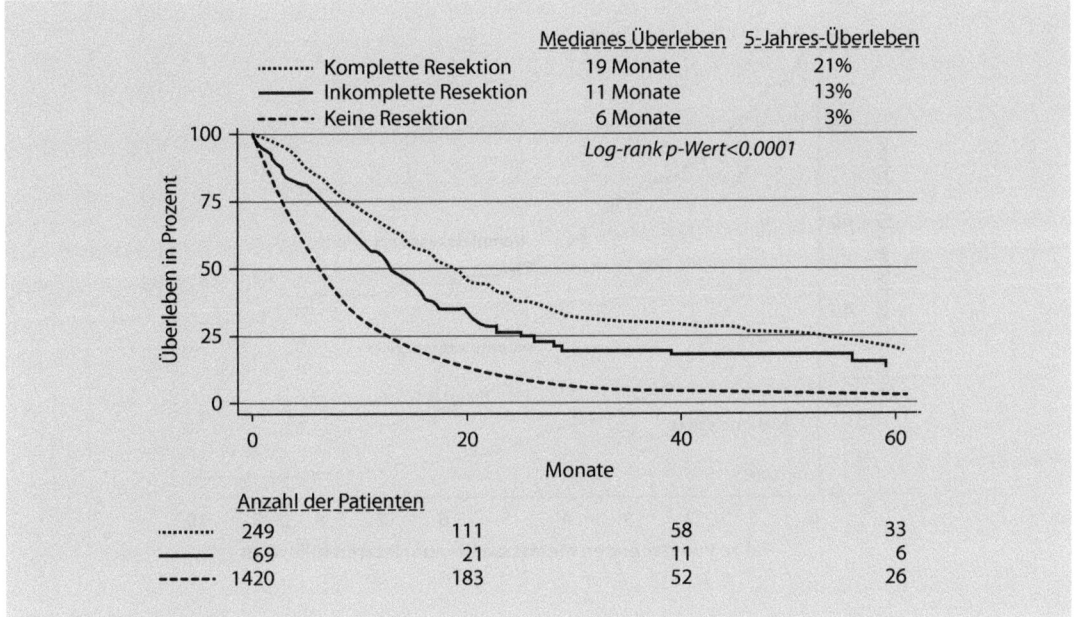

☐ **Abb. 7.3** zeigt die Kaplan-Meier Überlebensanalyse von Patienten mit Lungenmetastasen. Adaptiert nach Petersen et al. 2007

7.2.1 Erweiterte Indikation – Evaluieren des chemotherapeutischen Response

Durch die ständige Verbesserung der chemotherapeutischen Regimes in den letzten Jahrzehnten und die zunehmende interdisziplinäre Zusammenarbeit in der Behandlung von Patienten mit metastasierten Tumorerkrankungen ergeben sich Therapiekonzepte, die über die Indikation eines rein kurativen Metastasektomie-Ansatzes hinausgehen. Der chemotherapeutische Response ist für die Prognose der Patienten von großer Bedeutung, allerdings ist die Kontrolle des Ansprechens auf Chemotherapeutika durch bildgebende Verfahren oft schwierig (Oka et al. 2010; Buddingh et al. 2010). Eine chirurgische Entfernung zur Bewertung des Chemotherapieresponses, selbst wenn eine R0-Resektion unwahrscheinlich ist, kann aber durchaus sinnvoll sein. Folgendes Beispiel soll dieses Konzept verdeutlichen: Ein Patient, der initial aufgrund multipler pulmonaler Metastasen eines Osteosarkom für die chirurgische Sanierung abgelehnt wurde, erhält eine second-line-Chemotherapie. Im Restaging-CT findet sich ein fragwürdiger Response. Einige Herde imponieren narbig andere sind größenregredient oder größenkonstant. Eine komplette Resektion aller Herde ist nach wie vor unwahrscheinlich, allerdings sollen möglichst viele Herde im Sinne einer Tumorload-Reduktion entfernt werden. Zusätzlich ist eine genaue Information über den Anteil an vitalen Tumorzellen für die weitere onkologische Therapie wichtig.

7.2.2 Erweiterte pulmonale Metastasektomie – befallene Lymphknoten

Pulmonale Metastasen entstehen vor allem durch hämatogene Streuung. Tumorzellen werden in die Zirkulation ausgeschwemmt und arretieren in den Kapillaren der Lunge (Hoetzenecker et al. 2011). Die Theorie der Metastasenkaskade besagt, dass eine primär singuläre Lungenmetastase weiter Tumorzellen streuen kann (Weiss et al. 1978). Dies führt zur Metastasierung in die regionalen oder mediastinalen Lymphknoten. Intrathorakal tumorbefallene

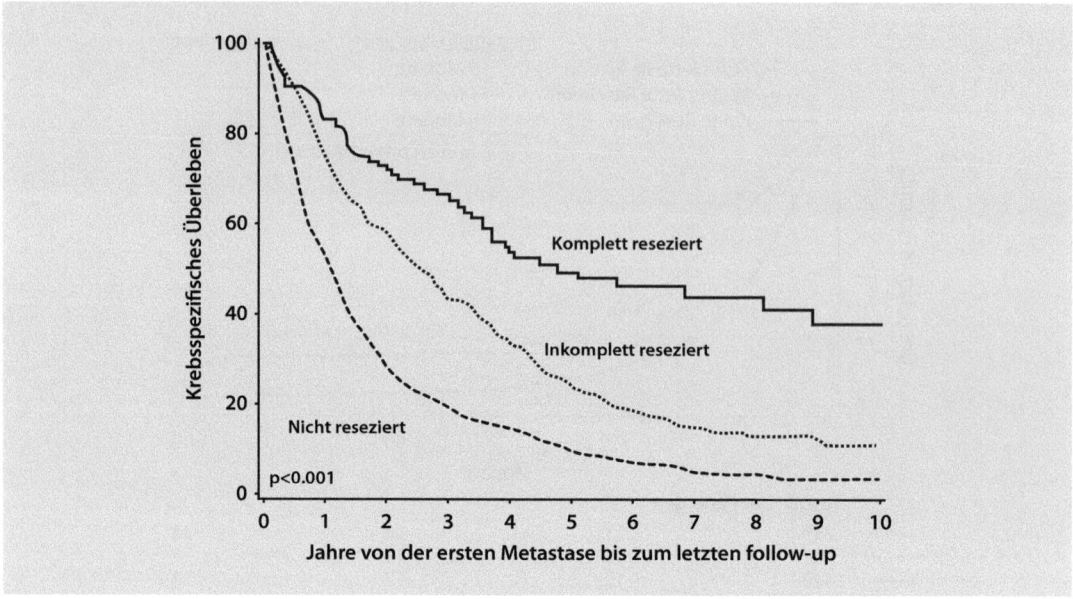

☐ **Abb. 7.4** Im Nierenzellkarzinom ist eine inkomplette Metastasektomie zwar prognostisch schlechter als eine R0-Resektion, trotzdem profitieren Patienten auch von einer Tumorload-Reduktion. Adaptiert nach Alt et al. 2011

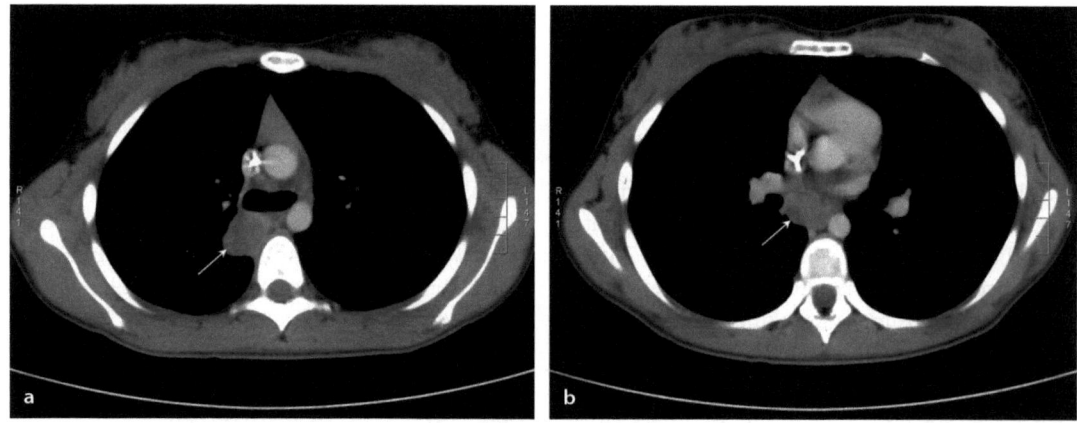

☐ **Abb. 7.5** zeigt eine singuläre Lungenmetastase und einen befallenen subkarinalen Lymphknoten; beide Absiedlungen wurden im Sinne einer erweiterten Metastasektomie entfernt

Lymphknoten finden sich bei ca. 20 % aller Patienten, die sich einer kurativen Metastasektomie unterziehen (Garcia-Yuste et al. 2010b). Die beste Datenlage bezüglich des Lymphknotenbefalls gibt es zu Patienten mit primären Kolorektalkarzinom (Saito et al. 2002; Welter et al. 2007). Finden die Metastasen Anschluss an das lymphatische System, verschlechtert sich die Prognose der Patienten deutlich (Pfannschmidt et al. 2006). Auf der Basis der heute verfügbaren Daten kann die Sinnhaftigkeit einer kurativen Metastasektomie bei positiven Lymphknoten nicht ausreichend beantwortet werden und hängt wohl vom Ausmaß des Befalls und von möglichen chemotherapeutischen Alternativen ab. Wahrscheinlich ist eine Operation bei Metastasen eines Kolorektalkarzinoms bei zusätzlichem thorakalem Lymphknotenbefall nicht gerechtfertigt. Bei Patienten mit Sarkomen, die im metastasierten Stadium oft zu einem hohen Prozentsatz chemoresistent sind, ist eine kurative Metastasektomie zusammen mit einer radikalen mediastinalen Lymphadenektomie hingegen eine Therapieoption (◘ Abb. 7.5).

> **Zusammenfassung**
> Die erweiterte pulmonale Metastasektomie ist ein heterogener Begriff, der ein Konglomerat von »Nicht-Routine-Eingriffen« beinhaltet. Dementsprechend ist die Datenlage zur erweiterten Metastasektomie beschränkt und basiert oft auf Fallserien oder retrospektiven Analysen einiger weniger thoraxchirurgischer Zentren. Gerade im Bereich der erweiterten Metastasenchirurgie rückt daher die Interdisziplinarität und eine individualisierte, patientenbezogene Entscheidung in den Mittelpunkt der Therapie.

Literatur

Alt AL et al (2011) Survival after complete surgical resection of multiple metastases from renal cell carcinoma. Cancer 117:2873–2882

Buddingh EP et al (2010) Prognostic factors in pulmonary metastasized high-grade osteosarcoma. Pediatr Blood Cancer 54:216–221

Garcia-Yuste M, Cassivi S, Paleru C (2010a) The number of pulmonary metastases: influence on practice and outcome. J Thorac Oncol 5:S161–163

Garcia-Yuste M, Cassivi S, Paleru C (2010b) Thoracic lymphatic involvement in patients having pulmonary metastasectomy: incidence and the effect on prognosis. J Thorac Oncol 5:S166–169

Gregoire J, Deslauriers J, Guojin L, Rouleau J (1993) Indications, risks, and results of completion pneumonectomy. J Thorac Cardiovasc Surg 105:918–924

Grunenwald D et al (1997) Completion pneumonectomy for lung metastases: is it justified? Eur J Cardiothorac Surg 12:694–697

Hoetzenecker K, Lang G, Ankersmit HJ, Klepetko W (2011) Pulmonary metastasectomy. Eur Surg 43:262–269

Jungraithmayr W, Hasse J, Stoelben E (2004) Completion pneumonectomy for lung metastases. Eur J Surg Oncol 30:1113–1117

Kandioler D et al (1998) Long-term results after repeated surgical removal of pulmonary metastases. Ann Thorac Surg 65:909–912

Kim S et al (2011) Pulmonary resection of metastatic sarcoma: prognostic factors associated with improved outcomes. Ann Thorac Surg 92:1780–1786; discussion 1786–1787

Lee JH, Gulec SA, Kyshtoobayeva A, Sim MS, Morton DL (2009) Biological factors, tumor growth kinetics, and survival after metastasectomy for pulmonary melanoma. Ann Surg Oncol 16:2834–2839

Marulli G et al (2006) Long-term results of surgical management of pulmonary metastases from renal cell carcinoma. Thorac Cardiovasc Surg 54:544–547

McCormack PM, Bains MS, Beattie EJ Jr, Martini N (1978) Pulmonary resection in metastatic carcinoma. Chest 73:163–166

Migliore M, Jakovic R, Hensens A, Klepetko W (2010) Extending surgery for pulmonary metastasectomy: what are the limits? J Thorac Oncol 5:S155–160

Mineo TC, Ambrogi V, Tonini G, Nofroni I (2001) Pulmonary metastasectomy: might the type of resection affect survival? J Surg Oncol 76:47–52

Muehling BM, Toelkes S, Schelzig H, Barth TF, Sunder-Plassmann L (2010) Tyrosine kinase expression in pulmonary metastases and paired primary tumors. Interact Cardiovasc Thorac Surg 10:228–231

Oka K et al (2010) The value of diffusion-weighted imaging for monitoring the chemotherapeutic response of osteosarcoma: a comparison between average apparent diffusion coefficient and minimum apparent diffusion coefficient. Skeletal Radiol 39:141–146

Park JS et al (2010) Outcomes after repeated resection for recurrent pulmonary metastases from colorectal cancer. Ann Oncol 21:1285–1289

Pastorino U (1997) Lung metastasectomy: why, when, how. Crit Rev Oncol Hematol 26:137–145

Pastorino U et al (1997) Long-term results of lung metastasectomy: prognostic analyses based on 5206 cases. The International Registry of Lung Metastases. J Thorac Cardiovasc Surg 113:37–49

Petersen RP et al (2007) Improved survival with pulmonary metastasectomy: an analysis of 1720 patients with pulmonary metastatic melanoma. J Thorac Cardiovasc Surg 133:104–110

Pfannschmidt J, Dienemann H, Hoffmann H (2007) Surgical resection of pulmonary metastases from colorectal cancer: a systematic review of published series. Ann Thorac Surg 84:324–338

Pfannschmidt J, Hoffmann H, Dienemann H (2010) Reported outcome factors for pulmonary resection in metastatic colorectal cancer. J Thorac Oncol 5:S172–178

Pfannschmidt J, Klode J, Muley T, Dienemann H, Hoffmann H (2006) Nodal involvement at the time of pulmonary metastasectomy: experiences in 245 patients. Ann Thorac Surg 81:448–454

Piltz S et al (2002) Long-term results after pulmonary resection of renal cell carcinoma metastases. Ann Thorac Surg 73:1082–1087

Putnam JB Jr, Suell DM, Natarajan G, Roth JA (1993) Extended resection of pulmonary metastases: is the risk justified? Ann Thorac Surg 55:1440–1446

Rolle A, Eulerich E (1999) Extensive multiple and lobe-sparing pulmonary resections with the Nd: YAG laser and a new wavelength of 1318 nm. Acta Chir Hung 38:115–117

Rolle A, Pereszlenyi A, Koch R, Richard M, Baier B (2006) Is surgery for multiple lung metastases reasonable? A total of 328 consecutive patients with multiple-laser metastasectomies with a new 1318-nm Nd:YAG laser. J Thorac Cardiovasc Surg 131:1236–1242

Saito Y et al (2002) Pulmonary metastasectomy for 165 patients with colorectal carcinoma: A prognostic assessment. J Thorac Cardiovasc Surg 124:1007–1013

Schweiger T, Hegedüs B, Nikolowsky C, Hegedüs Z, Szirtes I et al (2014a) EGFR, BRAF and KRAS status in patients undergoing pulmonary metastasectomy from primary colorectal carcinoma: a prospective follow-up study. Ann Surg Oncol 21(3):946-54; doi: 10.1245/s10434-013-3386-3387 Epub 2013 Nov 27

Schweiger T, Kollmann D, Nikolowsky C, Traxler D, Guenova E et al (2014b) Carbonic anhydrase IX is associated with early pulmonary spreading of primary colorectal carcinoma and tobacco smoking. Eur J Cardiothorac Surg 46(1):92–99; doi: 10.1093/ejcts/ezt542. Epub 2013 Dec 8

Schweiger T, Lang G, Klepetko W, Hoetzenecker K (2014c) Prognostic factors in pulmonary metastasectomy: spotlight on molecular and radiological markers. Eur J Cardiothorac Surg 45(3):408–416; doi: 10.1093/ejcts/ezt288. Epub 2013 May 31

van Geel AN et al (1994) Repeated resection of recurrent pulmonary metastatic soft tissue sarcoma. Eur J Surg Oncol 20:436–440

Venuta F et al (2010) Techniques used in lung metastasectomy. J Thorac Oncol 5:S145–150

Weiss L, Gilbert HA (1978) Roswell Park Memorial Institute. Pulmonary metastasis. G K Hall, Boston

Welter S et al (2011) Safety distance in the resection of colorectal lung metastases: a prospective evaluation of satellite tumor cells with immunohistochemistry. J Thorac Cardiovasc Surg 141:1218–1222

Welter S, Jacobs J, Krbek T, Poettgen C, Stamatis G (2007) Prognostic impact of lymph node involvement in pulmonary metastases from colorectal cancer. Eur J Cardiothorac Surg 31:167–172

Stellenwert der Lymphadenektomie in der Lungenmetastasenchirurgie

S. Limmer

8.1 Kolorektales Karzinom – 79

8.2 Nierenzellkarzinom – 79

Literatur – 83

S. Limmer (Hrsg.), *Lungenmetastasen*,
DOI 10.1007/978-3-642-32982-1_8, © Springer-Verlag Berlin Heidelberg 2015

Bei einem sekundären pulmonalen Tumorbefall müssen alle, auch die kleinsten Lungenrundherde reseziert werden. Die Radikalität der Metastasenresektion (R0) konnte in zahlreichen Univarianzanalysen als günstiger Prognosefaktor für das Gesamtüberleben herausgearbeitet werden. Doch wie ist es um die begleitende hiläre (N1) oder mediastinale (N2) Lymphadenektomie (LAD) bestellt? Ist eine große Lungenmetastase – beispielsweise eines kolorektalen Karzinoms – onkologisch mit einem großen primären Lungenkarzinom vergleichbar? Besteht ein diagnostischer oder therapeutischer Vorteil für die systemische LAD oder stellt diese eine unnötige und zusätzliche Belastung für die Patienten dar?

Die systemische Lymphknotenentfernung bei der kurativen Resektion eines primären Lungenkarzinoms ist weltweit akzeptierter Standard. Die hiläre und mediastinale LAD bei der pulmonalen Metastasektomie hingegen wird nicht routinemäßig durchgeführt. Oft werden nur makroskopisch verdächtige Lymphknoten entfernt oder ein Lymphknotenpicking ausgeführt. Ein komplettes Lymphknotensampling oder eine systemische LAD sind bis heute nicht Standard, so dass verlässliche Daten über die Inzidenz von Lymphknotenmetastasen nur bedingt verfügbar sind. Im Laufe der letzten 10 Jahre rückte die Bedeutung der Lymphadenektomie als ein möglicher Prognosefaktor aber immer mehr in den Vordergrund (Loehe et al. 2001; Saito et al. 2002; Ercan et al. 2004). Aufgrund der meist retrospektiv erhobenen Daten herrscht jedoch noch Unstimmigkeit sowohl bezüglich der Prävalenz einer LAD als auch deren prognostischer Bedeutung. Einigkeit aber scheint in der Bedeutung der LAD für das exakte Staging zu herrschen. Durch die systematische Entfernung der hilären Lymphknoten lässt sich eine fragliche N1-Situation eindeutig klären, somit eine adjuvante systemische Chemotherapie für den Patienten optional werden. Ein Befall mediastinaler Lymphknoten (N2) stellt zudem bereits eine relative Kontraindikation für diese Patienten dar (Veronesi et al 2007). Das akkurate Lymphknotenstaging durch z. B. eine Videomediastinoskopie würde hier diejenigen Patienten herausfiltern (N2-positiv), die von einer pulmonalen Metastasektomie keinen Benefit zu erwarten hätten. Die LAD kann somit im Rahmen des exakten stagings sowohl zur Einleitung einer stadiengerechten Therapie als auch zur Vermeidung einer überflüssigen Operation verwendet werden (Ercan et al. 2004; García-Yuste et al. 2010). Der potenzielle Benefit für die Gesamtprognose dieser Patienten ist durch die Möglichkeit der multimodalen Therapie gegeben (Ercan et al. 2004; Veronesi et al 2007; García-Yuste et al. 2010). Auch in der Verlaufskontrolle eines Tumorleidens (re-staging) scheint die LAD von Bedeutung zu sein. Denn es erscheint hier mitunter nicht ausreichend, sich alleine auf Aussagen der Bildgebung (Thorax-CT) zu verlassen. Loehe et al. (2001) fanden in ihrer Untersuchung von 2001 bei der routinemäßigen mediastinalen Lymphknotendissektion trotz unauffälligen CT-Befunds bei jedem 7. Patienten (14,3 %) maligne Zellen. Darüber hinaus zeigte sich in dieser Studie ein Trend (statistisch nicht signifikant) zu einer verlängerten postoperativen Überlebenszeit bei Patienten ohne Lymphknotenbefall. Die routinemäßige hiläre und mediastinale Lymphknotendissektion wird deshalb von dieser Arbeitsgruppe empfohlen.

Analog zu der differenzierten Betrachtung des Primärtumors für die Behandlung der Lungenmetastase muss auch der hiläre/mediastinale Lymphknotenbefall (LNI – Lymph node invasion) tumorspezifisch betrachtet werden. Die Inzidenz von präoperativ okkulten Lymphknotenmetastasen ist hierbei sehr unterschiedlich ausgeprägt. Während das pulmonal metastasierte Mammakarzinom, gynäkologische Tumoren, das maligne Melanom und Keimzelltumoren eine hohe Neigung für eine LNI (33–100 %) aufweisen, finden sich entsprechende Lymphknotenmetastasen beim metastasierten Nierenzellkarzinom oder HNO-Tumoren deutlich seltener (18 %, respektive 12 %). Die niedrigste Inzidenz wird für das pulmonal metastasierte Sarkom und das kolorektale Karzinom mit 6,6 % und 9–44 % angegeben (Veronesi et al 2007; Welter et al. 2007). Die okkulten und tatsächlichen Inzidenzraten mögen für einzelne Entitäten durchaus höher liegen, da bis jetzt wenige wissenschaftliche Arbeiten existieren, die in hoher Fallzahl prospektiv die konsequente systemische LAD und deren histopathologische Aufarbeitung dokumentieren. Hier scheinen multizentrische Studien mit entsprechend großen Fallzahlen dringend notwendig.

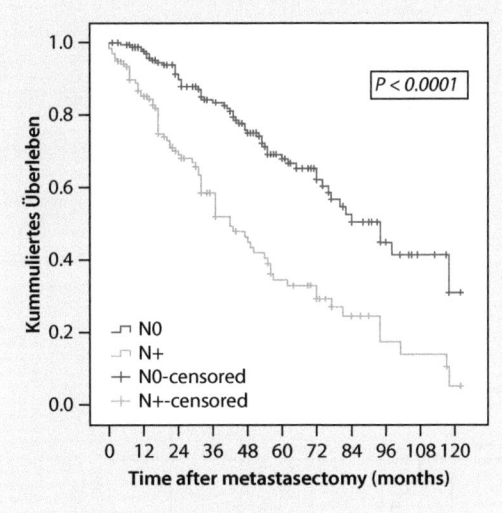

◘ Abb. 8.1   N= 320. Adaptiert nach Renaud et al. 2014

8.1 Kolorektales Karzinom

Die Inzidenz von Lymphknotenmetastasen beim pulmonal metastasierten kolorektalen Karzinom (KRK) hat eine hohe Bandbreite und wird mit 9–44 % sehr variabel beschrieben (Veronesi et al 2007; Bölükbas et al. 2014; Renaud et al. 2014). Aufgrund der hohen Fallzahl des KRK liegen für diese Tumorentität aber dennoch relativ aussagekräftige Resultate vor. Es existieren zahlreiche Patientenuntersuchungen mit jeweils mehr als 100 Patienten. In allen Arbeiten waren die Nodal-negativen (N0) Patienten im Gesamtüberleben den Nodal-positiven (N+) Patienten zum Teil signifikant überlegen (◘ Abb. 8.1).

Eine weitere Patientenuntersuchung zeigt ◘ Abb. 8.2.

Während N0-Patienten mit isolierten Lungenmetastasen eines kolorektalen Karzinoms postoperativ ein 5-Jahresüberleben von bis zu 50 % erreichen können (Saito et al. 2002; Watanabe et al. 2003; Riquet et al. 2010), sinkt das Überleben bei N+ auf bis zu 6 % ab (Saito et al. 2002; Riquet et al. 2010). Die Heidelberger Arbeitsgruppe berichtete bereits 2003 über einen deutlichen Überlebensvorteil dieser Patientenuntergruppe mit N-Status. Diese Studie konnte jedoch die Frage nicht beantworten, ob die verbesserte Überlebenszeit durch die LAD selbst bedingt war, oder ob der Benefit eher in der angeschlossenen multi-modalen Therapie – aufgrund des exakten Stagings – begründet lag (Pfannschmidt et al. 2003). Die Studien zeigten auch ein weiteres Phänomen: je höher die Anzahl der detektierten und resezierten Lungenmetastasen lag, desto höher war auch die Wahrscheinlichkeit eines Lymphknotenbefalls. Nodal-positive Patienten wiederum hatten die signifikant schlechtere Prognose, so dass mehrere Studien einen positiven Lymphknotenstatus in Kombination mit 3 oder mehr MTS als hoch-signifikant negativen Prognosefaktor herausarbeiten konnten (Veronesi et al 2007; Welter et al. 2007; Bölükbas et al. 2014). Die Lokalisation der Lymphknoteninvasion im Thorax scheint ein weiterer wichtiger Prognosefaktor zu sein. Innerhalb der Gruppe mit N+ geht der Befall mediastinaler Lymphknoten mit einer deutlich schlechteren Prognose einher, als der Befall hilärer Lymphknoten (Renaud et al. 2014; Pfannschmidt et al. 2003).

- **Resümee**

Die Empfehlung für Patienten mit Lungenmetastasen eines kolorektalen Karzinoms lautet damit: bei präoperativ (histologisch) gesicherter, systemisch fortgeschrittener lymphogener intrathorakaler Metastasierung (N1/N2) ist die pulmonale Metastasektomie nicht mehr indiziert. Mediastinale Lymphknoten (N2+) haben eine deutlich schlechtere Prognose als hiläre Lymphknoten (N1+). Eine Übersicht über relevante Studien gibt ◘ Tab. 8.1.

8.2 Nierenzellkarzinom

Die besondere Rolle der Chirurgie bei der Behandlung von Lungenmetastasen eines Nierenzellkarzinoms (NCC) ist gut dokumentiert, die bestmöglichen Voraussetzungen für eine Operation bekannt. Eine solitäre Metastase, metachrones Auftreten, die komplette Resektion und ausreichende Operabilität bilden die Grundpfeiler für ein postoperatives 5-Jahres-Überleben um die 50 % (Meimarakis et al. 2010; Kanzaki et al. 2011; Murthy et al. 2005; Kawashima et al. 2011; Staehler 2011; Chen et al. 2008; Oddsson et al. 2012; Kudelin et al. 2013). Das geringe Ansprechen der Metastasen auf eine systemische

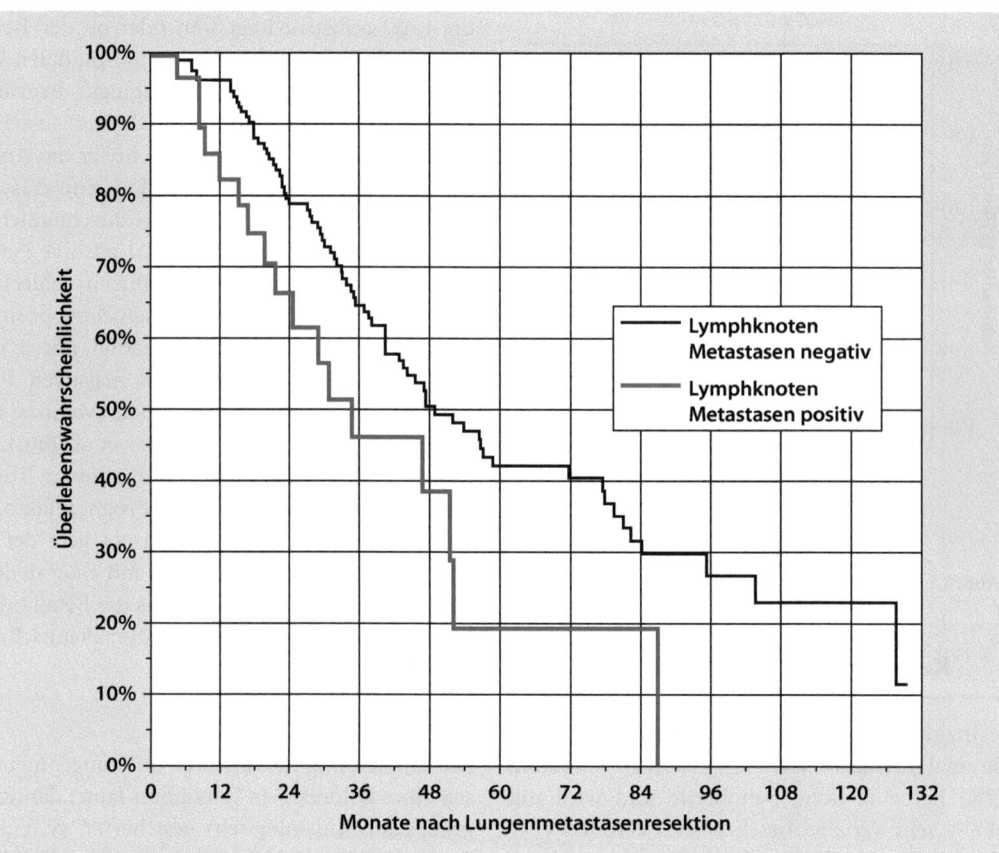

◘ Abb. 8.2 N=133. Adaptiert nach Welter et al. 2007

◘ Tab. 8.1 Relevante Studien zu Patienten mit Lungenmetastasen bei kolorektalem Karzinom

Autor	Jahr	Patienten (n)	med. Überleben N0 vs. N+ (Mon.)	5-Jahres-Überleben N0 vs. N+ (%)	Signifikanz (p-Wert)
Pfannschmidt et al.	2003	167	47,1 vs. 20,2	38,5 vs. 0	0,02
Inoue et al.	2004	89	n.m.	50,8 vs. 19,3	0,004
Welter et al.	2006	169	48,7 vs. 34,7	42,0 vs. 19,2	0,02
Iizasa et al.	2006	76	n.m.	45,1 vs. 15,6	0,07
Saito et al.	2002	138	n.m.	48,5 vs. 0	<0,001
Hamaji et al.	2012	279	n.m.	49,3 vs. 20,7	0,04
Renaud et al.	2014	320	95 vs 42	n.m.	<0,0001
n.d. = nicht dokumentiert					

8.2 · Nierenzellkarzinom

◘ **Tab. 8.2** Relevante Studien seit 2000 mit hilärem/mediastinalem Lymphknotenbefall (LNI) als eigenständigem prognostischen Faktor

Autor	Jahr	n	R0 Resektion (n %)	5-Jahres-Überleben R0 gesamt (in %)	LNI als unabhängiger Prognosefaktor Signifikanz (p)
Pfannschmidt et al.	2002	194	191 (98)	42 (37)	0,0038
Piltz et al.	2002	122	105 (86)	40 (25)	0,0016
Assouad et al.	2007	65	54 (83)	37 (34)	0,0018
Winter et al.	2010	110	97 (88)	62 (n.m.)	< 0,001
Meimarakis et al.	2010	202	175 (87)	45 (39)	0,004
Kudelin et al.	2013	116	108 (93)	n.m. (49)	n.m.
Renaud et al.	2014	122	122 (100)	58 (58)	0,003

n.d. = nicht dokumentiert

Chemotherapie oder eine Bestrahlung führt erwartungsgemäß zu einer entsprechend negativen Gesamtprognose. Das 5-Jahresüberleben für diese Patienten wird mit lediglich 3–11 % angegeben (Renaud et al. 2013). Aber auch gegenüber der Immuntherapie konnte ein therapeutischer Vorteil der chirurgischen Resektion festgestellt werden (Hofmann et al. 2005). Wie aber steht es um die Wertigkeit der systemischen hilären und mediastinalen LAD bei Lungenmetastasen eines Nierenzellkarzinoms?

Die Metastasierungswege des Nierenzellkarzinoms in die Lunge können sowohl hämatogener als auch lymphogener Art sein. Dementsprechend hoch ist der Anteil der Patienten mit pulmonal metastasiertem Nierenzellkarzinom, die bereits bei Diagnosestellung hiläre oder mediastinale Lymphknotenmetastasen aufweisen. Nach Studienlage ist dabei von 30–45 % simultanen thorakalen Lymphknotenmetastasen bei Nachweis von Lungenfiliae auszugehen (Winter et al. 2010; Meimarakis et al. 2011). Das Auftreten von thorakalen Lymphknotenmetastasen scheint dabei völlig autark zu sein. Weder das initiale Tumorstadium des Nierenkarzinoms noch die Anzahl oder Größe der Lungenmetastasen spielen hierbei eine entscheidende Rolle auf die Inzidenz intrathorakaler Lymphknotenmetastasen (Winter et al. 2010). Der negative Einfluss tumorbefallener thorakaler Lymphknoten auf das Überleben ist dabei beachtlich. Vor allem positive Lymphknoten (N+) des Mediastinums sind mit einer deutlich schlechteren Prognose für den Patienten assoziiert. Das mediane Überleben von Patienten mit pulmonalen Metastasen bei Nierenzellkarzinom liegt zwischen 5 und 8 Jahren (54–92 Monate). Liegen positive mediastinale Lymphknotenmetastasen (N2+) vor, sinken die Überlebenschancen auf nur noch knapp die Hälfte (26–29 Monate) (Meimarakis et al. 2011; Pfannschmidt et al. 2002). Bei diesen Patienten (N2+) ist auch durch eine komplette Ausräumung der mediastinalen Lymphknoten kein kurativer Ansatz zur pulmonalen Metastasektomie zu erreichen. Patienten mit bereits präoperativ gesicherten N2+ Lymphknoten sollten von der Lungenmetastasenresektion ausgeschlossen werden. ◘ Tab. 8.2 zeigt relevante Studien seit 2000, in denen ein hilärer oder mediastinaler Lymphknotenbefall (LNI) als eigenständiger prognostischer Faktor herausgearbeitet werden konnte.

- **Resümee**

Empfehlung für Patienten mit Lungenmetastasen eines Nierenzellkarzinoms: bei einem Drittel der

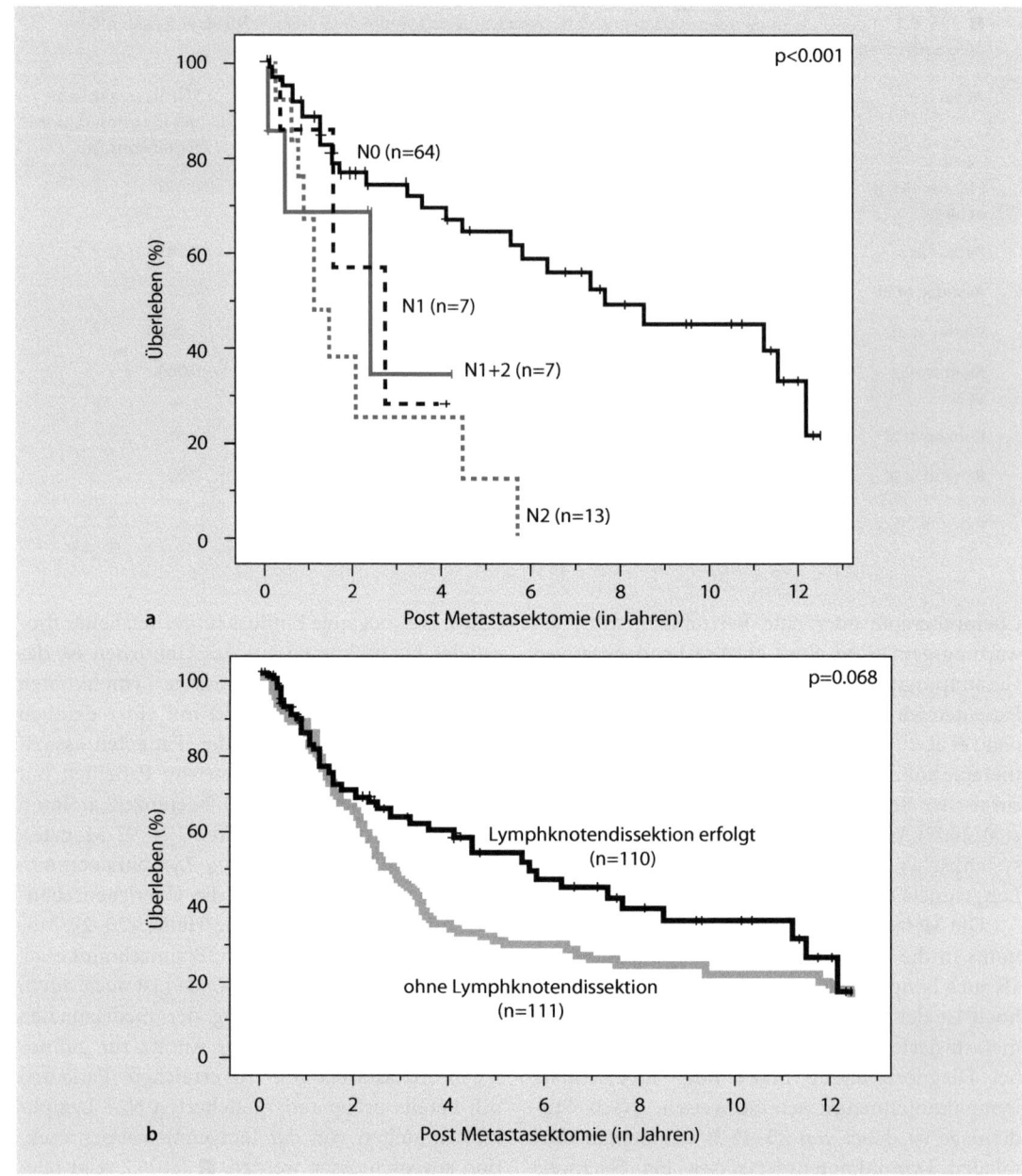

Abb. 8.3 a Überlebenskurven der Patienten mit tumorfreien Lymphknoten (N0), Tumor-positive N1-Lymphknoten positiven N1- und N2-Lymphknoten sowie positiven N2-Lymphknoten; b Überlebenskurven der Patienten mit LAD gegenüber Patienten ohne LAD. Adaptiert nach Winter et al. 2010.

Patienten mit Lungenmetastasen ist bereits mit thorakalen Lymphknotenmetastasen zu rechnen. Mediastinale Lymphknoten (N2+) haben eine deutlich schlechtere Prognose als hiläre Lymphknoten (N1+). Die präoperativ (histologisch) gesicherte mediastinale Metastasierung (N2) stellt eine Kontraindikation zur kurativen pulmonalen Metastasektomie dar (◘ Abb. 8.3).

Zusammenfassung

Prospektive, randomisierte Studien zur Bedeutung der systemischen Lymphadenektomie im Rahmen einer pulmonalen Metastasektomie sind bislang noch nicht abgeschlossen, auf Grund der vorhandenen Datenlage wird jedoch die routinemäßige hiläre und mediastinale Lymphknotenentfernung bei pulmonalen Metastasen des kolorektalen Karzinoms und des Nierenzellkarzinoms dringend empfohlen. Für weitere Tumorentitäten wie z. B. das Osteosarkom liegen ebenfalls tendenzielle Empfehlungen vor.

Der Zeitpunkt der Resektion (synchron oder metachron zur Metastasektomie) oder die technische Variation (mediastinoskopisch, thorakoskopisch, kombiniert oder konventionell) erscheinen dabei nicht entscheidend. Wichtigstes Kriterium bleibt die Radikalität der systemischen LAD. Damit könnte die radikale Lymphadenektomie – analog zu den Prinzipien der systemischen Lymphknotendissektion beim primären Lungenkarzinom – als wichtiger Eckpfeiler der onkologischen Chirurgie großen Einfluss auf die weitere Therapie (staging) und damit auch auf das Gesamtüberleben der Patienten mit Lungenmetastasen haben.

Literatur

Assouad J, Petkova B, Berna P, Dujon A, Foucault C, Riquet M (2007) Renal cell carcinoma lung metastases surgery: pathologic findings and prognostic factors. Ann Thorac Surg 84(4):1114–1120

Bölükbas S, Sponholz S, Kudelin N, Eberlein M, Schirren J (2014) Risk Factors for Lymph Node Metastases and Prognosticators of Survival in Patients Undergoing Pulmonary Metastasectomy for Colorectal Cancer. Ann Thorac Surg pii: S0003-4975(14)00360-9. doi: 10.1016/j.athoracsur.2014.02.026

Chen F, Fujinaga T, Shoji T, Miyahara R, Bando T et al (2008) Pulmonary resection for metastasis from renal cell carcinoma. Interact Cardiovasc Thorac Surg 7(5):825–828

Ercan S, Nichols FC 3rd, Trastek VF, Deschamps C, Allen MS et al (2004) Prognostic significance of lymph node metastasis found during pulmonary metastasectomy for extrapulmonary carcinoma. Ann Thorac Surg 77(5):1786–1791

García-Yuste M, Cassivi S, Paleru C (2010) Thoracic lymphatic involvement in patients having pulmonary metastasectomy: incidence and the effect on prognosis. J Thorac Oncol 5(6 Suppl 2):S166–169

Hamaji M, Cassivi SD, Shen KR, Allen MS, Nichols FC et al (2012) Is lymph node dissection required in pulmonary metastasectomy for colorectal adenocarcinoma? Ann Thorac Surg 94(6):1796–1800.

Hofmann HS, Neef H, Krohe K, Andreev P, Silber RE (2005) Prognostic factors and survival after pulmonary resection of metastatic renal cell carcinoma. Eur Urol 48(1):77–81; discussion 81–82

Iizasa T, Suzuki M, Yoshida S, Motohashi S, Yasufuku K et al (2006) Prediction of prognosis and surgical indications for pulmonary metastasectomy from colorectal cancer. Ann Thorac Surg 82:254–260

Inoue M, Ohta M, Iuchi K, Matsamura A, Ideguchi K et al (2004) Thoracic Surgery Study Group of Osaka University. Benefits of surgery for patients with pulmonary metastases from colorectal carcinoma. Ann Thorac Surg 78(1):238–244

Kanzaki R, Higashiyama M, Fujiwara A, Tokunaga T, Maeda J et al (2011) Long-term results of surgical resection for pulmonary metastasis from renal cell carcinoma: a 25-year single-institution experience. Eur J Cardiothorac Surg 39(2):167–172

Kawashima A, Nakayama M, Oka D, Sato M, Hatano K et al (2011) Pulmonary metastasectomy in patients with renal cell carcinoma: a single-institution experience. Int J Clin Oncol 16(6):660–665

Kudelin N, Bölükbas S, Eberlein M, Schirren J (2013) Metastasectomy With Standardized Lymph Node Dissection for Metastatic Renal Cell Carcinoma: An 11-Year Single-Center Experience. Ann Thorac Surg 96(1):265–271

Loehe F, Kobinger S, Hatz RA, Helmberger T, Loehrs U, Fuerst H (2001) Value of systematic mediastinal lymph node dissection during pulmonary metastasectomy. Ann Thorac Surg 72(1):225–229

Meimarakis G, Angele MK, Schneider C, Weidenhagen R, Kalaitzis N et al (2010) Bedeutung des systematischen Lymphknotendissektion im Rahmen der Resektion pulmonaler Metastasen solider extrapulmonaler Tumoren. Zentralbl Chir 135(6):556–563

Meimarakis G, Angele MK, Staehler M, Clevert DA, Crispin A et al (2011) Evaluation of a new prognostic score (Munich score) to predict long-term survival after resection of pulmonary renal cell carcinoma metastases. Am J Surg 202:158–167

Murthy SC, Kim K, Rice TW, Rajeswaran J, Bukowski R et al (2005) Can we predict long-term survival after pulmonary metastasectomy for renal cell carcinoma? Ann Thorac Surg 79(3):996–1003

Oddsson SJ, Hardarson S, Petursdottir V, Jonsson E, Sigurdsson MI et al (2012) Synchronous pulmonary metastases from renal cell carcinoma – a whole nation study on prevalence and potential resectability. Scand J Surg 101(3):160–165

Pfannschmidt J, Hoffmann H, Muley T, Krysa S, Trainer C, Dienemann H (2002) Prognostic factors for survival after pulmonary resection of metastatic renal cell carcinoma. Ann Thorac Surg 74(5):1653–1657

Pfannschmidt J, Muley T, Hoffmann H, Dienemann H (2003) Prognostic factors and survival after complete resection of pulmonary metastases from colorectal carcinoma: Experiences in 167 patients. J Thorac Cardiovasc Surg 126:732–739

Piltz S, Meimarakis G, Wichmann MW, Hatz R, Schildberg FW, Fuerst H (2002) Long-term results after pulmonary resection of renal cell carcinoma metastases. Ann Thorac Surg 73(4):1082–1087

Renaud S, Alifano M, Falcoz PE, Magdeleinat P, Santelmo N et al (2014) Does nodal status influence survival? Results of a 19-year systematic lymphadenectomy experience during lung metastasectomy of colorectal cancer. Interact Cardiovasc Thorac Surg 18(4):482–487

Renaud S, Falcoz PE, Olland A, Massard G (2013) Should mediastinal lymphadenectomy be performed during lung metastasectomy of renal cell carcinoma? Interact Cardiovasc Thorac Surg 16:525–528

Riquet M, Foucault C, Cazes A, Mitry E, Dujon A et al (2010) Pulmonary resection for metastases of colorectal adenocarcinoma. Ann Thorac Surg 89(2):375–380

Saito Y, Omiya H, Kohno K, Kobayashi T, Itoi K et al (2002) Pulmonary metastasectomy for 165 patients with colorectal carcinoma: A prognostic assessment. J Thorac Cardiovasc Surg 124(5):1007–1013

Staehler M (2011) The role of metastasectomy in metastatic renal cell carcinoma. Nat Rev Urol 8(4):180–181.

Veronesi G, Petrella F, Leo F, Solli P, Maissoneuve P et al (2007) Prognostic role of lymph node involvement in lung metastasectomy. J Thorac Cardiovasc Surg 133(4):967–972

Watanabe I, Arai T, Ono M, Sugito M, Kawashima K et al (2003) Prognostic factors in resection of pulmonary metastases of colorectal adenocarcinoma. Br J Surg 90:1436–1440

Welter S, Jacobs J, Krbek T, Poettgen C, Stamatis G (2007) Prognostic impact of lymph node involvement in pulmonary metastases from colorectal cancer. Eur J Cardio-thorac Surg 31:167–172

Winter H, Meimarakis G, Angele MK, Hummel M, Staehler M et al (2010) Tumor infiltrated hilar and mediastinal lymph nodes are an independent prognostic factor for decreased survival after pulmonary metastasectomy in patients with renal cell carcinoma. J Urol 184(5):1888–189

Lungenmetastasen des kolorektalen Karzinoms

S. Limmer

9.1 Epidemiologie – 86

9.2 Prognosefaktoren – 88
9.2.1 Alter/Geschlecht – 89
9.2.2 Radikalität – 89
9.2.3 Krankheitsfreies Intervall – DFI – 89
9.2.4 Carcinoembryonales Antigen – CEA – 90
9.2.5 Metastasenanzahl, -größe, -lokalisation – 90
9.2.6 Lymphknotenstatus – 91
9.2.7 Initiales Tumorstadium (UICC/Dukes) – 91
9.2.8 Lebermetastasierung – 92
9.2.9 Rezidivmetastasierung – 93

Literatur – 93

Pulmonale Metastasen des kolorektalen Karzinoms sind Ausdruck einer systemischen Tumorerkrankung. Aber sowohl bei synchronen als auch bei metachronen Lungenmetastasen kann deren lokale operative Entfernung für einen Gutteil der Patienten eine potentiell kurative Therapie darstellen. Die Entscheidung über das therapeutische Vorgehen bei Nachweis einer pulmonalen Metastasierung beginnt daher mit der Beurteilung der Resektabilität. Die interdisziplinäre Kombination aus Operation, minimalinvasiven Behandlungsverfahren und (neo)adjuvanter Chemotherapie und bietet insbesondere zur Behandlung kolorektaler Metastasen einen vielversprechenden Ansatz zur Optimierung der onkologischen Therapiekonzepte. Differenzierte chirurgische Therapien, lokale oder systemische Therapien sowie deren Kombination ermöglichen selbst bei Patienten mit primär inoperablen Lungenmetastasen ein Therapieansprechen bis hin zur kurativen Behandlung (Li et al. 2010; Negri et al. 2004). Die Effektivität der zur Verfügung stehenden Therapiemöglichkeiten wird in einem hohen Maße durch eine gezielte Indikationsstellung beeinflusst. Die therapeutische Strategie sowohl bei einer Metastasierung als auch in der Palliativsituation sollte daher immer im Rahmen einer Tumorkonferenz interdisziplinär festgelegt werden.

9.1 Epidemiologie

Das kolorektale Karzinom (KRK) ist hinsichtlich Inzidenz und tumorbezogener Sterberate führend und zählt damit zu den häufigsten Karzinomen in der westlichen Hemisphäre. Das durchschnittliche Erkrankungsalter liegt für Männer bei 71 Jahren, für Frauen bei 75 Jahren. Die Inzidenz des kolorektalen Karzinoms lag in Deutschland 2010 bei 62.400, für das Jahr 2014 ist mit ca. 64.000 Neuerkrankungen zu rechnen (Robert Koch-Institut 2013; Batzler et al. 2008; ◘ Abb. 9.1). Auch in anderen großen Nationen der westlichen Welt wie z. B. den USA ist das kolorektale Karzinom als dritthäufigste maligne Tumorerkrankung und dritthäufigste Krebstodesursache bei beiden Geschlechtern von enormer medizinischer und sozioökonomischer Bedeutung (Jemal et al. 2008). Während die Daten für das primäre kolorektale Karzinom in den westlichen Industrienationen gut dokumentiert sind, sind verlässliche Zahlen über die Häufigkeit kolorektaler Metastasierung nur bedingt verfügbar. In Abhängigkeit von Patientenkollektiven und variablen Spielarten des Metastasennachweises (Bildgebung, histologische Sicherung, klinischer Verdacht) schwanken die Angaben zur Prävalenz international erheblich.

Zum Zeitpunkt der Diagnosestellung sind bereits bei ca. 20–30 % der Patienten Fernmetastasen (synchrone Metastasierung) nachweisbar (Kune et al. 1990); 50 % der Patienten mit KRK werden im Laufe ihrer Erkrankung Fernmetastasen (metachrone Metastasierung) entwickeln, in erster Linie ist hiervon aufgrund ihrer portalvenösen Filterfunktion die Leber betroffen. 10–20 % der Metastasen bilden sich in der Lunge, wobei sich aufgrund des überwiegend cavalen Metastasierungsweges primäre Lungenmetastasen häufiger beim Rektum- als beim Kolonkarzinom entwickeln (Ding et al. 2012). Die Hypothese der cavalen versus der portalen hämatogenen Metastasierung innerhalb des KRK ist in der Literatur nicht unumstritten und nicht endgültig beantwortet. Die höhere Inzidenz von primären Lungenmetastasen beim Rektumkarzinom von 7,2 % gegenüber 1,7 % beim Kolonkarzinom lässt jedoch eine Bevorzugung des cavalen Abflusses beim – speziell tiefsitzenden – Rektumkarzinom vermuten (Tan et al. 2009). Neben der bekannten hämatogenen Metastasierung ist bei dieser Tumorentität aber auch die direkte lymphogene Ausbreitung möglich.

Das Überleben von Patienten mit KRK im unbehandelten Stadium IV (best supportive care) ist schlecht und beträgt im Median lediglich 8 Monate, die 5-Jahresüberlebensrate beträgt lediglich 5 %. (Poon et al. 1989). Durch Einsatz hocheffektiver Chemotherapeutika wie Irinotecan oder Oxaliplatin sowie die Entwicklung von epidermalen (EGFR) oder vaskulären (VEGF) Rezeptorantagonisten kann bei diesen Patienten das mediane Überleben auf 24 Monate gesteigert werden (Cunningham et al. 2004; Giantonio et al. 2006; Saltz et al. 2000). Deutlich längere Überlebensraten sind jedoch durch die retrospektiven Daten von operierten Patienten bekannt.

Es war vor exakt 70 Jahren, als Blalock (1944) erstmalig über die erfolgreiche Resektion einer Lungenmetastase eines kolorektalen Karzinoms be-

9.1 · Epidemiologie

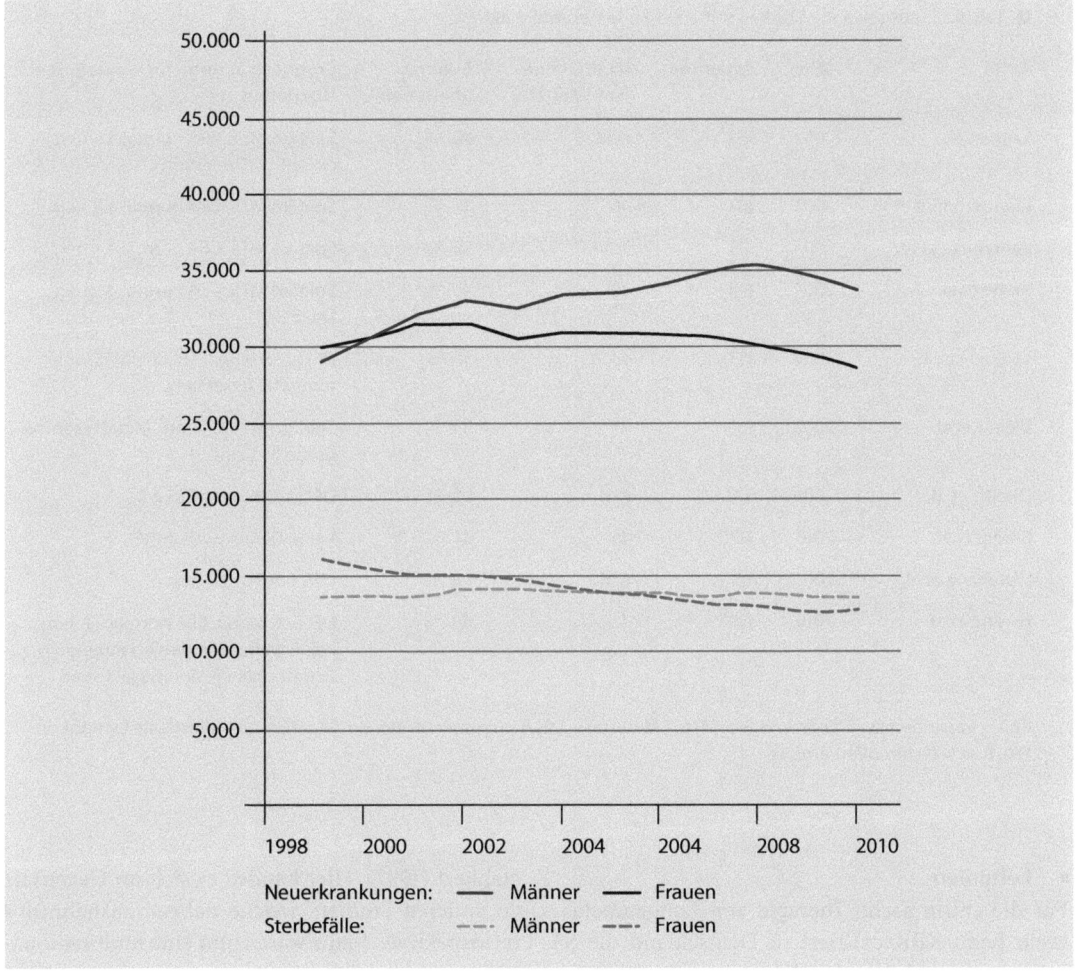

Abb. 9.1 Absolute Zahl der Neuerkrankungs- und Sterbefälle, kolorektales Karzinom. Adaptiert nach Robert Koch-Institut (2013)

richtete. Seitdem hat die chirurgische Entfernung von Metastasen eine stetige technische Weiterentwicklung erfahren und die Thoraxchirurgie ist heute ein elementarer Bestandteil der interdisziplinären Therapie in der Behandlungsstrategie eines pulmonal metastasierten kolorektalen Karzinoms (mKRK). In Kombination mit Chemotherapien, interventionellen Verfahren und Radiatio hat sich auch die ehemals palliative Behandlungsstrategie zunehmend hin zur kurativen Behandlung gewandelt.

Heute sind für Patienten nach kompletter Resektion kolorektaler Lungenmetastasen 5-Jahres- überlebensraten zwischen 32 und 68 % beschrieben (◘ Tab. 9.1). Fiorentino et al. (2010) zeigten in Ihrer aktuellen Metaanalyse von 51 Studien mit insgesamt 3504 Patienten mit Lungenmetastasen eines KRK ein durchschnittliches 5-Jahresüberleben nach Metastasektomie von 54 % für solitäre Metastasen und immerhin noch 37 % bei multipler Metastasierung. Die chirurgische Entfernung von pulmonalen Filiae eines KRK scheint – zumindest für selektionierte Patienten – einen prognostisch hohen Stellenwert zu besitzen.

Tab. 9.1 Ausgewählte Studien seit 2000, Patientenzahl > 100

Autor	Jahr	Patienten	Med. Überleben (Monate)	5-Jahres-überleben	Prognosefaktoren für verlängertes Überleben
Saito et al.	2002	165	n. d.	40 %	Solitäre MTS, CEA normal, LK neg., einseitige Operation
Pfannschmidt et al.	2003	167	40	32 %	Solitäre MTS, CEA normal, LK neg.
Kanemitsu et al.	2004	313	38	38 %	Solitäre MTS, CEA normal, LK neg.
Inoue et al.	2004	128	49	45 %	Solitäre MTS, CEA normal, LK neg., Dukes A
Yedibela et al.	2006	153	43	37 %	DFI (> 36 Mon.), Solitäre MTS, anatomische Resektion
Welter et al.	2007	169	47	39 %	Solitäre MTS, LK neg., Metastasengröße (< 5 cm)
Onaitis et al.	2009	378	n. d.	56 %	DFI (> 12 Mon.), MTS < 3
Riquet et al.	2010	127	45	41 %	Keine Gefäßinvasion (V0)
Watanabe et al.	2009	113	n. d.	68 %	CEA normal, LK neg.
Hwang et al.	2010	125	37	48 %	DFI (> 6 Mon.), CEA normal, LK neg., keine weitere, vorangegangene extrathorakale Metastasektomie

CEA = Carcinoembryonales Antigen; MTS = Metastase, DFI = *disease-free interval*, LK = hiläre/mediastinale Lymphknoten, n. d. = nicht dokumentiert

- **Leitlinien**

Für die chirurgische Therapie von Lungenmetastasen beim KRK existiert in Deutschland die S3 Leitlinie des kolorektalen Karzinoms (2013). Prospektive randomisierte Studien über den Stellenwert der chirurgischen Metastasenresektion existieren nicht. Der Nutzen einer Metastasektomie wurde von Vertretern nicht-chirurgischer Fächer oftmals angezweifelt, da die Patienten zumeist basierend auf individueller Therapieentscheidung operiert wurden und die Prognose dieser Patienten ohne Operation weder vorhergesagt noch jemals in einer randomisierten Studie ermittelt werden konnte. Der Beweis, dass mittels vollständiger Entfernung aller nachweisbarer Metastasen tatsächlich eine Lebensverlängerung zu erzielen ist, konnte aufgrund fehlender Studien letztendlich nicht erbracht werden (Erhunmwunsee u. D´Amico 2009). In der Absicht, die Rationale und den Stellenwert der Lungenmetastasenchirurgie zu untermauern, wurde 1991 das *International Registry of Lung Metastases* etabliert (1997). Hier handelt es sich im Gegensatz zu anderen Studien, welche nahezu ausnahmslos retrospektiver Natur waren, um eine multinationale prospektiv angelegte Studie mit insgesamt 5206 Patienten. Trotz histologisch heterogenem Kollektiv (Karzinom, Sarkom, Melanom) und fehlender Kontrollgruppe waren die Ergebnisse dieser europäischen Studie eindeutig: radikal operierte Patienten (R0) mit einem tumorfreiem Intervall > 36 Monaten und einem solitären Lungenherd hatten signifikant längere Überlebenszeiten. Das 5-Jahresüberleben in diesem Kollektiv lag bei 36 %.

9.2 Prognosefaktoren

Welche Patienten sind nun für eine pulmonalen Metastasektomie geeignet und welche Prognosefaktoren gibt es? In einem systematischen Review von Pfannschmidt et al. konnten in einer Mehrzahl der untersuchten Studien übereinstimmend nur die

9.2 · Prognosefaktoren

präoperativen CEA-Werte als unabhängiger prognostischer Faktor identifiziert werden, die Angaben zur prognostischen Relevanz der präoperativen Anzahl der Metastasen waren inkonsistent, zeigten aber einen Trend zu einem Überlebensvorteil bei singulärer Metastasierung (Pfannschmidt et al. 2007). Weitere mögliche Einflussfaktoren wie das krankheitsfreie Intervall, die Metastasenanzahl, die Verteilung oder Größe der Metastasen oder das initiale Tumorstadium haben sich hinsichtlich ihrer prognostischen Aussagekraft in dieser Untersuchung nicht bestätigt (Onaitis et al. 2009; Kanemitsu et al. 2004). Nachfolgend sollen die häufigsten Prognosefaktoren beim pulmonal metastasierten kolorektalen Karzinom (mKRK) im Einzelnen besprochen werden.

9.2.1 Alter/Geschlecht

In allen größeren Studien (Fallzahl > 40) seit dem Jahr 2000 hat sich das Geschlecht als kein eigenständiger Prognosefaktor herausgestellt. Die Überlebenswahrscheinlichkeiten werden für Frauen und Männer übereinstimmend als identisch angesehen. Ähnlich verhält es sich mit dem Alter der Patienten. Studien mit großen Patientenzahlen haben weder in uni- noch in multivarianten Analysen einen prognostischen Einfluss des Patientenalters zeigen können. Hiervon abweichend existiert bis dato nur eine einzige Studie, die einen Überlebensvorteil für ältere Patienten (> 60 Jahre) berichtete (Iizasa et al. 2006). Alter und Geschlecht stellen nach gängiger Lehrmeinung keinen eigenständigen Prognosefaktor dar.

9.2.2 Radikalität

Die Radikalität der Metastasektomie ist unbestritten der Prognosefaktor Nummer 1. In allen relevanten publizierten Arbeiten konnte ein signifikant verlängertes Überleben für Patienten mit radikaler Resektion der Lungenmetastasen bestätigt werden (Borasio et al.2011; Melloni et al. 2006; Moore u. McCaughan 2001). Der bei der Operation einzuhaltende Sicherheitsabstand bei der Metastasektomie sollte allseits mindestens 5 mm betragen. Die Resektionstechnik muss hierbei entsprechend angepasst werden, um die Radikalität zu gewährleisten (▶ Kap. 6). Sollte eine radikale Entfernung aller Filiae technisch nicht erreicht werden können, verringert sich das 5-Jahresüberleben bei einer R1 oder R2-Situation signifikant. Die radikale Entfernung der Lungenmetastasen stellt somit eine *conditio sine qua non* für die operative Therapie dieser Patienten dar. Ist eine Radikalität aus technischen oder funktionellen Gründen nicht möglich, ist von der gesamten Operation abzusehen. Eine Operationsstrategie, die lediglich auf ein Tumordebulking oder eine R2-Resektion abzielt, stellt für den Patienten keinerlei Überlebensvorteil dar und ist abzulehnen.

9.2.3 Krankheitsfreies Intervall – DFI

Das International Registry of Lung Metastases der European Society of Thoracic Surgeons (ESTS) hatte 1997 erstmalig über einen Überlebensvorteil für Patienten berichtet, die nach ihrer Primäroperation 3 Jahre und länger ohne pulmonale Metastasierung waren (Pastorino et al. 1997). Dieser Trend Studien für ein tendenziell verlängertes postoperatives Überleben bei verlängertem DFI ist inzwischen in zahlreichen Studien beschrieben worden. Das tumorfreie Intervall schwankt dabei zwischen 12, 36 oder gar 60 Monaten (Rena et al. 2002; Yedibela et al. 2006; Lin et al. 2009; Takakura et al. 2010). Ein derart langes tumorfreies Intervall begründet sich auch aus einer niedrigen biologischen Aktivität des Tumors (TDT – Tumor doubling time). Entsprechend reduziert ist die zu erwartende Überlebenswahrscheinlichkeit dagegen bei einem sehr aggressiven, schnell wachsenden Tumor. Viele Studien konnten einen Zusammenhang zwischen verlängertem DFI und Überlebensvorteil aber trotz hoher Patientenzahlen nicht nachweisen, sodass die prognostische Wertigkeit des DFI zwischen der primären Tumorresektion und dem Auftreten von Lungenmetastasen weiterhin unklar bleibt (Kanemitsu et al. 2004; Iizasa et al. 2006; Borasio et al.2011; Melloni et al. 2006; Moore u. McCaughan 2001; Rena et al. 2002; Higashiyama et al. 2003; Kayser et al. 2002; Lee et al. 2007; Pfannschmidt et al. 2003; Saito et al. 2002; Sakamoto et al. 2001; Shiono et al. 2005; Vogelsang et al. 2004; Wang et al. 2002;

Welter et al. 2007; Headrick et al. 2001; Kobayashi et al.1999; Ike et al. 2002). Die Indikation zur Metastasektomie sollte deshalb nicht alleine in Abhängigkeit des DFI getroffen werden. Eine kurz nach der Primärresektion neu aufgetretene Lungenmetastase (DFI < 12 Monaten) stellt nach aktueller Literatur keine Kontraindikation zur Resektion dar.

9.2.4 Carcinoembryonales Antigen – CEA

Der Serumspiegel von Carcinoembryonalem Antigen (CEA) ist im Verlauf der Tumorerkrankung KRK ein wichtiger Indikator. Das CEA-Serumlevel lässt direkte Rückschlüsse auf die absolute Tumormasse zu und ist somit ein idealer Verlaufsparameter zur Erkennung eines Tumorrezidivs (Takakura et al. 2010). In allen Arbeiten zu Lungenmetastasen bei KRK wurde das CEA präoperativ gemessen. Dabei zeigte sich zwar ein verbessertes 5-Jahreüberleben für Patienten mit normalem CEA-Spiegel (23–80 %), Patienten mit einem erhöhtem CEA Level hatten aber ebenfalls ein 5-Jahresübeleben von bis zu 53 % (Lee et al. 2007; Rama et al. 2009). Ein erhöhter Serum-CEA-Spiegel ist darum in keiner Weise geeignet, Patienten eine Lungenoperation zu verwehren. Eine solitäre große Metastase kann aufgrund der Tumormasse eine weitaus höhere CEA-Expression verursachen als multiple kleine Lungenmetastasen. Der Rückschluss eines hohen CEA-Spiegels auf die (In)Operabilität ist deshalb nicht statthaft. Ebenso wenig stellt ein hohes CEA eine Kontraindikation zur Lungenresektion dar (Gutmann u. Fidler 1995; Hammarstrom 1999).

CEA ist für die Verlaufskontrolle zur frühzeitigen Metastasendetektion geeignet. Erhöhte CEA-Level im Serum stellen keine Kontraindikation zur Lungenresektion dar.

9.2.5 Metastasenanzahl, -größe, -lokalisation

Die technischen Daten einer resezierten Lungenmetastase und deren Aufarbeitung gehören zum Standardrepertoire einer wissenschaftlichen Aufarbeitung von Lungenmetastasen. Größe, Anzahl und Verteilungsmuster der Lungenmetastasen sind in allen publizierten Arbeiten mehr oder weniger ausführlich beschrieben. Entsprechend variabel sind die Einteilungen der Lungenmetastasen bezüglich einer Prognoserelevanz.

Die häufigste Unterscheidung wird zwischen einem solitären Lungenherd und multiplen Lungenmetastasen getroffen (wobei unter dem Begriff »multipel« alle Zahlen größer als eins subsummiert werden). Eine einzelne Metastase der Lunge scheint – ähnlich der einzelnen Metastase der Leber – beim mKRK prognostisch von Vorteil für den Patienten zu sein (Saito et al. 2002; Lee et al. 2007; Shiono et al. 2005; Rama et al. 2009; Chen et al. 2009). Andererseits zeigen zahlreiche Studien, dass auch bei Patienten mit multipler Metastasierung die Resektion durchgeführt werden sollte, solange die Radikalität der Resektion gegeben ist(Melloni et al. 2006; Moore u. McCaughan 2001; Rena et al. 2002; Lee et al. 2007; Pfannschmidt et al. 2003; Saito et al. 2002; Vogelsang et al. 2004; Wang et al. 2002; Headrick et al. 2001; Kobayashi et al.1999; Ike et al. 2002). Zusammenfassend lässt sich sagen, dass eine solitäre Metastase für die Prognose des Patienten günstig ist, mehrere Metastasen aber keine Kontraindikation zur radikalen Resektion darstellen.

Neben der Anzahl der Lungenmetastasen wird auch immer wieder die Bedeutung der absoluten Größe (max. Durchmesser) der resezierten Metastase diskutiert. Die zugrunde liegenden Größenangaben sind je nach Studie sehr individuell gewählt (range von 10–50 mm) und erlauben deshalb keine allgemeine Aussage. Nur wenige Studien konnten den maximalen Metastasendurchmesser als eigenständigen Prognosefaktor abbilden. Hier verringerte ein Durchmesser von > 30 bzw. 37,5 mm das Überleben signifikant (Iizasa et al. 2006; Vogelsang et al. 2004). Alle übrigen relevanten Studien konnten keinen Überlebensvorteil im Zusammenhang mit der Metastasengröße zeigen.

In nahezu allen publizierten Untersuchungen ist auch ein eventueller prognostischer Wert einer unilateralen versus einer bilateralen pulmonalen Metastasierung untersucht worden. Aber nur 2 Studien ist es bis dato gelungen, den einseitigen Befall als eigenständigen günstigen Prognosefaktor zu bestätigen (Chen et al. 2009; Inoue et al. 2004) Ob sich die schlechtere Prognose für Patienten mit

9.2 · Prognosefaktoren

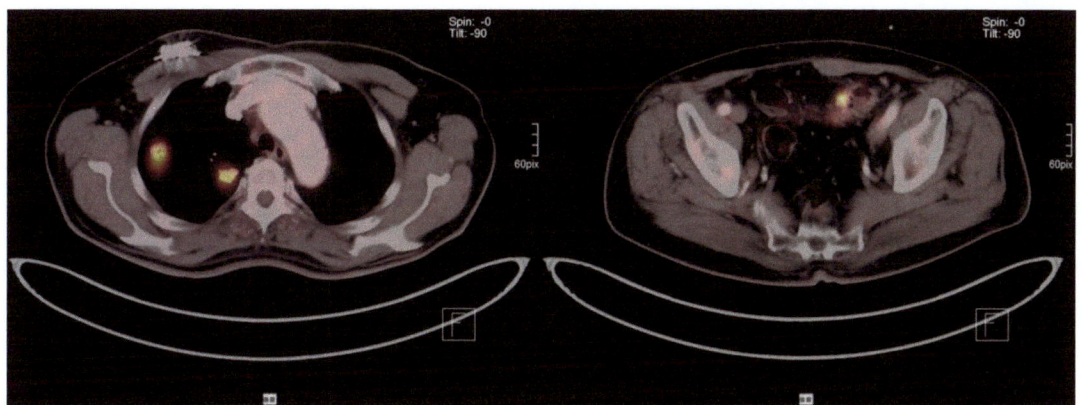

Abb. 9.2 2 PET-CT, koronare Schichtung; simultane Lungenmetastasen im rechten Oberlappen (2×) sowie Lymphknotenmetastasen perisigmoidal bei Zustand nach Hemikolektomie *(links)* und bei Zoekumkarzinom *(rechts)*

beidseitigen Metastasen wirklich ausschließlich auf das bilaterale Befallsmuster gründet, muss aufgrund der Einzelergebnisse aber hinterfragt werden.

Weiterhin gilt, dass Lungenmetastasen eines KRK entfernt werden sollten solange die technische und funktionelle **Resektabilität** gegeben ist. Solitäre Lungenmetastasen haben einen prognostischen Vorteil gegenüber multiplen Metastasen. Multiple oder bilaterale Lungenmetastasen stellen aber keine Kontraindikation zur OP dar. Der Durchmesser der resezierten Metastase hat keine Einfluss auf das Überleben.

9.2.6 Lymphknotenstatus

Ein Befall hilärer oder mediastinaler Lymphknoten ist in den letzten Jahren als signifikant prognostischer Faktor bei Patienten mit mKRK herausgearbeitet worden. Ein Befall hilärer (N1) oder mediastinaler (N2) Lymphknoten reduziert das Überleben dieser Patienten deutlich. Zur ausführlichen Besprechung des mediastinalen Lymphknotenstatus bei der pulmonalen Metastasektomie ▶ Kap. 8.

9.2.7 Initiales Tumorstadium (UICC/ Dukes)

Lungenmetastasen scheinen beim Rektumkarzinom gegenüber dem Kolonkarzinom häufiger aufzutreten (s. o.). Bezüglich des Überlebens nach Metastasektomie hat sich jedoch kein prognostischer Vorteil in Bezug auf die topographische Lage des Primarius ergeben. Kolon- und Rektumkarzinom können bezüglich des Survivals als kolorektales Karzinom (KRK) zusammengefasst werden. Nicht ganz so eindeutig zu beantworten ist die Frage, ob das initiale Tumorstadium (nach *UICC* oder *Dukes*) Einfluss auf das Gesamtüberleben von Patienten mit mKRK hat. Da ein höheres Tumorstadium *per se* mit einem verringerten Overallsurvival (OS) einher geht, lässt sich die Wertigkeit einer isolierten oder kombinierten pulmonalen Metastasierung nicht abgrenzen. 2 Studien konnten in der Multivarianzanalyse einen Überlebensvorteil für Patienten mit initialem Stadium I/II gegenüber Stadium III/IV (Melloni et al. 2006; Inoue et al. 2004) zeigen, während 5 Studien keinerlei diesbezüglichen Zusammenhang herstellen konnten (Kanemitsu et al. 2004; Borasio et al. 2011; Moore u. McCaughan 2001; Hwang et al. 2010; Landes et al. 2010). Die Frage nach der initialen Tumorausdehnung als eigenständigem Prognosefaktor für das Gesamtüberleben nach einer pulmonalen Metastasektomie lässt sich momentan nicht ausreichend beantworten (**Abb. 9.2**).

Lungenmetastasen treten häufiger beim Rektumkarzinom als beim Kolonkarzinom auf. Das Gesamtüberleben nach Metastasektomie ist unabhängig von der primären Tumorlokalisation.

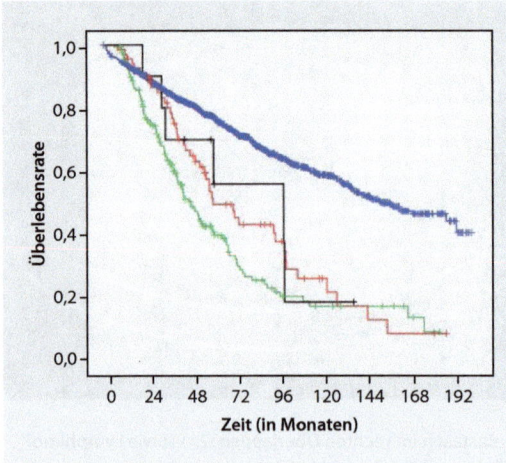

◘ Abb. 9.3 Überlebenskurven von Patienten mit operierten Leber- und Lungenmetastasen eines kolorektalen Karzinoms; alle Patienten mit res. KRK (blaue Linie), res. Lebermetastasen (grüne Linie), res. Lungenmetastasen (rote Linie) und kombinierten res. Leber- und Lungenmetastasen (schwarze Linie). Quelle: Limmer et al. 2010

9.2.8 Lebermetastasierung

Leber- und Lungenmetastasen sind die häufigsten Lokalisationen des mKRK. Oftmals steht Patienten nach der kolorektalen Resektion und der Leberoperation im Verlauf ihrer Erkrankung ein dritter Eingriff bevor, nämlich die Lungenresektion. Die Bereitschaft sowohl der behandelnden Ärzte als auch der Patienten für weitere chirurgische Eingriffe sinkt erfahrungsgemäß mit der Zahl der Operationen. Eine wie auch immer geartete Therapie ist für diese Patienten jedoch zwingend, denn unbehandelt beträgt die Lebenserwartung bei mKRK nur wenige Monate (Scheithauer et al. 1993). Der Stellenwert der Chirurgie bei der hepato-pulmonalen Metastasierung (HPM) hat sich in den letzten Jahren deutlich geändert. Durch die Kombination aus (neo)adjuvanter Chemotherapie und lokaler Therapie (Resektion, Ablation) können Lebermetastasen eines KRK oft exzellent beherrscht werden. Auch wird die Prognose eines Patienten mit Lungenmetastasen durch eine vorangegangene Lebermetastasierung nicht beeinflusst (Saito et al. 2002; Kobayashi et al.1999; Lehnert et al. 1999). Die berichteten 5-Jahresüberlebensraten von Patienten mit resezierten hepato-pulmonalen Metastasen (HPM) liegen zwischen 11 und 56 % und sind mit denen einer isolierten Lungenmetastasierung identisch (Welter et al. 2007; Ike et al. 2002; Limmer et al. 2010; Regnard et al. 1998). Interessanterweise profitieren diese Patienten in der Literatur nicht nur durch dieses hochaggressive chirurgische Vorgehen, das Überleben für Patienten mit resezierten Leber- **und** Lungenmetastasen ist demjenigen einer isolierten Leber- **oder** Lungenmetastasierung sogar als verlängert beschrieben. Hier scheinen sich aber die strenge Patientenselektion und der Effekt der modernen Chemotherapeutika widerzuspiegeln (Limmer et al. 2010; ◘ Abb. 9.3).

Als prognostisch günstige Konstellation ergab sich in der bis jetzt größten Studie mit 131 Patienten die Kombination aus:

zeitlicher Mindestabstand zwischen Leber und Lungenbefall > 1 Jahr,
1. solitäre Lebermetastase und
2. Patienten jünger als 55 Jahre (Miller et al. 2007).

Für die Entwicklung von Lungenmetastasen und das Gesamtüberleben scheint die Chronologie der Lebermetastasierung ohne Einfluss zu sein. Ob zunächst die Leber oder die Lunge betroffen ist, bleibt ohne Einfluss auf das Überleben. Auch die gleichzeitige Metastasierung (synchron) verschlechtert die Prognose nicht und stellt somit keinesfalls eine Kontraindikation zur OP dar (Neeff et al. 2009; Shah et al. 2006). Bei alle diesen Studien handelte es sich zwar um retrospektive Analysen mit oft hochselektionierten Patienten, keine einzige dieser Studien zeigte jedoch einen prognostischen Nachteil für Lungenpatienten durch eine Lebermetastasierung. Entgegen der Palliativsituation einer multilokulären Metastasierung stellt die synchrone oder metachrone Lebermetastasierung keine Kontraindikation zur Resektion pulmonaler Filiae mehr dar. Zur Systematik und Therapie der hepato-pulmonalen Metastasierung ▶ Kap. 18.

Synchrone oder metachrone Lebermetastasen sind keine Kontraindikation zur Lungenmetastasen-resektion bei mKRK und stellen keinen eigenständigen negativen Prognosefaktor dar.

9.2.9 Rezidivmetastasierung

Nach einer Metastasenbehandlung ist das Auftreten von erneuten Lungenmetastasen beim mKRK ein bekanntes Phänomen. Etwa 2/3 der Patienten müssen nach pulmonaler Metastasektomie mit weiteren Fernmetastasen rechnen, die Hälfte davon erneut in der Lunge (Mori et al. 1991). Die Rezidivmetastasierung bestimmt bei diesen Patienten letztendlich die Prognose, stellt sie doch die häufigste Todesursache dar. In den allermeisten Fällen werden diese Patienten bei einem erneuten Auftreten von Lungenmetastasen einer systemischen Chemotherapie zugeführt. Daneben existiert aber auch eine kleine, fein selektionierte Gruppe von Patienten, bei denen eine Re-Metastasektomie erstaunliche Ergebnisse zeigt. Die 5-Jahresüberleben dieser Patienten ist nach der Rezidivmetastasektomie identisch der Überlebenswahrscheinlichkeit nach der 1. Lungenoperation (Kim et al. 2008; Park et al. 2010). Wiederholte Re-Operationen scheinen hier also keinen negativen prognostischen Wert zu haben. Auch hinsichtlich Morbidität und Mortalität ist eine Rezidivoperation gut zu vertreten. Die Komplikationshäufigkeit eines Zweit- oder Dritteingriffes ist gegenüber der primären Lungenoperation nicht erhöht (Welter et al. 2007).

Die bis jetzt publizierten Daten sind in der Anzahl noch gering, stimmen von den Resultaten aber durchaus hoffnungsvoll. Wiederholte pulmonale Metastasektomien (*repeat resection* oder *redo*) zeigten bei selektionierten Patienten keinen negativen Einfluss auf das Überleben. Solange die Lunge das einzige Organ der Metastasierung bleibt, profitieren die Patienten auch von mehrfachen Re-Metastasektomien (Welter et al. 2007; Limmer et al. 2010).

Die Re-Metastasektomie beim mKRK ist mit niedriger Morbidität und Mortalität durchführbar. Die bisherigen Daten stellen für selektionierte Patienten eine Alternative zur Chemotherapie dar.

> **Zusammenfassung**
> - Die chirurgische Resektion von Lungenmetastasen wird zunehmend in kurativer Intention durchgeführt.
> - Synchrone oder metachrone Lebermetastasierung stellt keine Kontraindikation zur Lungenresektion dar.
> - Den höchsten Benefit haben Patienten mit isolierter solitärer Lungenmetastase, normalem präoperativem Serum CEA und tumorfreien hilären/mediastinalen Lymphknoten.
> - Adjuvante Kombinationschemotherapien (5-FU, Oxaliplatin, Irinotecan) bieten einen zusätzlichen Überlebensvorteil.
> - Es existieren gute Langzeitergebnisse für hochselektionierte Patienten, wenngleich ein langes tumorfreies Überleben die Ausnahme darstellt.

Literatur

Batzler WU, Giersiepen K, Hentschel S et al (2008) Häufigkeiten und Trends. In: Krebs in Deutschland 2003–2004 (Volume 6). Robert Koch-Institut und die Gesellschaft der epidemiologischen Krebsregister in Deutschland e.V. (Hrsg), Berlin 1–112

Blalock A (1944) Recent advances in surgery. N Engl J Med 231:261–267

Borasio P, Gisabella M, Bille A, Righi L, Longo M et al (2011) Role of surgical resection in colorectal lung metastases: analysis of 137 patients. Int J Colorec Dis 26(2):183–190

Chen F, Hanaoka N, Sato K, Fujinaga T, Sonobe M et al (2009) Prognostic factors of pulmonary metastasectomy for colorectal carcinomas. World J Surg 33(3):505–511

Cunningham D, Humblet Y, Siena S, Khayat D, Bleiberg H et al (2004) Cetuximab monotherapy and cetuximap plus irinotecan in irinotecan-refractory metastatic colorectal cancer. N Engl J Med 351(4):337–345

Ding P, Liska D, Tang P, Shia J, Saltz L et al (2012) Pulmonary recurrence predominates after combined modality therapy for rectal cancer: an original retrospective study. Ann Surg 256(1):111–116

Erhunmwunsee L, D´Amico TA (2009) Surgical management of pulmonary metastases. Ann Thorac Surg 88(6):2052–2060

Fiorentino F, Hunt I, Teoh K et al (2010) Pulmonary metastasectomy in colorectal cancer: a systematic review and quantitative synthesis. J R Soc Med 103(2):60–66

Giantonio BJ, Levy DE, O´Dwyer PJ, Meropol NJ, Catalano PJ, Benson AB 3rd (2006) A phase II study of high-dose bevacizumab in combination with irinotecan, 5-fluorouracil, leucovorin, as initial therapy for advanced colorectal cancer: results from the Eastern

Cooperative Oncology Group Study E2200. Ann Oncol 17(9):1399–1403

Gutmann M, Fidler IJ (1995) Biology of human colon cancer metastasis. World J Surg 19(2):226–234

Hammarstrom S (1999) The carcinoembryonic antigen (CEA) family: structures, suggested functions and expression in normal and malignant tissues. Semin Cancer Biol 9(2):67–81

Headrick JR, Miller DL, Nagorney DM et al (2001) Surgical treatment of hepatic and pulmonary metastases from colon cancer. Ann Thorac Surg 71(3):975–979

Higashiyama M, Kodama K, Higaki N, et al (2003) Surgery for pulmonary metastases from colorectal cancer: the importance of prethoracotomy serum carcinoembryonic antigen as an indicator of prognosis. Jpn J Thorac Cardiovasc Surg 51(7):289–296

Hwang MR, Park JW, Kim DY, Chang HJ, Kim SY et al (2010) Early intrapulmonary recurrence after pulmonary metastasectomy related to colorectal cancer. Ann Thorac Surg 90(2):398–404

Iizasa T, Suzuki M, Yoshida S, Motohashi S, Yasufuku K et al (2006) Prediction of prognosis and surgical indications for pulmonary metastasectomy from colorectal cancer. Ann Thorac Surg 82(1):254–260

Ike H, Shimada H, Ohki S, Togo S, Yamaguchi S, Ichikawa Y (2002) Results of aggressive resection of lung metastases from colorectal carcinoma detected by intensive follow-up. Dis Colon Rectum 45(4):468–473

Inoue M, Ohta M, Iuchi K, Matsumura A, Ideguchi K et al (2004) Benefits of surgery for patients with pulmonary metastases from colorectal carcinoma. Ann Thorac Surg 78(1):238–244

Jemal A, Siegel R, Ward E et al (2008) Cancer statistics, 2008. CA Cancer J Clin 58(2):71–96

Kanemitsu Y, Kato T, Hirai T, Yasui K (2004) Preoperative probability model for predicting overall survival after resection of pulmonary metastases from colorectal cancer. Br J Surg 91(1):112–120

Kayser K, Zink S, Andre S, et al (2002) Primary colorectal carcinomas and their intrapulmonary metastases: clinical, glyco-, immuno-, and lectin histochemical, nuclear and syntactic structure analysis with emphasis on correlation with period of occurrence and survival. APMIS 110(6):435–446

Kim AW, Faber LP, Warren WH et al (2008) Repeat pulmonary resection for metachronous colorectal carcinoma is beneficial. Surgery 144(4):712–717

Kobayashi K, Kawamura M, Ishihara T (1999) Surgical treatment for both pulmonary and hepatic metastases from colorectal cancer. J Thorac Cardiovasc Surg 118(6):1090–1096

Kune GA, Kune S, Field B et al (1990) Survival in patients with large-bowel cancer. A population-based investigation from the Melbourne colorectal cancer study. Dis Colon Rectum 33:938–946

Landes U, Robert J, Perneger T, Mentha G, Ott V et al (2010) Predicting survival after pulmonary metastasectomy for colorectal cancer: previous liver metastases matter. BMC Surg 3(10):17

Lee WS, Yun SH, Chun HK et al (2007) Pulmonary resection for metastases from colorectal cancer: prognostic factors and survival. Int J Colorectal Dis 22(6):699–704

Lehnert T, Knaebel HP, Dück M, Bülzebruck H, Herfarth C (1999) Sequential hepatic and pulmonary resections for metastatic colorectal cancer. Br J Surg 86:241–243

Li WH, Peng JJ, Xiang JQ, Chen W, Cai SJ, Zhang W (2010) Oncological outcome of unresectable lung metastases without extrapulmonary metastases in colorectal cancer. World J Gastroenterol 16(26):3318–3324

Limmer S, Oevermann E, Killaitis C et al (2010) Sequential surgical resection of hepatic and pulmonary metastases from colorectal cancer. Langenbecks Arch Surg 395(8):1129–1138

Lin Br, Chang TC, Lee YC, Lee PH, Chang KJ, Liang JT (2009) Pulmonary resection for colorectal cancer metastases: duration between cancer onset and lung metastasis as an important prognostic factor. Ann Surg Oncol 16(4):1026–1032

Melloni G, Doglioni C, Bandiera A, Carretta A, Ciriaco P et al (2006) Prognostic factors and analysis of microsatellite instability in resected pulmonary metastases from colorectal carcinoma. Ann Thorac Surg 81(6):2008–2013

Miller G, Biernacki P, Kemeny NE, Gonen M, Downey R, Jarnagin WR, et al. Outcomes after resection of synchronous or metachronous hepatic and pulmonary colorectal metastases. J Am Coll Surg 2007 205(2):231–238

Moore KH, McCaughan BC (2001). Surgical resection for pulmonary metastases from colorectal cancer. ANZ J Surg 71(3):43–46

Mori M, Tomoda H, Ishida T, Kido A, Shimono R et al (1991) Surgical resection of pulmonary metastases from colorectal adenocarcinoma. Special reference to repeated pulmonary resections. Arch Surg 126(19):1297–1301

Neeff H, Horth W, Makowiec F, Fischer E, Imdahl A et al (2009) Outcome after resection of hepatic and pulmonary metastases of colorectal cancer. J Gastrointest Surg 13(10):1813–1820.

Negri F, Musolino A, Cunningham D, Pastorino U, Ladas G, Norman AR (2004) Retrospective study of resection of pulmonary metastases in patients with advanced colorectal cancer: the development of a preoperative chemotherapy strategy. Clin Colorectal Cancer 4(2):101–106

Onaitis MW, Petersen RP, Haney JC, et al (2009) Prognostic factors for recurrence after pulmonary resection of colorectal cancer metastases. Ann Thorac Surg 87(6):1684–1688

Park JS, Kim HK, Choi YS et al (2010) Outcomes after repeated resection for recurrent pulmonary metastases from colorectal cancer. Ann Oncol 21(6):1285–1289

Pastorino U, Buyse M, Godehard F et al (1997) Long-term results of lung metastasectomy. Prognostic analyses based on 5206 cases. J Thorac Cardiovasc Surg 113:37–49

Pfannschmidt J, Dienemann H, Hoffmann H (2007) Surgical resection of pulmonary metastases from colorectal cancer: a systematic review of published series. Ann Thorac Surg 84:324–338

Pfannschmidt J, Muley T, Hoffmann H, Dienemann H (2003) Prognostic factors and survival after complete resection of pulmonary metastases from colorectal carcinoma: experiences in 167 patients. J Thorac Cardiovasc Surg 126(3):732–739

Poon MA, O´Connell J, Moertel CG, Wieand HS, Cullinan SA et al (1989) Biochemical modulation of fluorouracil: evidence of significant improvement of survival and quality of life in patients with advanced colorectal carcinoma. J Clin Oncol 7(10):1407–1418

Rama N, Monteiro A, Bernardo JE, Eugenio L, Antunes MJ (2009) Lung metastases from colorectal cancer: surgical resection and prognostic factors. Eur J Cardio Thorac Surg 35(3):44–49

Regnard JF, Grunenwald D, Spaggiari L, Girard P, Elias D et al (1998) Surgical treatment of hepatic and pulmonary metastases from colorectal cancers. Ann Thorac Surg 66(1):214–218

Rena O, Casadio C, Viano F, Cristofori R, Ruffini E et al (2002) Pulmonary resection for metastases from colorectal cancer: factors influencing prognosis. Twenty-year experience. Eur J Cardiothorac Surg 21(5):906–912

Riquet M, Foucault C, Cazes A et al (2010) Pulmonary resection for metastases of colorectal adenocarcinoma. Ann Thorac Surg 89(2), 375–380

Robert Koch-Institut, epidemiologisches Krebsregister in Deutschland e.V. (Hrsg) (2013) Krebs in Deutschland 2009/2010. 9. Ausg. Berlin, S. 36–40

S3-Leitlinie Kolorektales Karzinom (2013) Deutsche Krebsgesellschaft, Deutsche Krebshilfe, AWMF. ▶ http://leitlinienprogramm-onkologie.de/Leitlinien.7.0.html

Saito Y, Omiya H, Kohno K et al (2002) Pulmonary metastasectomy for 165 patients with colorectal carcinoma: a prognostic assessment. J Thorac Cardiovasc Surg 124, 1007–1013

Sakamoto T, Tsubota N, Iwaaga K, Yuki T, Matsuoka H, Yoshimura M (2001) Pulmonary resection for metastases from colorectal cancer. Chest 119(4):1069–1072

Saltz LB, Cox JV, Blanke C, Rosen LS, Fehrenbacher L et al (2000) Irinotecan plus fluorouracil and leucovorin for metastatic colorectal cancer. Irinotecan Study Group. N Engl J Med 343(13):905–914

Scheithauer W, Rosen H, Kornek GV, Sebesta C, Deoisch D (1993) Randomised comparison of combination chemotherapy plus supportive care with supportive care alone in patients with metastatic colorectal cancer. BMJ 306(6880):752–755

Shah SA, Haddad R, Al-Sukhni W, Kim RD, Greig PD et al (2006) Surgical resection of hepatic and pulmonary metastases from colorectal carcinoma. J Am Coll Surg 202(3):468–475

Shiono S, Ishii G, Nagai K, Yoshida J, Nishimura M et al (2005) Histopathologic prognostic factors in resected colorectal lung metastases. Ann Thorac Surg 79(1):278–282

Takakura Y, Miyata Y, Okajima M, Okada M, Ohdan H (2010) Short disease-free interval is a significant risk factor for intrapulmonary recurrence after resection of pulmonary metastases in colorectal cancer. Colorectal Disease 12(7 Online):e68–75

Tan KK, Lopes Gde L Jr, Sim R (2009) How uncommon are isolated lung metastases in colorectal cancer? A review from database of 754 patients over 4 years. J Gastrointest Surg 13(4):642–648

The International Registry of Lung Metastases (1997) Long-term results of lung metastasectomy: prognostic analysis based on 5206 cases. J Thorac Cardiovasc Surg 113(1):37–49

Vogelsang H, Haas S, Hierholzer C, Berger U, Siewert JR, Prauer H (2004) Factors influencing survival after resection of pulmonary metastases from colorectal cancer. Br J Surg 91(8):1066–1071

Wang CY, Hsie CC, Hsu HS et al (2002) Pulmonary resection for metastases from colorectal adenocarcinomas. Zhonghua Yi Xue Za Zhi (Taipei) 65(1):15–22

Watanabe K, Nagai K, Kobayashi A, Sugito M, Saito N (2009) Factors influencing survival after complete resection of pulmonary metastases from colorectal cancer. Br J Surg 98(9):1058–1065.

Welter S, Jacobs J, Krbek T, Krebs B, Stamatis G (2007) Long-term survival after repeated resection of pulmonary metastases from colorectal cancer. Ann Thorac Surg 84(1), 203–210

Yedibela S, Klein P, Feuchter K et al (2006) Surgical management of pulmonary metastases from colorectal cancer in 153 patients. Ann Surg Oncol 13(11):1538–154

Lungenmetastasen des Osteosarkoms

S. Limmer

10.1 Metastasierte Situation – 99

10.2 Pulmonale Metastasierung – 102

10.3 Rezidivsituation – 103

Literatur – 104

Das Osteosarkom ist ein seltener, jedoch meist hoch maligner (high-grade) Tumor. Etwa 80–90 % aller Osteosarkome sind hochmaligne (sog. konventionelle) Sarkome, die übrigen Tumoren sind differenziert mit entsprechend niedrigerem Tumorpotential (◘ Tab. 10.1).

Klinisch wurden Osteosarkome lange Zeit nach der Enneking-Klassifikation eingeteilt (Enneking et al. 2003), nunmehr weitgehend abgelöst durch die mehrfach aktualisierte und adaptierte TNM-Klassifikationen von UICC und AJCC (Wittekind u. Meyer 2010; Page et al. 2010). Durch die TNM-Klassifikation ergibt sich auch das jeweilige Tumorstadium (AWMF 2010). Die extraskeletalen Osteosarkome werden laut WHO-Klassifikation den Weichteilsarkomen zugeordnet und werden in diesem Kapitel nicht mit aufgeführt.

TNM-Klassifikation der Knochentumoren (Wittekind u. Meyer 2010; Page et al. 2010) erfolgt nach der S1-Leitlinie der deutschen Gesellschaft für Pädiatrische Onkologie und Hämatologie (AWMF 2010; ◘ Tab. 10.2).

Ebenso auch die Stadiengruppierung der Osteosarkome ◘ Tab. 10.3.

Die Inzidenz des Osteosarkoms wird mit 2–3 Fälle pro Jahr pro 1 Mio. Einwohner angegeben, dementsprechend muss in Deutschland mit ca. 200 Neuerkrankungen pro Jahr gerechnet werden. Betroffen sind überwiegend junge Patienten, das Prädilektionsalter liegt in der zweiten Lebensdekade. Das Osteosarkom entsteht meist in der Metaphyse der langen Röhrenknochen der Extremitäten (◘ Abb. 10.1).

Als Besonderheit des Tumors gilt seine Eigenschaft, direkt Knochenmatrix oder deren nicht mineralisierten Vorform (Osteoid) zu bilden. Periostale Osteosarkome als Sonderform sind keine reinen Knochentumoren, sondern intermediär maligne, von der Knochenhaut ausgehende Tumoren.

Die Behandlung des konventionellen Osteosarkoms erfolgt heutzutage in ausgewiesenen Zentren, überwiegend im Rahmen von randomisierten Therapiestudien. Aufgrund des meist jugendlichen Alters der Patienten wird ein aggressives chirurgisches Vorgehen international präferiert. Die vollständige operative Tumorentfernung muss dabei zwingend gefordert werden. Die Wahl des Operationsverfahrens muss deshalb in erster Linie Aspekte der Sicherheit, unter anderem die lokale anatomische Ausdehnung, das Ansprechen des Tumors und weitere individuelle Gegebenheiten des Patienten berücksichtigen. Für die radikale (R0) Resektion werden »weite Resektionsgrenzen« gefordert, d. h. die Entfernung des Tumors (einschließlich des Biopsiekanals und der Biopsienarbe) mit tumorfreien Resektionsrändern, unverletzt und allseitig umhüllt von gesundem Gewebe (Beispiel ◘ Abb. 10.2).

Die Kontrolluntersuchung zeigt ◘ Abb. 10.3.

Intraläsionale Operationen oder ein Öffnen des Tumors sollten, wenn irgend möglich, unbedingt vermieden werden. Obligat für die Therapie des hochmalignen Osteosarkoms ist die multimodale Therapie aus einer Chemotherapie und einer Operation. Die systemische, neoadjuvante

◘ **Tab. 10.1** WHO-Klassifikation der Osteosarkome (Fletcher et al. 2002). Mod nach S1-Leitlinie der deutschen Gesellschaft für Pädiatrische Onkologie und Hämatologie (AWMF 2010)

WHO-Klassifikation	Malignität
Konventionelles Osteosarkom* – chondroblastisch – fibroblastisch – osteoblastisch	Hoch
Teleangiektatisches Osteosarkom	Hoch
Kleinzelliges Osteosarkom	Hoch
Niedrigmalignes zentrales Osteosarkom	Niedrig
Sekundäres Osteosarkom	In der Regel hoch
Parossales Osteosarkom	In der Regel niedrig
Periostales Osteosarkom	Intermediär
Hochmalignes Oberflächenosteosarkom	Hoch

* Der Gruppe der konventionellen Osteosarkome werden nach WHO weitere, seltene Varianten zugerechnet (sklerosierende osteoblastische Osteosarkome, Osteoblastom-, Chondromyxoidfibrom-, malignes fibröses Histiozytom- oder Chondroblastom-ähnliche Osteosarkome, riesenzellreiche und epitheloidzellige Osteosarkome) (Enneking et al. 2003)

10.1 · Metastasierte Situation

Tab. 10.2 TNM-Klassifikation (mod. nach AWMF 2010)

T - Primärtumor	N - Regionäre Lymphknoten	M - Fernmetastasen
TX: Primärtumor kann nicht beurteilt werden	NX: Regionäre Lymphknoten können nicht beurteilt	
T0: Kein Anhalt für Primärtumor	N0: Keine regionären Lymphknotenmetastasen	M0: Keine Fernmetastasen. M1: Fernmetastasen
T1: Tumor 8 cm oder weniger in größter Ausdehnung	N1: Regionäre Lymphknotenmetastasen	M1a: Lunge M1b: Andere Fernmetastasen
T2: Tumor mehr als 8 cm in größter Ausdehnung		
T3: Diskontinuierliche Ausbreitung im primär befallenen Knochen		

Tab. 10.3 Stadiengruppierung der Osteosarkome (nach Wittekind u. Meyer 2010; Page et al. 2010)

Stadium	Tx	Nx, Mx (Mx)	Gx
Stadium IA	T1	N0, NX (M0?)	Niedriggradig
Stadium IB	T2	N0, NX (M0)	Niedriggradig
Stadium IIA	T1	N0, NX (M0?)	Hochgradig
Stadium IIB	T2	N0, NX (M0?)	Hochgradig
Stadium III	T3	N0, NX (M0?)	Jedes G
Stadium IV A	Jedes T	N0, NX (M1a)	Jedes G
Stadium IVB	Jedes T Jedes T	N1, Jedes M Jedes N (M1b)	Jedes G jedes G

Chemotherapie ist zum einen wegen der hohen Inzidenz einer (okkulten) Disseminierung stets indiziert, zum anderen kann durch die Chemotherapie eine lokale Tumorkontrolle (»Downsizing«) entscheidend verbessert werden (Picci et al. 1994; Andreou et al. 2011).

Die systemische Wirksamkeit der neoadjuvanten Chemotherapie konnte in randomisierten Studien nachgewiesen werden (Bielack et al. 2004). Für Patientenmit synchronen Lungenmetastasen eines hochmalignen Osteosarkoms gilt daher, dass nach Durchführung einer neoadjuvanten Chemotherapie und Resektion des Primärtumors die komplette Resektion der Lungenmetastasen angestrebt wird (Bacci et al. 2008). Bei kurativem Therapieziel muss der Chemotherapie die operative Entfernung aller makroskopisch sichtbaren Herde (Primärtumor und Metastasen) folgen (Bielack et al. 2002, 2008; Kager et al. 2003; Hogendoorn et al. 2010). Der Einsatz der Radiotherapie ist nur von limitierter Wirksamkeit und der Operation unterlegen. Eine Bestrahlung sollte daher nur in den Fällen eingesetzt werden, in denen mit operativen Verfahren keine lokale Sanierung zu erreichen ist.

10.1 Metastasierte Situation

Die Behandlung des metastasierten Osteosarkoms erfolgt heute überwiegend studiengebunden. Große multizentrische internationale Studien wie z. B. EURAMOS-1 untersuchen den Stellenwert einer postoperativen Chemotherapieerweiterung bzw. Erhaltungsdosis beim Osteosarkom. Die Rekrutierung dieser weltweit größten Sarkom-Studie, in die über 2.200 Patienten aus 17 Nationen eingeschlossen wurden, wurde am 30.06.2011 beendet. Die Auswertung wird nach einem Nachbeobachtungsintervall von 4 Jahren 2015 beginnen. Die deutsche

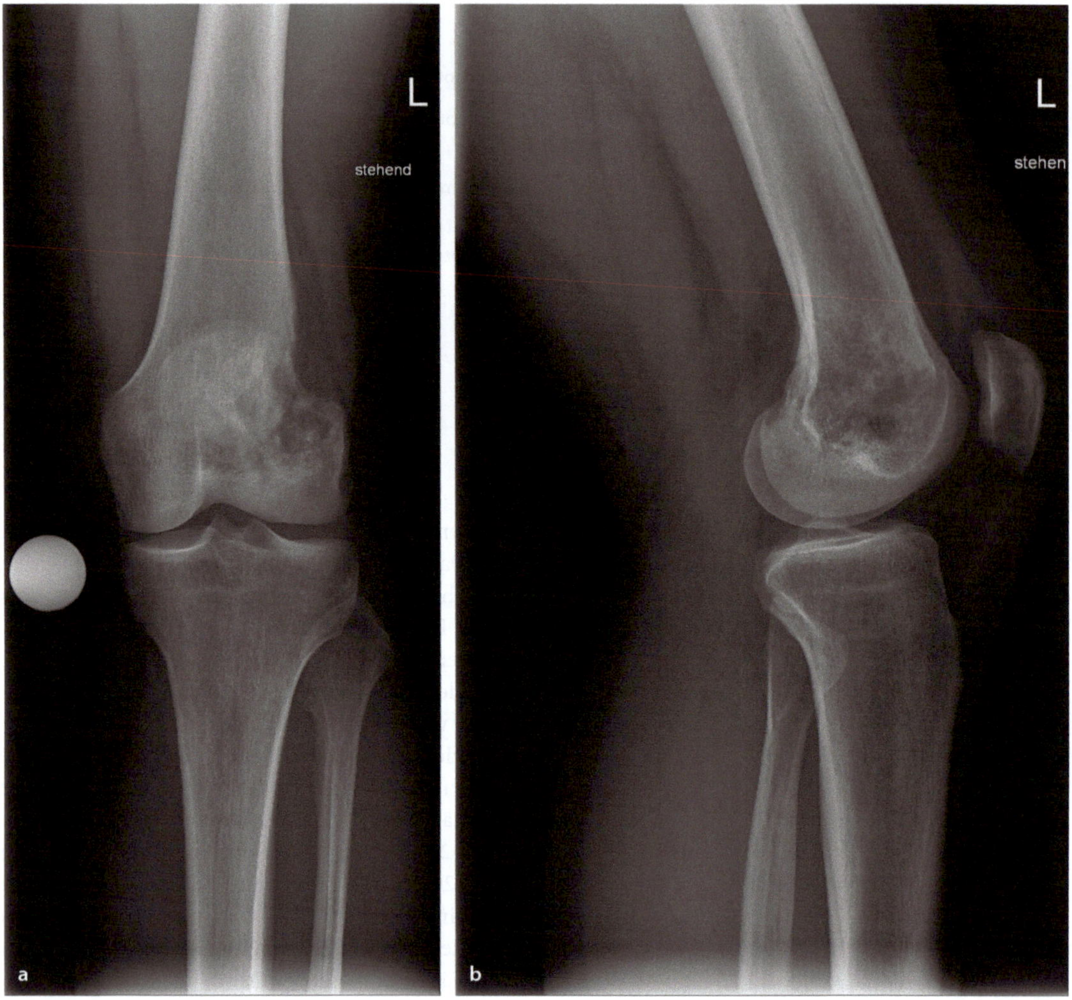

Kapitel 10 · Lungenmetastasen des Osteosarkoms

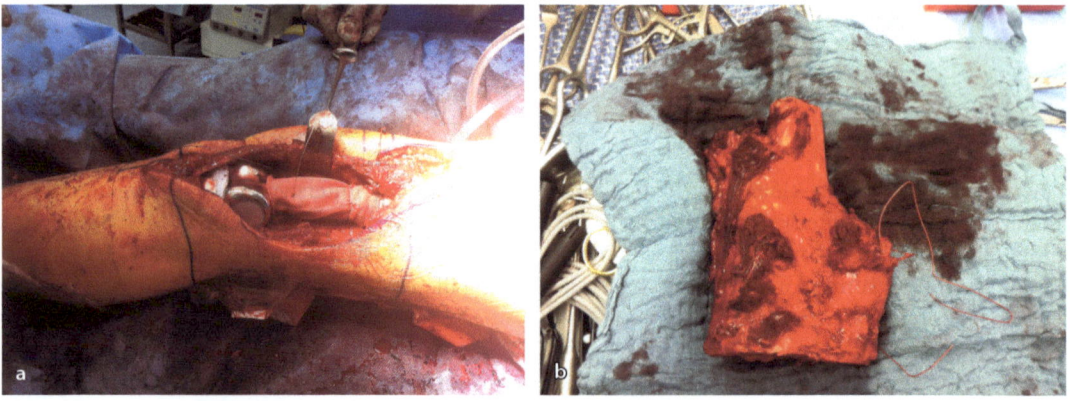

◘ **Abb. 10.1** 16-jähriger Patient mit Osteosarkom des linken distalen Tibiaschaftes, Röntgen a.-p. und seitlich

◘ **Abb. 10.2** Intraoperativer Situs nach Tumorresektion und Implantation einer Kniegelenksprothese

10.1 · Metastasierte Situation

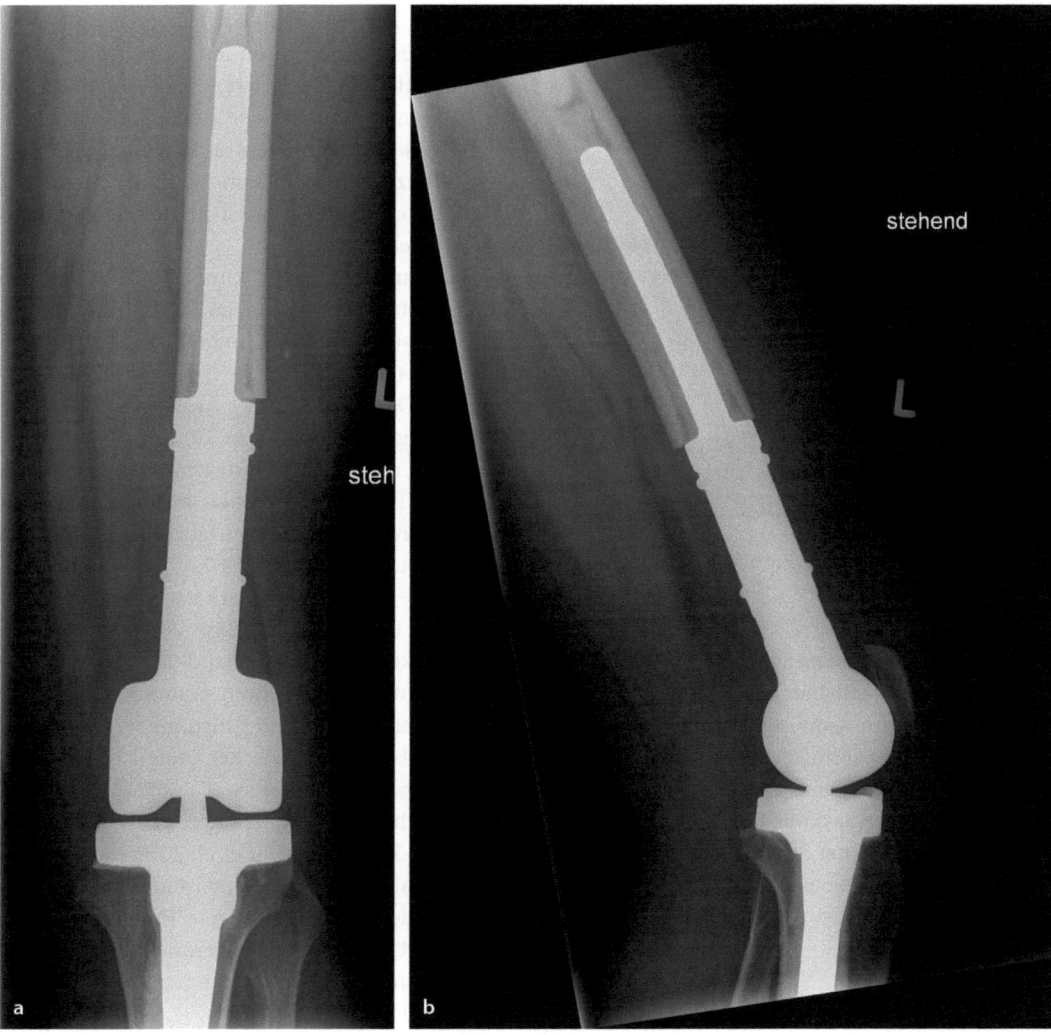

◘ Abb. 10.3 Postoperative Röntgenkontrolle (6 Wochen) nach Tumorresektion und Prothesenimplantation, Röntgen p.-a. und seitlich

Gesellschaft für Pädiatrie und Hämatologie bringt ihre Daten in die sog. COSS-Register (Cooperative Osteosarkom Studiengruppe) ein. Weitere teilnehmende Länder sind Österreich, die Schweiz sowie Tschechien und Ungarn. Dieses Register umfasst alle kindlichen, juvenilen und adulten Patienten mit solitärem oder metastasiertem Osteosarkom. Im Unterschied dazu widmet sich EURO-B.O.S.S. (European Bone Over 40 Sarcoma Study) speziell dem erwachsenen Patienten über 40 Jahre. (AWMF 2010; Smeland et al. 2004). In dieser offenen, multizentrischen Studie soll die Prozess- und Ergebnisqualität bei der Therapie älterer Sarkompatienten erfasst werden. Der hohen Rezidivhäufigkeit des Tumors oder seiner Metastasen wird durch zwei weitere Projekte Rechnung getragen: zum einen im SAREZ-Register (Sarkom-Rezidivregister), in dem alle rezidivierten Osteosarkompatienten erfasst werden zum anderen in EURELIOS, einem multinationalen Projekt der COSS sowie der italienischen und der skandinavischen Sarkom-Gesellschaften. Ziel dieser Register und Studien ist die prospektive Erfassung von Rezidiven des Osteosarkoms.

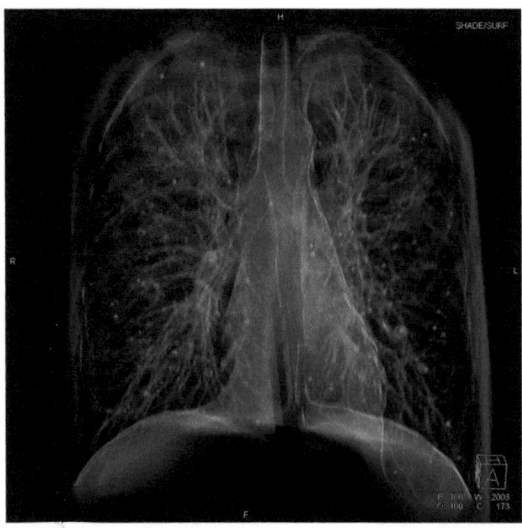

◘ **Abb. 10.4** Multiple sklerosierte bilaterale pulmonale Metastasen eines Osteosarkoms

> Wie bei den anderen malignen Tumoren des Kindes- und Jugendalters und wie bei seltenen Malignomen insgesamt ist die Behandlung für Kinder, Jugendliche und Erwachsene an Zentren und im Rahmen prospektiver, multizentrischer Therapiestudien dringend zu empfehlen (S1 Leitlinie der deutschen Gesellschaft für Pädiatrische Onkologie und Hämatologie AWMF 2010).

10.2 Pulmonale Metastasierung

Osteosarkome metastasieren bevorzugt hämatogen, insofern stellt die Lunge neben dem Skelett den Hauptmanifestationsort der Tumorzellverbände dar. Ein Befall anderer Organe außer Knochen und Lunge ist extrem selten. Die TNM-Klassifikation trägt diesem Umstand Rechnung. Die pulmonale Fernmetastasierung wird als gesonderte M-Klassifikation ausgewiesen (M1a) und von der extrapulmonalen Fernmetastasierung (M1b) unterschieden. 10–20 % aller Patienten haben bereits bei initialer Diagnosestellung synchrone Lungenmetastasen, die Wahrscheinlichkeit der Entwicklung von metachronen Lungenmetastasen wird mit bis zu 70 % angegeben (Thomford et al. 1965; The International Registry of Lung Metastases 1997; Cerfolio et al. 2011; Rolle et al. 2006). Die eingeschleppten Tumorzellen wandern entlang des pulmonalen Kapillarbettes und migrieren nach peripher, bevor es dann zur endgültigen Implantation kommt. Im Gegensatz zum oft zentral sitzenden primären Lungenkarzinom lassen sich die Lungenherde des Osteosarkoms dadurch meist gut mittels atypischer Resektion entfernen.

Das Standarddiagnostikum zum Nachweis von Lungenmetastasen ist neben dem Nativröntgen das Spiral-CT, eventuell mit 3D-Rekonstruktion (◘ Abb. 10.4).

Das FDG-PET(/CT) ist im Rahmen des Stagings geeignet, zusätzliche Tumorlokalisationen, insbesondere Skelettmetastasen, zu detektieren oder das Therapieansprechen zu dokumentieren Als primäres Diagnostikum zur Erkennung von Lungenmetastasen ist das PET-CT dem einfachen Spiral-CT bezüglich Sensitivität und Spezifität unterlegen (Franzius et al. 2001; Völker et al. 2007).

Trotz kombinierter Behandlung dieser hochgradig aggressiven Tumoren mittels Chemotherapie, Strahlentherapie und Chirurgie werden 5-Jahres-Überlebensraten zwischen lediglich 20 % und 54 % angegeben (Briccoli et al. 2005; Harting et al. 2006; Tsuchiya et al. 2002; Kager et al. 2003; Suzuki et al. 2006; Letourneau et al. 2011; Diemel et al. 2009; ◘ Tab. 10.4). In den meisten Studien zeigte sich eine deutlich ungünstigere Prognose für Patienten mit simultanen Lungenmetastasen gegenüber denjenigen Patienten mit metachronem Lungenbefall (Huang et al. 2009).

Besteht bei einem – meist jungen – Patienten mit Osteosarkom im Rahmen des Stagings oder der Verlaufskontrolle der Verdacht auf eine pulmonale Metastasierung, so muss zwingend die konventionelle Thorakotomie erfolgen. Die exakte Exploration und Resektion auch der kleinsten Herde ist notwendig, so dass sich die VATS als Operationstechnik hierfür nicht eignet. Selbst bei scheinbar lediglich unilateralem Befall sollte eine zweiseitige Exploration mit Palpation beider Lungen durchgeführt werden. Nicht selten finden sich so mehr Metastasen, als zuvor in der Bildgebung erkannt werden (Carrle u. Bielack 2010). Als wichtigster prognostischer Faktor für das Gesamtüberleben hat sich in nahezu allen Studien die Radikalität der Metastasenresektion (R0) gezeigt (Kimura et al. 2004).

Tab. 10.4 Literaturübersicht ausgewählter Studien von Patienten mit Lungenmetastasen bei Osteosarkom

Autor	Zeitraum	Patienten	5-Jahres-Überleben (%)
Briccoli et al. 2005	1980–2001	94	38
Diemel et al. 2009	1993–2006	93	49,7
Letourneau et al. 2011	1985–2000	84	
Harting et al. 2006	1980–2000	137	22,6
Ward et al. 1994		36	23
Huang et al. 2009	1985–2005	24	34
Mizuno et al. 2013	1996–2011	48	54,2
Kim et al. 2011		97	50,1

Patienten mit inkompletter Resektion (R+) haben demgegenüber eine deutlich schlechtere Prognose. Der Einfluss weiterer Prognosefaktoren wie Metastasenanzahl oder -größe, tumorfreies Intervall oder bilateraler Befall wird anhand der vorliegenden Daten kontrovers diskutiert. Hier ergibt sich noch keine eindeutige Stellungnahme. Unbestritten ist jedoch der hohe Stellenwert der chirurgischen Resektion in der interdisziplinären Behandlung von Lungenmetastasen bei Osteosarkom (Pfannschmidt et al. 2006b). Denn nach wie vor stellt die nicht mehr beherrschbare pulmonale Metastasierung die Haupttodesursache für Patienten mit metastasiertem Osteosarkom dar (Sternberg u. Sonett 2007).

Die Rolle der systemischen hilären und mediastinalen Lymphadenektomie im Rahmen der Metastasenresektion ist für das Osteosarkom noch nicht endgültig beantwortet. Pfannschmidt et al. fanden in ihrer Auswertung von 245 Patienten mit Lungenmetastasen einen überdurchschnittlich häufigen Tumorbefall der mediastinalen Lymphknoten bei Osteosarkompatienten. Die Univarianzanalyse zeigte einen signifikanten Überlebensvorteil für Patienten mit tumorfreien Lymphknoten gegenüber denjenigen mit Befund N1 oder N2. Allerdings waren die Fallzahlen hierbei geringer, als beispielsweise die Gruppe der Patienten mit kolorektalem Karzinom (Pfannschmidt et al. 2006a). Die japanische Arbeitsgruppe um Kamiyoshihara postulierte nach ihren Ergebnissen eine frühzeitige radikale Entfernung aller pulmonalen Metastasen und Lymphknotenmetastasen, um die Kaskade der metastatischen Tumorzellstreuung der einzelnen Metastasen zu unterbrechen. Sie sieht die Chirurgie als wichtigen Teil einer systemischen Therapie an (Kamiyoshihara et al. 1998).

Zusammenfassend empfiehlt die momentan erhältliche internationale Literatur für Patienten mit pulmonal metastasiertem Osteosarkom die radikale systemische mediastinale und hiläre Lymphadenektomie. Als Gründe werden das exakte klinische Staging, die Überprüfung auf ein mögliches Ansprechen auf eine neoadjuvante Therapie und eine verlässlichere individuelle Prognose angegeben (Pfannschmidt et al. 2006a).

10.3 Rezidivsituation

Wie bei der primären Behandlung gelten auch für die Rezidivsituation zunächst wieder die gleichen Voraussetzungen. Die chirurgische Entfernung aller manifesten Tumorherde (Metastasen und/oder Lokalrezidiv) stellt dabei die *conditio sine qua non* dar. Sie ist im Rahmen der multimodalen Therapie die Voraussetzung für eine Heilung, unabhängig von der Durchführung einer Chemotherapie (Abed u. Grimer 2010). Dies gilt nicht nur für das Erstrezidiv. Auch beim Folgerezidiv besteht bei kompletter chirurgischer Entfernung aller Herde noch eine Heilungschance. Nicht wenige Patienten mit pulmonal metastasiertem Osteosarkom werden im Verlauf ihrer Krankheitshistorie mehrfach rethorakotomiert. Ein aggressives chirurgisches Vorgehen auch in der Rezidivsituation ist für das Gesamtüberleben des Patienten entscheidend. Die lokale Bestrahlung sollte – analog der Ersterkrankung – in der Rezidivsituation nur bei Inoperabilität erwogen werden (Bielack et al. 2002; Schwarz et al. 2010).

Als prognostisch ungünstige Faktoren gelten ein kurzes tumorfreies Intervall, multiple primäre Metastasen oder ein Tumordurchbruch anatomischer Grenzen (z. B. Perforation der Pleura viszeralis) (Mizuno et al. 2013; Kim et al. 2011). Tritt einmal ein Tumorrezidiv auf, liegt das 5-Jahres-Überleben dieser Patienten trotz kombinierter multimodaler Therapie bei unter 25 %. Peripher gelegene Lungenmetastasen dagegen scheinen prognostisch günstiger als zentrale Lungenmetastasen zu sein (Letourneau et al. 2011).

Auch – und vor allem – das rezidivierte Osteosarkom sollte Studiengebunden vorzugsweise in einem erfahrenen Zentrum behandelt werden.

Literatur

Abed R, Grimer R, 2010. Surgical modalities in the treatment of bone sarcoma in children. Cancer Treat Rev 36:342–347

Andreou D, Bielack SS, Carrle D, Kevric M, Kotz R et al (2011) The influence of tumor- and treatment-related factors on the development of local recurrence in osteosarcoma after adequate surgery. An analysis of 1355 patients treated on neoadjuvant Cooperative Osteosarcoma Study Group protocols. Ann Oncol 22(5):1228–1235

AWMF (2010) Osteosarkome. Interdisziplinäre S1 Leitlinie der Deutschen Krebsgesellschaft und der Gesellschaft für Pädiatrische Onkologie und Hämatologie. ► www.awmf.org

Bacci G, Rocca M, Salone M, Balladelli A, Ferrari S et al (2008) High grade osteosarcoma of the extremities with lung metastases at presentation: treatment with neoadjuvant chemotherapy and simultaneous resection of primary and metastatic lesions. J Surg Oncol 98:415–420

Bielack S, Kempf-Bielack B, Delling G, Exner GU, Flege S et al (2002) Prognostic factors in high-grade osteosarcoma of the extremities or trunk. An analysis of 1702 patients treated on neoadjuvant Cooperative Osteosarcoma Study Group protocols. J Clin Oncol 20: 776–790

Bielack SS, Machatschek JN, Flege S, Jürgens H (2004) Delaying surgery with chemotherapy for osteosarcoma of the extremities. Exp Opinion Pharmacother 5(6):1243–1256

Bielack SS, Marina N, Ferrari S, Helman LJ, Smeland S et al (2008) Osteosarcoma: The same old drugs or more? J Clin Oncol 26:3102–3103

Briccoli A, Rocca M, Salone M et al (2005) Resection of recurrent pulmonary metastases in patients with osteosarcoma. Cancer 104:1721–1725

Carrle D, Bielack S (2010) Osteosarcoma lung metastases detection and principles of multimodal therapy. Cancer Treat Res 152:165–184

Cerfolio RJ, Bryant AS, McCarty TP, Minnich DJ (2011) A prospective study to determine the incidence of non-imaged malignant pulmonary nodules in patients who undergo metastasectomy by thoracotomy with lung palpation. Ann Thorac Surg 91:1696–1700, discussion 1700–1701

Diemel KD, Klippe HJ, Branscheid D (2009) Pulmonary metastasectomy for osteosarcoma: is it justified? Recent Results cancer Res 179:183–208

Enneking WF, Spanier SS, Goodman MA (2003) A system for the surgical staging of musculoskeletal sarcoma. 1980. Clin Orthop Relat Res (415):4–18

Fletcher CDM, Unni K, Mertens K (Hrsg) (2002) WHO Classification of Tumours. Pathology and Genetics of Tumours of Soft Tissue and Bone. IARC Press, Lyon

Franzius C, Schulte M, Hillmann A, Winkelmann W, Jürgens H et al (2001) Klinische Wertigkeit der Positronen-Emissions-Tomographie (PET) in der Diagnostik der Knochen- und Weichteiltumore. 3. Konsensuskonferenz 'PET in der Onkologie', Ergebnisse der Arbeitsgruppe Knochen- und Weichteiltumore. Chirurg 72: 1071–1077

Hamada K, Tomita Y, Inoue A, Fujimoto T, Hashimoto N et al (2009) Evaluation of chemotherapy response in osteosarcoma with FDG-PET. Ann Nucl Med 23:89–95

Harting MT, Blakely ML, Jaffe N, Cox CSJ, Hayes-Jordan A et al (2006) Long-term survival after aggressive resection of pulmonary metastases among children and adolescents with osteosarcoma. J Pediatr Surg 41:194–199

Hawkins DS, Rajendran JG, Conrad EU, Bruckner JD, Eary JF (2002) Evaluation of chemotherapy response in pediatric bone sarcomas by [F-18]-Fluorodeoxy-D-Glucose Positron Emission Tomography. Cancer 94:3277–3284

Hogendoorn PC; ESMO/EUROBONET Working Group, Athanasou N, Bielack S, De Alava E, Dei Tos AP, Ferrari S et al (2010) Bone sarcomas: ESMO Clinical Practice Guidelines for diagnosis, treatment and follow-up. Ann Oncol 21 Suppl 5:v204–213

Huang YM, Hou CH, Hou SM, Yang RS (2009) The metastasectomy and timing of pulmonary metastases on the outcome of osteosarcoma patients. Clin Med Oncol 3:99–105

Kager L, Zoubek A, Pötschger U, Kastner U, Flege S et al (2003) Cooperative German-Austrian-Swiss Osteosarcoma Study Group. Primary metastatic osteosarcoma: Presentation and outcome of patients treated on neoadjuvant Cooperative Osteosarcoma Study Group protocols. J Clin Oncol 21:2011–2018

Kamiyoshihara M, Hirai T, Kawashima O, et al 1998 () The surgical treatment of metastatic tumors in the lung: is lobectomy with mediastinal lymph node dissection suitable treatment? Oncol Rep 5:453–457

Kim S, Ott HC, Wright CD, Wain JC, Morse C, Gaissert HA, et al (2011) Pulmonary resection of metastatic sarcoma: prognostic factors associated with improved outcomes. Ann Thorac Surg 92:1780–1786

Kimura H, Suzuki M, Ando S, Iida T, Iwata T et al (2004) Pulmonary metastasectomy for osteosarcomas and soft tissue sarcomas. Gan To Kagaku Ryoho 31(9):1319–1323

Letourneau PA, Xiao L, Harting MT, Lally KP, Cox CS et al (2011) Location of pulmonary metastasis in pediatric osteosarcoma is predictive of outcome. J Pediatr Surg 46:1333–1337

Mizuno T, Taniguchi T, Ishikawa Y, Kawaguchi K, Fukui T et al (2013) Pulmonary metastasectomy for osteogenic and soft tissue sarcoma: who really benefits from surgical treatment? Eur J Cardiothorac Surg 43:795–799

Page DL, Fleming ID, Fritz A, Balch CM, Haller DG (Hrsg.) (2010) AJCC Cancer Staging Handbook from the AJCC Cancer Staging Manual. Seventh Edition. Springer Verlag, New York

Pfannschmidt J, Klode J, Muley T, Dienemann H, Hoffmann H (2006a) Nodal involvement at the time of pulmonary metastasectomy: experiences in 245 patients. Ann Thorac Surg 81(2):448–454

Pfannschmidt J, Klode J, Muley T, Hoffmann H, Dienemann H (2006b) Pulmonary resection for metastatic osteosarcomas: a retrospective analysis of 21 patients. Thorac Cardiovasc Surg 54(2):120–123

Picci P, Sangiorgi L, Rougraff BT, Neff JR, Casadei R, Campanacci M (1994) Relationship of chemotherapy-induced necrosis and surgical margins to local recurrence in osteosarcoma. J Clin Oncol 12:2699–2705

Rolle A, Pereszlenyi A, Koch R, Richard M, Baier B (2006) Is surgery for multiple lung metastases reasonable? A total of 328 consecutive patients with multiple-laser metastasectomies with a new 1318-nm Nd:YAG laser. J Thorac Cardiovasc Surg 131:1236–1242

Schwarz R, Bruland O, Cassoni A, Schomberg P, Bielack S (2010) The role of radiotherapy in osteosarcoma. Cancer Treat Res 152:147–165

Smeland S, Wiebe T, Böhling T, Brosjö O, Jonsson K, Alvegård TA (2004) Chemotherapy in osteosarcoma. The Scandinavian Sarcoma Group experience. Acta Orthop Scand Suppl 75:92–98

Sternberg DI, Sonett JR (2007) Surgical therapy of lung metastases. Semin Oncol 34:186–196

Suzuki M, Iwata T, Ando S, Iida T, Nakajima T et al (2006) Predictors of long-term survival with pulmonary metastasectomy for osteosarcomas and soft tissue sarcomas. J Cardiovasc Surg (Torino) 47:603–608

The International Registry of Lung Metastases (1997) Long-term Results of lung metastasectomy: prognostic analyses based on 5206 cases. J Thorac Cardiovasc Surg 113:37–47

Thomford NR, Woolner LB, Clagett OT (1965) The surgical treatment of metastatic tumors in the lungs. J Thorac Cardiovasc Surg 49:357–363

Tsuchiya H, Kanazawa Y, Abdel-Wanis ME, Asada N, Abe S et al (2002) Effect of timing of pulmonary metastases identification on prognosis of patients with osteosarcoma: the Japanese Musculoskeletal Oncology Group study. J Clin Oncol 20:3470–3407

Völker T, Denecke T, Steffen I, Misch D, Schönberger S et al (2007) Positron emission tomography for staging of pediatric sarcoma patients: results of a prospective multicenter trial. J Clin Oncol 25:5435–5441

Ward WG, Mikaelian K, Dorey F, Mirra JM, Sassoon A et al (1994) Pulmonary metastases of stage IIB extremity osteosarcoma and subsequent pulmonary metastases. J Clin Oncol 12(9):1849–1858

Wittekind CH, Meyer HJ (2010) TNM Klassifikation maligner Tumoren. 7. Aufl Wiley-VCH, Weinheim

Lungenmetastasen des Mammakarzinoms

K. Baumann

11.1 Intrinsische Subtypen des Mammakarzinoms – 108

11.2 Metastasierungswege des Mammakarzinoms – 108

11.3 Therapieoptionen des metastasierten Mammakarzinoms – 110

11.4 Lokale Therapieoptionen pulmonaler Metastasen – 110

11.5 Video-assisted thoracic surgery (VATS) oder konventionelle chirurgische Resektion – 111

Literatur – 112

S. Limmer (Hrsg.), *Lungenmetastasen*,
DOI 10.1007/978-3-642-32982-1_11, © Springer-Verlag Berlin Heidelberg 2015

Das Mammakarzinom ist mit ca. 72.000 Neuerkrankungen jährlich in Deutschland und somit einer Inzidenz von 123/100.000 Frauen die häufigste Krebserkrankung bei der Frauen (RKI 2013). Der in den letzten Jahren ansteigenden Inzidenz steht eine wissenschaftliche Weiterentwicklung der Therapieoptionen mit der Folge einer sinkenden Mortalität der Erkrankung entgegen. Liegt bei der Erstdiagnose der Erkrankung eine primär nicht metastasierte Situation vor, so zeigen die Therapien des Mammakarzinoms hervorragende Ergebnisse mit einer Heilungsrate von > 90 %, abhängig von der weiteren Klassifikation des Tumors.

Die primär oder sekundär metastasierte Erkrankung zeigt hier ein anderes Bild. Bei Fernmetastasen des Mammakarzinoms gilt diese Erkrankung bis zum heutigen Tag als unheilbar. Die palliativen Therapieoptionen können jedoch in Abhängigkeit des Mammakarzinom-Subtyps und des Metastasierungsortes einen zum Teil guten bis sehr guten Regress oder auch eine klinische Remission erzielen. Durch die Weiterentwicklung der therapeutischen Möglichkeiten konnten Giordano et al. (2004) bereits eine deutliche Verbesserung der Überlebenskurven in metastasierter Situation darstellen. Im Fokus der Weiterentwicklung der zielgerichteten Therapien des metastasierten Mammakarzinoms (◘ Abb. 11.1) muss die weitere Verbesserung der Ansprechraten der Tumoren stehen, im palliativen Setting unter besonderer Berücksichtigung der Lebensqualität der Patientinnen.

11.1 Intrinsische Subtypen des Mammakarzinoms

Die frühere Klassifikation des Mammakarzinoms fand ihren Ursprung in der histologischen Betrachtung. Im Jahre 2003 wurde durch die WHO eine Klassifikation in 18 verschiedene histologische Subtypen des invasiven Mammakarzinoms vorgenommen. Die Einteilung des Mammakarzinoms in klinische relevante Gruppen zeigt sich jedoch nicht abhängig von dem histologischen Bild sondern vielmehr von den weiteren prognostischen Parametern wie dem Grading, der Anwesenheit von Lymphknotenmetastasen, der Invasion der Lymphbahnen und Gefäße, und der Rezeptoren an der Zelloberfläche, den Östrogen- und Progesteron-Rezeptor, sowie dem Wachstumsrezeptorstatus des Her2-neu. Durch Genexpressionsanalysen konnte gezeigt werden, dass sich Mammakarzinome in ihrem genetischen Bild unterscheiden und in sog. Subgruppen klassifiziert werden können. Perou et al. (2000) konnten die Mammakarzinome in intrinsische Brustkrebs-Subtypen differenzieren. Diese wurden weiter analysiert, so dass wir heute 4 Mammakarzinom-Subgruppen unterscheiden (Parker et al 2009). Luminal A, Luminal B, Her2-positiv und basal-like (◘ Tab. 11.1) (Wagner et al. 2011). Diese Klassifikation bildet den Grundstock für die weitere Betrachtung der Therapieempfehlungen und zielgerichteten Therapieentwicklungen sowie der Prognose.

Zeigt sich der Phänotyp eines Östrogen-Progesteron- und Her2-negativen Mammakarzinoms, so wird von einem triple-negativen Mammakarzinom (TNMC) gesprochen. Diese Definition ist jedoch nicht mit dem Genotyp des basal-like Subtyps gleichzusetzen. Es zeigt sich bei genauer Betrachtung eine nicht unerhebliche Diskordanz zwischen TNMC und Basalzelltyp-Karzinomen. So konnten Bertucci et al. (2008) zeigen, dass 77 % der Mammakarzinome vom Basalzelltyp einen tripple-negativen Phänotyp aufweisen, jedoch mehr als 20 % phänotypisch nicht dem TNMC entsprechen. Hier gilt es andere wissenschaftliche Ansätze zur weiteren Differenzierung zu verfolgen.

11.2 Metastasierungswege des Mammakarzinoms

Das Mammakarzinom metastasiert sowohl lymphogen als auch hämatogen. Über den hämatogenen Weg können prinzipiell alle Organe von einer Metastasierung betroffen sein. Häufig sind Metastasen in Knochen, Leber, Lunge, Nebenniere und Gehirn zu finden. In Abhängigkeit des Subtyps des Mammakarzinoms verändern sich das Risiko einer Fernmetastasierung und deren präferierte Lokalisation. So konnten Kennecke et al. (2010) zeigen, dass, über alle Subgruppen betrachtet, die Knochenmetastasierung den häufigsten Metastasierungsort darstellt, ausgenommen die Subgruppe der basal-like Tumoren. In der Multivariatenanalyse zeigten

11.2 · Metastasierungswege des Mammakarzinoms

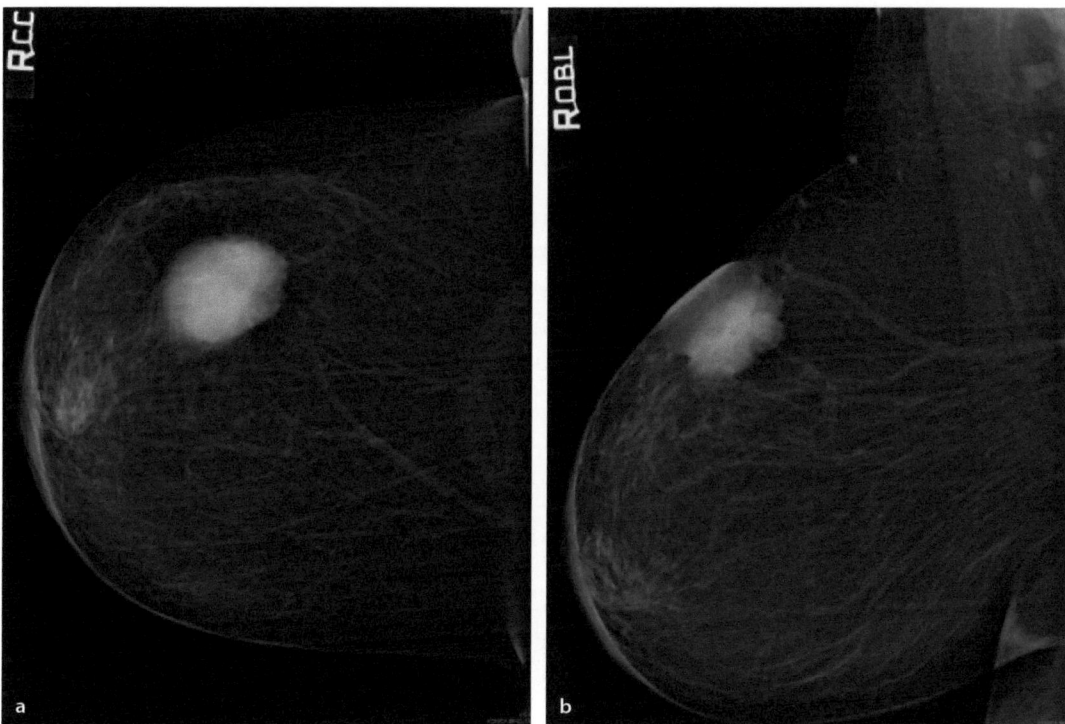

Abb. 11.1 a Mammographie cc/obl; b Mammakarzinom rechts, cN+, cM1 pulmonal

Tab. 11.1 intrinsische Subtypen des Mammakarzinoms. Nach Wagner et al. 2011

Subtyp	Östrogen- und/oder Progesteron- Rezeptor	Her2- neu	sinkende Prognose
Luminal A	+	–	↓
Luminal B	+	–	↓
Luminal B / Her2-positiv	+	+	↓
Her2-positiv	–	+	↓
Basal-like (triple negativ)	–	–	↓

die Luminal-B/Her2-positiven und Her2-positiven Karzinome im Vergleich zu der Luminal-A-Subgruppe signifikant mehr Gehirn-, Leber- und Lungenmetasen. Der Subtyp der basal-like Karzinome zeigt ein anderes Metastasierungsbild, es wird eine höhere Rate an Hirnmetastasen, Lungenmetastasen und distanten Lymphknotenmetastasen in Verbindung mit signifikant weniger Knochen und Lebermetastasen vorgefunden. Insgesamt werden 2,5-fach mehr Fernmetastasen bei den basal-like Karzinomen in den ersten 5 Jahren vorgefunden als bei den hormonrezeptorpositiven Karzinomen. Nach 5 Jahren ändert sich dieses Bild und die Wahrscheinlichkeit einer Fernmetastase bei hormonrezeptorpositiven Karzinomen verdoppelt sich im Vergleich zu den basal-like Karzinomen (Nofech-Mozes et al. 2009). In einigen Fällen können noch Jahre bis Jahrzehnte nach dem Auftreten eines bösartigen Tumors Spätmetastasen entstehen. Diesem Phänomen liegt eine besondere Fähigkeit einzelner Tumorzellen zugrunde. Sogenannte Schläferzellen (dormant cells) können ihre Teilungsfähigkeit vorübergehend einstellen und sich so einer zytostatischen Therapie entziehen. Zu einem späteren Zeitpunkt können sie ihre Teilungsaktivität wieder aufnehmen und Metastasen bilden.

Zusammenfassend zeigt sich, dass in Abhängigkeit des Subtyps des Mammakarzinoms die Wahrscheinlichkeit einer Fernmetastasierung bezüglich ihrer Wahrscheinlichkeit, ihrer Lokalisation und der Zeitspanne bis zu ihrem Auftreten variiert.

Durch verschiedene Therapiemöglichkeiten sind selbst bei metastasierendem Mammakarzinom langjährige Verläufe von mehr als 10 Jahren mit Therapie möglich. Diese Zahlen beziehen sich jedoch auf die ossäre Metastasierung. Bei Vorliegen von viszeralen Metastasen können bis jetzt nur in Einzelfällen so lange Überlebensverläufe gezeigt werden.

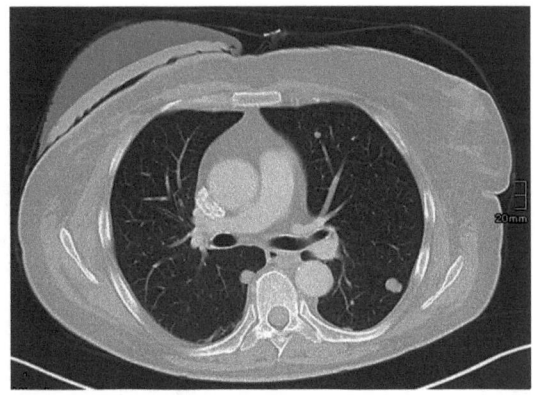

◻ Abb. 11.2 CT des Thorax, pulmonale Metastasen beim Mammakarzinom

11.3 Therapieoptionen des metastasierten Mammakarzinoms

Bei einer primären oder sekundären Metastasierung des Mammakarzinoms handelt es sich nach dem heutigen Kenntnisstand um eine unheilbare und damit palliative Situation. Die Therapie sollte auf die Erhaltung einer möglichst hohen Lebensqualität und weitgehenden Beschwerdefreiheit ausgerichtet sein. Je nachdem, ob nur eine solitäre Metastase vorliegt oder multiple Metastasen unterschiedlicher Lokalisation vorliegen, stehen unterschiedliche Therapieoptionen zur Verfügung.

Generell ist bei einer Metastasierung eine systemische Tumortherapie indiziert. Diese variiert je nach Subtyp des Mammakarzinoms und sollte solange das Nutzen-Nebenwirkungs-Verhältnis positiv ausfällt fortgesetzt werden. Bei allen hormonrezeptorpositiven Mammakarzinomen ist die endokrine Therapie die Therapie der ersten Wahl, solange ausreichend Zeit bis zum Therapieansprechen antizipiert werden kann. Eine systemische Chemotherapie muss bei negativen Hormonrezeptoren, hohem Remissionsdruck und fehlendem Ansprechen auf eine endokrine Therapie erfolgen. Hier ist der Monotherapie der Vorzug zu geben. Eine Polychemotherapie kann das Ansprechen und das progressionsfreie Intervall verbessern, jedoch nicht das Gesamtüberleben gegenüber einer Monochemotherapie. Zudem steigen die Nebenwirkungen an, so dass sich der therapeutische Index zu Ungunsten der Patientin verschiebt. Dies ist im palliativen Setting nicht erstrebenswert (AGO 2014). In der HER2-positiven Situation kann eine Verlängerung des Gesamtüberlebens durch den Einsatz zielgerichteter Antikörpertherapien mit Trastuzumab und Pertuzumab mit einer Monochemotherapie in der First-Line-Therapie erzielt werden. Weitere Therapieoptionen bestehen, insbesondere für das TNBC in der Hemmung der Angiogenese (z. B. Bevacizumab) und verschiedener Tyrosinkinasen. Abhängig von der Lokalisation und den Beschwerden können auch Bestrahlungen oder die Therapie mit Bisphosphonaten bei ossärer Metastasierung indiziert sein. Therapieziel der Behandlung des metastasierten Mammakarzinoms ist die Wiederherstellung und Erhaltung der Lebensqualität der Patientin und nicht die Verlängerung des Überlebenszeitraums (Gerber et al. 2010).

Handelt es sich um eine Oligo-Metastasierung im viszeralen Bereich so kann mit der Patientin im Einzelfall eine Exzision diskutiert werden. Auf jeden Fall sollte eine histologische Sicherung und Differenzierung des Rezeptorstatus der Metastase erfolgen, da ein Rezeptor-Shift von dem Primärtumor zur Metastase gefunden werden kann, der sich therapieentscheidend auswirkt (Amir et al. 2012).

11.4 Lokale Therapieoptionen pulmonaler Metastasen

Wenn eine pulmonale Metastasierung vorliegt (◻ Abb. 11.2), kann im Einzelfall bei singulärer oder Oligo-Metastasierung mit der Patientin eine

Resektion diskutiert werden. Die Prognose bezüglich des Gesamtüberlebens liegt im Durchschnitt bei 22 Monaten mit einer 10-Jahres-Überlebenswahrscheinlichkeit von 9 % mit einer palliativen Chemotherapie (Diaz-Canton et al. 1998). In dieser palliativen Situation sind der Erhalt und die Sicherung der Lebensqualität der Patientin von höchster Priorität.

11.5 Video-assisted thoracic surgery (VATS) oder konventionelle chirurgische Resektion

Eine *video-assisted thoracic surgery* (VATS) oder die konventionelle chirurgische Resektion von pulmonalen Metastasen können im Einzelfall mit der geeigneten Patientin vor einer systemischen Therapie durchgeführt werden. Die Empfehlung einer Metastasenresektion in palliativer Situation kann nur ausgewählten Einzelfällen vorbehalten sein.

Die Entscheidung für ein operatives Resektionsverfahren muss mit der Patientin nach ausführlicher Aufklärung erfolgen. Daten, die einen prospektiv evaluierten Überlebensvorteil durch operative Maßnahmen in der metastasierten Situation zeigen können, liegen derzeit nicht vor. Es fehlen prospektiv randomisierte Studien, die ein operatives Prozedere mit einer angepassten systemischen Therapie bezüglich des *disease free survival* (DFS) und *overall survival* (OS) vergleichen.

In den folgenden Studien konnte gezeigt werden, dass eine R0-Resektion im Vergleich zur R1-Resektion einen DFS-Benefit zeigen kann (Kycler u. Laski 2012; Meimarakis et al. 2013). Dies wird in einer anderen Arbeit widerlegt (Welter et al. 2008). Wird in den Arbeiten eine Betrachtung bezüglich der Subgruppe des Mammakarzinoms einbezogen, so zeigt sich das Vorliegen von Hormonrezeptoren als ein unabhängiger positiver prognostischer Faktor. So konnten Welter et al. (2008) zeigen, dass das OS nach einer Metastasenresektion bei östrogenpositiven Metastasen 76 % über 5 Jahre beträgt und für die hormonrezeptornegativen Metastasen auf 12 % sinkt. Ebenso ist das Vorhandensein des Her2-Rezeptors prognoserelevant. Liegt eine singuläre Metastase vor, so zeigt sich im Vergleich zur Oligo-Metastasierung ein OS-Vorteil (Meimarakis et al. 2013). Jedoch ist diesen Daten gemein, dass ein Vergleich der operativen Resektion mit der konservativen medikamentösen Therapie noch aussteht.

Bezüglich VATS und der offenen Thorax-Chirurgie wird von Rena et al. (2007) empfohlen, bei Mammakarzinom-Metastasen das offene chirurgische Verfahren zu präferieren, da die Palpation der Lunge zur Diagnostik weiterer Knötchen notwendig sei.

Yhim et al. (2010) konnten retrospektiv zeigen, dass bei Vorliegen von < 4 pulmonalen Metastasen die pulmonale Metastasenresektion im Vergleich zur first-line-Chemotherapie einen PFS und OS zeigen kann. Es wurden 15 Patientinnen mit pulmonaler Metastasenresektion mit 30 Patientinnen mit systemischer Therapie verglichen (3-Jahres-Überlebensrate 55,0 % vs. 4,5 %, P < .001; 4-year-OS, 82,1 % vs. 31,6 %, P ¼ .001). Der Autor konnte zeigen, dass das DFS < 24 Monate, der Hormonrezeptorstatus und der Her2-neu-Status unabhängige Prognosefaktoren darstellen.

Eine weitere Möglichkeit der lokalen Therapie ist die Zerstörung des Tumorgewebes mit Methoden der Lasertechnik. Ein Beispiel hierfür ist die laserinduzierte Thermotherapie (LITT) oder auch die Thermoablation per CT-gesteuerter Radio-Frequenz-Ablation (Vogl et al. 2004). Das Ansprechen der Metastasen kann per Perfusions-CT überwacht werden (Hegenscheid et al. 2010). Spezielle Studien zur pulmonalen Resektion von Mammakarzinom-Metastasen liegen derzeit nicht vor.

Die Therapie des pulmonal metastasierten Mammakarzinoms sollte die Lebensqualität der Patientin sichern und möglichst lange erhalten. Eine kurative Situation ist nach heutigem Kenntnisstand nicht zu erreichen. Die Entscheidung zur operativen Resektion von pulmonalen Metastasen des Mammakarzinoms muss in Einzelfallentscheidungen gemeinsam mit der Patientin getroffen werden. Das Ziel der weiteren wissenschaftlichen Betrachtung sollte die Evaluation der lokalen Maßnahmen im Vergleich zur optimalen systemischen Therapie mittels prospektiv randomisierter Studien darstellen.

Literatur

AGO – Arbeitsgemeinschaft Gynäkologische Onkologie, Organgruppe Mamma (2014); Guidelines Breast Version 2014,1D

Amir E, Miller N, Geddie W, Freedman O, Kassam F et al (2012) Prospective study evaluating the impact of tissue confirmation of metastatic disease in patients with breast cancer. J Clin Oncol. 30(6):587–592 doi: 10.1200/JCO.2010.33.5232. Epub 2011 Nov 28.

Bertucci F, Finetti P, Cervera N, Esterni B, Hermitte F et al (2008) How basal are triple-negative breast cancers? Int J Cancer 123(1):236–240. doi: 10.1002/ijc.23518

Diaz-Canton EA, Valero V, Rahman Z, Rodriguez-Monge E, Frye D et al (1998) Clinical course of breast cancer patients with metastases confined to the lungs treated with chemotherapy. The University of Texas M.D. Anderson Cancer Center experience and review of the literature. Ann Oncol 9(4):413–418

Gerber B, Freund M, Reimer T (2010) Recurrent Breast Cancer: Treatment Strategies for Maintaining and Prolonging Good Quality of Life. Dtsch Arztebl Int 107(6): 85–91, doi: 10.3238/arztebl.2010.0085

Giordano SH, Buzdar AU, Smith TL, Kau SW, Yang Y, Hortobagyi GN (2004) Is breast cancer survival improving? Cancer 100(1):44–52

Hegenscheid K, Behrendt N, Rosenberg C, Kuehn JP, Ewert R et al (2010) Assessing early vascular changes and treatment response after laser-induced thermotherapy of pulmonary metastases with perfusion CT: initial experience. AJR Am J Roentgenol 194(4):1116–1123, doi: 10.2214/AJR.09.2810

Kennecke H, Yerushalmi R, Woods R, Cheang MC, Voduc D et al (2010) Metastatic behavior of breast cancer subtypes. J Clin Oncol 28(20):3271–3277, doi: 10.1200/JCO.2009.25.9820. Epub 2010 May 24

Kycler W, Laski P (2012) Surgical approach to pulmonary metastases from breast cancer. Breast J 18(1):52–57. doi: 10.1111/j.1524-4741.2011.01176.x. Epub 2011 Nov 20.

Meimarakis G, Rüttinger D, Stemmler J, Crispin A, Weidenhagen R et al (2013) Prolonged overall survival after pulmonary metastasectomy in patients with breast cancer. Ann Thorac Surg 95(4):1170–1180, doi: 10.1016/j.athoracsur.2012.11.043. Epub 2013 Feb 4.

Nofech-Mozes S, Trudeau M, Kahn HK, Dent R, Rawlinson E et al (2009) Patterns of recurrence in the basal and non-basal subtypes of triple-negative breast cancers. Breast Cancer Res Treat 118(1):131–137, doi: 10.1007/s10549-008-0295-8. Epub 2009 Feb 3.

Parker JS, Mullins M, Cheang MC et al (2009) Supervised risk predictor of breast cancer based on intrinsic subtypes. J Clin Oncol 27:1160–1167

Perou CM, Sørlie T, Eisen MB, van de Rijn M, Jeffrey SS et al (2000) Molecular portraits of human breast tumours. Nature 406(6797):747–752

Rena O, Papalia E, Ruffini E, Filosso PL, Oliaro A et al (2007) The role of surgery in the management of solitary pulmonary nodule in breast cancer patients. Eur J Surg Oncol 33(5):546–550, Epub 2007 Jan 30.

RKI – Zentrum für Krebsregisterdaten (2013) Brustkrebs (Mammakarzinom) ICD 10 C 50. ► http://www.rki.de/Krebs/DE/Content/Krebsarten/Brustkrebs/brustkrebs_node.html

Vogl TJ, Straub R, Lehnert T, Eichler K, Lüder-Lühr T et al (2004) Percutaneous thermoablation of pulmonary metastases. Experience with the application of laser-induced thermotherapy (LITT) and radiofrequency ablation (RFA), and a literature review]. Rofo 176(11):1658–1666

Wagner S, Wagner A, Brandner P, Hauptmann G (2011) Update Mammakarzinom, Bericht vom Konsensusmeeting St. Gallen 2011 und vom Kongress der ASCO in Chicago 2011. FRAUENARZT 52 (8): 787–791

Welter S, Jacobs J, Krbek T, Tötsch M, Stamatis G (2008) Pulmonary metastases of breast cancer. When is resection indicated? Eur J Cardiothorac Surg 34(6):1228–1234, doi: 10.1016/j.ejcts.2008.07.063. Epub 2008 Sep 27.

Yhim HY, Han SW, Oh DY, Han W, Im SA et al (2010) Prognostic factors for recurrent breast cancer patients with an isolated, limited number of lung metastases and implications for pulmonary metastasectomy. Cancer 116(12):2890–2901. doi: 10.1002/cncr.25054

Lungenmetastasen des Nierenzellkarzinoms

M. Staehler

12.1	Epidemiologie – 114	
12.2	Prognosekriterien – 114	
12.3	Therapie des metastasierten Nierenzellkarzinoms – 115	
12.3.1	Antiangiogenetische Therapie – 116	
12.3.2	Radiotherapie – 116	
12.4	Indikation zur Metastasektomie – 116	
12.5	Prognosefaktoren – 117	
12.5.1	Größe der Metastasen – 117	
12.5.2	Anzahl der Metastasen – 117	
12.5.3	Resektionsstatus – 118	
12.5.4	Lymphknotenstatus – 119	
12.5.5	Synchrone versus metachrone Metastasierung – 119	
12.6	Patientenselektion präoperativ – 119	
12.7	Chirurgische Technik – 120	
	Literatur – 120	

12.1 Epidemiologie

Ungefähr 3 % der bösartigen Tumoren sind Nierentumoren (Hock et al. 2002). Nach dem Prostata- und dem Urothelkarzinom der Harnblase ist das Nierenzellkarzinom die dritthäufigste urologische Tumorerkrankung. Basierend auf den Daten des Robert Koch-Instituts und der Gesellschaft der epidemiologischen Krebsregister in Deutschland wird die Zahl der jährlichen Neuerkrankungen an Nierenkrebs bei Männern auf etwa 10.750 und bei Frauen auf etwa 6.500 geschätzt. Diese Schätzungen enthalten allerdings zu etwa 10 % Karzinome des Nierenbeckens und des Harnleiters. Nierenkrebs macht 4,7 % aller Krebserkrankungen bei Männern und 3,2 % bei Frauen aus. Das mittlere Erkrankungsalter liegt für Männer bei etwa 67 Jahren, für Frauen bei 71 Jahren. Die geschätzte altersstandardisierte Inzidenz für Nierentumoren beträgt dabei für das Jahr 2004 21,4/100.000 bei Männern und 9,9/100.000 bei Frauen. Das Nierenzellkarzinom war im Jahr 2004 bei Männern mit einem Anteil von 3,7 % die sechsthäufigste Krebstodesursache, bei Frauen ist diese Tumorart mit einem Anteil von 2 % die 11. häufigste Todesursache. Die geschätzte altersstandardisierte Mortalität liegt für das Jahr 2004 bei Männern bei 8,1/100.000 bei Frauen bei 3,3/100.000. Für beide Geschlechter haben sich die Neuerkrankungsraten zwischen 1980 und 2004 erhöht, bei den Männern nahezu verdoppelt. Die Raten für die Männer waren immer höher als die der Frauen. Der Unterschied in den Inzidenzen zwischen den Geschlechtern hat sich in den letzten Jahren jedoch vergrößert (Mills et al. 2009). In industrialisierten Ländern einschließlich Deutschland wird eine 2- bis 3-%ige jährliche Zunahme der Inzidenz pro Jahr gesehen (Motzer et al. 1996). Seit Mitte der 1990er-Jahre ist die Mortalität für beide Geschlechter leicht rückläufig. Auch hier wird seit Jahren eine parallele Entwicklung mit höheren Mortalitätsraten der Männer beobachtet.

Bei bösartigen Erkrankungen der Niere im Erwachsenenalter handelt es sich zu 85 % um Nierenzellkarzinome, dagegen sind Nephroblastome (Wilms-Tumor), Lymphome oder Sarkome der Niere im Erwachsenenalter selten (Mills et al. 2009).

Zum Zeitpunkt der Erstdiagnose weisen etwa 20–30 % der Patienten bereits Fernmetastasen auf (Hammerschmied CG et al. 2008). Weitere 30–50 % entwickeln nach erfolgter Tumornephrektomie zu einem späteren Zeitpunkt eine metastasierte Erkrankung (Golimbu et al. 1986; Dineen et al. 1988). Bedingt durch den zunehmenden Einsatz der Sonographie und moderner Schnittbildverfahren, lässt sich in den letzten 20 Jahren eine starke Verschiebung hin zu den organbegrenzten Tumoren vermuten (Pantuck et al. 2001).

Die durchschnittliche, relative 5-Jahres-Überlebensrate für Nierenkrebs beträgt bei Männern 66 %, bei Frauen 67 %. Klinische Studien zeigen, dass in den Tumorstadien T1 und T2 80–90 % der Patienten die ersten 5 Jahre nach der Diagnose überleben. Bei bereits eingetretener Metastasierung beträgt die 5-Jahres-Überlebensrate weniger als 10 % (Mills et al. 2009).

12.2 Prognosekriterien

Zu den wichtigsten Prognosefaktoren gehören die lokale Tumorausbreitung, der Lymphknotenbefall, die Fernmetastasierung (TNM-Klassifikation nach UICC) sowie das histopathologische Tumorgrading (Tsui et al. 2000).

Störkel erarbeitete 1990 einen Prognosescore, der die Einordnung des individuellen Patienten in eine von 3 Prognosegruppen ermöglicht. Er nahm das im angloamerikanischen Raum verbreitete Stagingsystem nach Robson und das Gradingsystem von Thoenes in den Prognosescore auf. Weiterhin beinhaltet der Score das Patientenalter zum Operationszeitpunkt, den histologischen Zelltyp des Nierenzellkarzinoms und das Wachstumsmuster des Tumors (Störkel et al. 1990).

Eine weitere Unterteilung in *favorable-risk-*, *intermediate-risk-* und *poor-risk-*Patientengruppen ermöglicht der *Memorial Sloan Kettering Cancer Centre Risk-Score*. Dieser beinhaltet 5 Kriterien:
1. Karnofsky Performance Status < 80 %
2. LDH-Konzentration im Serum (> 1,5 × obere Normgrenze)
3. Hämoglobinkonzentration im Blut unterhalb des Normbereichs

Tab. 12.1 5-Jahres-Überleben nach dem TNM-Stadium (in %)

I	II	III	IV	Referenz
91	74	67	32	Tsui et al. 2000
96	95	70	24	Kinouchi et al. 1999
95	88	59	20	Javidan et al. 1999
95	85	60	23	Stein u. Esrig 1998
100	96	59	16	Guinan et al. 1994

Tab. 12.2 Prognose bezüglich der Metastasierungswahrscheinlichkeit (Selli et al. 1983)

Stadium der Erkrankung	Prognose
Primärtumor < 3 cm	Metastasierung < 5 %
Primärtumor begrenzt auf die Niere	Metastasierung < 20 %
Positive regionäre Lymphknoten	Metastasierung bei 90 %
Metastasierung mittlere Überlebenszeit	12 Monate

4. Kalziumkonzentration im Serum erhöht (> 2,5 mmol/l oder 10 mg/dl)
5. keine Tumornephrektomie durchgeführt

Zu der *favorable-risk*-Gruppe gehören Patienten, die keines der genannten Kriterien erfüllen, zu der *intermediate-risk*-Gruppe zählen diejenigen, die höchstens 2 dieser Kriterien aufweisen, Patienten mit 3 oder mehr Kriterien werden der *poor-risk*-Gruppe zugeordnet. Motzer et al. zeigten in ihrer Studie, in der 670 Patienten mit fortgeschrittenem Nierenzellkarzinom eingeschlossen waren, einen signifikanten Unterschied im Gesamtüberleben. Bei 25 % der Patienten die zur *favorable-risk*-Gruppe gehörten, wurde ein mittleres Gesamtüberleben von 20 Monaten beobachtet. 53 % der Patienten erfüllten 1 oder 2 Kriterien. Für diese wurde ein mittleres Gesamtüberleben von 10 Monaten erfasst. Bei Patienten der *poor-risk*-Gruppe, die 22 % des Patientenkollektivs ausmachte, betrug das mittlere Gesamtüberleben 4 Monate (Motzer et al. 1999).

Die Tumorgröße ist einer der wesentlichen prognostischen Parameter für das 5-Jahres-Überleben. Es gibt noch Uneinigkeit in der Unterteilung der T1-Nierentumore bezüglich des Survivals. Kuczyk et al. zeigten, dass erst bei Tumoren über 5 cm bzw. 5,5 cm ein signifikanter Einfluss auf das tumorspezifische Überleben besteht (Kuczyk et al. 1998, 2005). Zisman et al. (2003) erhob an seinem Patientenkollektiv bei T1-Tumoren über 4,5 cm die gleichen Überlebensdaten wie bei T2-Tumoren. Das 5-Jahres-Überleben nach dem TNM-Stadium zeigt ◘ Tab. 12.1.

Die Prognose des Nierenzellkarzinoms bezüglich der Metastasierungswahrscheinlichkeit wird in ◘ Tab. 12.2 dargestellt. 30–50 % der Patienten mit Nierenzellkarzinom entwickeln nach erfolgter Tumornephrektomie Metastasen (Golimbu et al. 1986; Dineen et al. 1988). Bei Patienten mit Fernmetastasen beträgt die mittlere Überlebenszeit 6–9 Monate, auch wenn 4,4 % noch 3 und 2,7 % 5 Jahre überleben (Jakse et al. 2009).

12.3 Therapie des metastasierten Nierenzellkarzinoms

Den ersten Schritt in der Therapie des metastasierten Nierenzellkarzinoms stellt die Tumornephrektomie dar. Flanigan et al. und Mickisch et al. zeigten 2001, dass die Entfernung des Primärtumors im metastasiertem Stadium zu einer Verbesserung des Gesamtüberlebens führt (Flanigan et al. 2001; Mickisch et al. 2001). Dabei verglichen sie Patienten, die tumornephrektomiert wurden und anschließend eine Interferon α-2b-Therapie erhielten mit einer Patientengruppe, die nur mit Interferon α-2b behandelt wurde. In beiden Studien, sowie in einer gemeinsamen Metaanalyse ergab sich eine signifikante Verlängerung der Überlebenszeit bei der tumornephrektomierten Patientengruppe.

Die Metastasenresektion spielt bei der Therapie des metastasierten Nierenzellkarzinoms ebenfalls eine bedeutende Rolle. Die Überlebenszeit kann durch komplette Entfernung von Metastasen (Lunge, Leber, Knochen) gegenüber nichtoperierten Patienten signifikant verlängert werden. In Einzelfällen ist eine Heilung möglich und in 20–30 % eine Langzeitremission über 5 Jahre hinaus (Tongaonkar et al. 1992; van der Poel et al. 1999; Staehler et al. 2010b; Reddy u. Wolfgang 2009; Thelen et al. 2007; Fottner et al. 2010; Durr et al. 1999).

Tab. 12.3 Systemtherapieempfehlungen des metastasierten Nierenzellkarzinoms (Reihung nach Datenqualität) nach Ljungberg et al. 2013

Histologie	MSKCC Risiko	Erstlinientherapie	Zweitlinientherapie	Drittlinientherapie
Klarzellig	Gut/intermediär	Sunitinib Bevacizumab + IFN Pazopanib; bei selektierten Patienten: IFN IL-2	Nach TKI: Axitinib Sorafenib Everolimus; nach Zytokinen: Sorafenib Axitinib Pazopanib	Nach TKI: Everolimus
	Hoch	Temsirolimus		
Nicht klarzellig		Analog klarzellig		

12.3.1 Antiangiogenetische Therapie

Die »targeted therapy« (zielgerichtete Therapie) hat in den letzten Jahren eine besondere Stellung in der Therapie des metastasierten Nierenzellkarzinoms eingenommen. Ihre Basis ist die Unterbrechung der durch Kinasen vermittelten Phosphorylierungskaskade und damit eine Unterbrechung der Signaltransduktion. Im Jahr 2006 wurden die Tyrosinkinase-Inhibitoren Sunitinib und Sorafenib in Europa zugelassen. In einer randomisierten Phase-III-Studie konnte ein statistisch signifikanter Überlebensvorteil von 17,8 Monaten unter Sorafenib gegenüber 14,3 Monate unter Placebo gezeigt werden (Bukowski et al. 2007). Bezüglich des progressionsfreien Überlebens konnten Motzer et al. in einer randomisierten Phase-III-Studie eine Überlegenheit von Sunitinib gegenüber einer Monotherapie mit IFN α zeigen (Motzer et al. 2007). Der Einsatz des monoklonalen Antikörpers Bevacizumab ist beim metastasierten Nierenzellkarzinom seit 2007 zugelassen und in Kombination mit Interferon eine weitere Alternative in der Erstlinientherapie.

Die Therapie des metastasierten Nierenzellkarzinoms fußt mittlerweile auf der targeted-therapy, wobei die sog. Tyrosinkinase-Inhibitoren (Sunitinib, Sorafenib, Pazopanib, Axitinib) als Standard gelten. In subsequenten Therapielinien oder bei Hochrisikopatienten werden auch mTOR-Inhibitoren (Everolimus, Temsirolimus) eingesetzt. Einen Überblick über die empfohlenen Therapieoptionen geben die Leitlinien der Fachgesellschaften. Die aktuelle Leitlinie der Europäischen Gesellschaft für Urologie (EAU) wird am häufigsten aktualisiert (Stand 2013 **Tab. 12.3**).

12.3.2 Radiotherapie

Die Radiotherapie hat beim metastasierten Nierenzellkarzinom ihren Stellenwert vor allem im Rahmen einer palliativen Therapie. In einzelnen Studien wie bei Brinkmann et al. konnte sogar mit einer Kombination von Bestrahlung und Immuntherapie bei Knochenmetastasen eine komplette Tumorremission erzielt werden (Brinkmann et al. 2005). Bei solitären Hirnmetastasen konnte mit der Gamma-knife-Bestrahlung eine langfristige intrazerebrale Tumorkontrollrate von 95 % erreicht werden (Siebels et al. 2002). Im Übrigen gilt die Strahlentherapie beim Nierenzellkarzinom als onkologisch wirkungslos. Lediglich hypofraktionierte Hochdosisregime in Kombination mit einer Systemtherapie haben einen relevanten Effekt (Staehler et al. 2012).

12.4 Indikation zur Metastasektomie

Bereits 1937 gab es Fallberichte, die zeigten, dass Patienten nach einer Metastasektomie noch 7 Jahre überlebten. Mittlerweile gilt als gesichert, dass das *Debulking* beim Nierenzellkarzinom einen Überlebensvorteil mit sich bringt. Die Indikationsstellung zur chirurgischen Intervention bleibt jedoch unklar, da keine klaren Selektionskriterien in publizierten Studien verwendet wurden und randomisierte Studien fehlen. Daher bleibt die Datenlage auf dem Niveau der Fallkontrollserien. Allerdings kann davon ausgegangen werden, dass in Anlehnung an international übliche Regeln (Thomford et al. 1965) meist ähnliche Selektionskriterien für Patienten zur Operation zu Grunde gelegt worden sind:

- chirurgisch-technische Durchführbarkeit
- klinisch operabler Patient mit ausreichender funktioneller Reserve
- Primärtumor kontrolliert
- Exklusion weiterer Metastasenlokalisationen

Ob dabei tatsächlich nur Patienten von der Operation profitieren, die ausschließlich pulmonal metastasiert sind und bei denen keine weiteren Organsysteme von Metastasen befallenen sind, ist nicht sicher geklärt. Allerdings gibt es Hinweise, dass weitere Organmetastasen kein Ausschlusskriterium für die Resektion thorakaler Metastasen sein muss (Staehler 2010b, 2011; Meimarakis et al. 2011).

Die Indikation zur Resektion von Metastasen sollte in einem interdisziplinären Tumorboard gestellt werden. Dabei sollte bei jedem metastasierten Patienten jedoch die Indikation zur chirurgischen Intervention immer vor der Einleitung einer systemischen Therapie überprüft werden. Für die Indikationsstellung nach der Systemtherapie stehen nur wenige Daten zur Verfügung, die allesamt zeigen, dass die Therapiepause durch eine Metastasektomie im Einzelfall verlängert werden kann (Johannsen et al. 2011).

12.5 Prognosefaktoren

Die Frage, wie die Prognose für den Patienten mit pulmonalen Metastasen richtig eingeschätzt werden kann, ist nicht ganz klar. Fraglich bleibt die Bedeutung der Anzahl der Metastasen, der Größe, der Histologie, des klinischen Zustands des Patienten, des Lymphknotenstatus, des Alters, der Laborparameter, des Resektionsstatus und des Gradings.

In den meisten Arbeiten sind diese Faktoren geprüft worden. Eine Übersicht zeigt ◘ Tab. 12.4.

Die wesentlichen multivariat geprüften Faktoren, die einen Einfluss auf das Überleben haben, sollen im Folgenden evaluiert werden.

12.5.1 Größe der Metastasen

Unterschiedliche Arbeitsgruppen haben diesen Parameter als Prognosefaktor überprüft. Je nach Fallzahlgröße ergeben sich dabei unterschiedliche Empfehlungen. Eine einheitliche Größengrenze findet sich in der Literatur nicht (Meimarakis et al. 2011; Murthy et al. 2005; Piltz et al. 2002). Ab einer Größe von 3–4 cm scheint jedoch das Risiko für eine schlechtere Prognose zu steigen. Vordergründig sollte jedoch dieser Wert nicht als absolut angesehen werden, da sicherlich ein Patient mit einer singulären großen Metastase, die sich R0 resezieren lässt, nicht vergleichbar ist mit einem Patienten, der viele große und kleine Metastasen hat, die evtl. nicht komplett resezierbar sind. Somit ist es sehr schwer hier eine klare Kontraindikation für Patienten mit großen (< 4 cm) Filiae zu belegen.

12.5.2 Anzahl der Metastasen

Bei der Beurteilung der Metastasenanzahl darf nicht außer Acht gelassen werden, dass bereits bevor Patienten in die Studien und Analysen eingebracht wurden eine Selektion stattgefunden hat. Miliar disseminierte Metastasen über beiden Lungen stellen sicher eine Kontraindikation der chirurgischen Therapie dar. Allerdings ist der Begriff disseminiert nicht klar definiert. Einige Kollegen verstehen darunter bereits mehr als 3 Metastasen, andere mehr als 50. Deshalb sollte eine klare Zählung der Metastasen vom Radiologen vorgenommen werden. Dies kann mittlerweile von einer guten Onkologie-Software automatisch bei der Bildrekonstruktion erfolgen.

Wie bei der Größe sind auch hier keine klaren Grenzwerte aus der Literatur abzuleiten. Zwischen 3 und 7 Metastasen scheinen in einigen Serien einen Einfluss auf die Prognose zu haben, wobei auch Patienten mit mehr als 20 Metastasen einen guten Verlauf haben können. Es empfiehlt sich bei

Tab. 12.4 Ergebnisse der pulmonalen Metastasektomie und Prognosefaktoren

Autor	Zeitraum	N	5-Jahresüberlebensrate (%)	Morbidität/Mortalität, (%)	Prognosefaktoren	Multivariate Prognosefaktoren
Kudelin et al. 2013	1999–2009	116	49	13,8/0,9	Alter, Anzahl, Geschlecht, Anzahl > = 2	Alter
Vidarsdottir et al. 2012	1984–2008	14	38,5	11,2/1,2		
Meimarakis et al. 2011	1986–2006	202	39	4/0,22	DFI, Grading Primarius, LK-Status, Anzahl > 3, Größe > 3 cm, Pleurainfiltration, R-Status	R-Status, Größe > 3 cm, LK-Status, DFI, Pleurainfiltration
Kanzaki et al. 2011	1973–2008	48	47	–/0	R-Status, DFI, Anzahl > 1	R-Status, DFI
Kawashima et al. 2011	1998–2008	25	35,5		R-Status	
Winter et al. 2010		110			LK-Status	LK-Status
Daliani et al. 2009	1991–1999	38	32	–/–	R-Status	R-Status, nur Lungenmetastasen
Hofmann et al. 2005	1975–2003	64	33,4			Anzahl, DFI, R-Status
Murthy et al. 2005	1986–2001	92	31	10/0	Größe, DFI, LK-Status, FEV-1	R-Status, Anzahl, Größe, DFI, LK-Status, FEV-1 Nierenfunktion
Pfannschmidt et al. 2002	1985–1999	191	36,9	–/0		Anzahl, DFI, LK-Status
Piltz et al. 2002	1980–2000	105	40	10,7/0,9	R-Status, Größe < 4 cm, DFI, LK-Status des Primarius	R-Status, Größe < 4 cm, DFI, LK-Status des Primarius

multiplen Metastasen, die Abschätzung der Resektabilität präoperativ vorzunehmen und dann zunächst thorakoskopisch eine Evaluation der Situation vorzunehmen, da radiologisch oftmals ein *underreporting* vorliegt. Der chirurgische Versuch bei ausschließlichen Lungenmetastasen und klinisch fitten, jungen Patienten sollte jedoch großzügig indiziert werden.

12.5.3 Resektionsstatus

Einer der wichtigsten prognostischen Parameter ist die komplette Resektion (Meimarakis et al. 2011; Daliani et al. 2009; Murthy et al. 2005; Piltz et al. 2002; Bex 2013). R2-resezierte Patienten (makroskopisch zurückgelassener Tumor) profitieren vom chirurgischen Vorgehen quo ad vitam nicht. Lediglich im Einzelfall kann eine Palliation durch eine inkomplette Resektion erreicht werden. R1 resezierte Patienten, d. h. mikroskopisch randbildendes Tumorgewebe, kann ebenfalls die Prognose der Patienten nicht positiv beeinflussen. Da der Resektionsstatus oftmals vom Operateur abhängt, muss empfohlen werden die komplette Resektion intraoperativ mittels Schnellschnitt bestätigen zu lassen. Ziel des chirurgischen Prozedere muss auf jeden Fall die primäre komplette Resektion sein.

12.5.4 Lymphknotenstatus

Eine systematische Lymphkontenresektion wurde nicht in allen Serien durchgeführt. In den Arbeiten der Arbeitsgruppen, die dieses jedoch in die Routine der thorakalen Metastasenchirurgie eingeführt haben, zeigt sich der Lymphknotenbefall stets als prognostisch relevant. (Meimarakis et al. 2011; Winter et al. 2010; Murthy et al. 2005; Pfannschmidt et al. 2006) So reduzierte sich das Gesamtüberleben von 102 Monaten bei lymphknotennegativen Patienten auf 19 Monate bei lymphknotenpositiven Patienten (Winter et al. 2010). Folglich sollte das thoraxchirurgische Vorgehen stets eine systematische Lymphkontendissektion beinhalten.

12.5.5 Synchrone versus metachrone Metastasierung

Synchron metastasierte Patienten zeigen in allen Serien, egal ob chirurgisch oder systemisch therapiert, ein schlechteres Überleben als Patienten mit metachroner Metastasierung (Ljungberg et al. 2013; Bex 2013). Dabei sollte bei limitierter Metastasierung immer eine chirurgische Therapie erwogen werden, wenn in der synchron metastasierten Situation die Möglichkeit der kompletten Resektion besteht. Die Abschätzung der Prognose der Patienten in dieser besonderen Situation ergibt sich am besten durch ein ca. 8–12 Wochen nach Diagnosestellung erneuertes Restaging vor einer dann verzögert erfolgten Therapieentscheidung. Symptomatische Patienten stehen meist für die chirurgische Therapie nicht zur Verfügung, sondern sollten systemisch behandelt werden.

Tab. 12.5 Munich-Score (mod. nach Meimarakis et al. 2011): Risiko-Faktoren sind dabei Pleurainfiltration, synchrone Metastasierung, positiver Lymphknotenstatus des Primarius, Größe > 3 cm, mediastinaler Lymphknotenbefall

Klinische Situation	Risikoklassifikation	Medianes Überleben (Monate)
R0-Resektion, keine Risikofaktoren	Niedriges Risiko	90,1
R0-Resektion, Risikofaktoren liegen vor	Intermediäres Risiko	31.4
R1- oder R2-Resektion	Hohes Risiko	14.2

12.6 Patientenselektion präoperativ

Allen Arbeiten ist gemein, dass sie sich auf präselektionierte Patientengruppen beziehen. In den retrospektiv erfolgten Analysen wird dann überprüft, ob über diese meist unbekannten Kriterien hinaus Patienten selektiert werden sollten.

Dabei wird jeder Operateur den präoperativen klinischen Zustand des Patienten in den Vordergrund stellen. Im Weiteren wird eine subjektive Beurteilung der vorliegenden Diagnostik, insbesondere der Schnittbildgebung erfolgen. Ergibt sich hier nach der Einschätzung des Thoraxchirurgen die Chance einer kompletten Resektion bei klinisch gutem Zustand wird dem Patienten, je nach Zentrum in dem er betreut wird und der dort vorherrschenden Expertise, in der Beurteilung des mRCC unter Einbeziehung chirurgischer Maßnahmen der chirurgische Eingriff vorgeschlagen werden. Allerdings erfolgt meist die Erwägung des thoraxchirurgischen Vorgehens nicht durch den Thoraxchirurgen sondern durch den betreuenden onkologisch tätigen Kollegen, dies ist meist der Urologe, seltener der Onkologe. Ein einfaches objektives Hilfsmittel zur Abschätzung der Prognose eines Patienten ergibt sich mit dem in unserer Arbeitsgruppe entwickelten »Munich-Score« (Tab. 12.5).

Auf Grund des reduzierten Überlebens von Patienten mit hohem Risiko sollte unter allen Umständen eine R2-Resektion vermieden werden. Obwohl dies noch nicht in Studien geprüft wurde, kann überlegt werden, Patienten bei denen abzuschätzen ist, dass dieses postoperativ vorliegen wird, zunächst einer Systemtherapie zuzuführen und nur bei einem Ansprechen eine Resektion vorzunehmen. Der Stellenwert der neoadjuvanten Systemtherapie ist jedoch ungeklärt. Allerdings gibt es Hinweise, dass die Metastasektomie auch nach Einleitung der Systemtherapie einen Stellenwert haben kann (Johannsen et al. 2009; Staehler et al. 2010a; Firek et al. 2012). Patienten, bei denen abzuschätzen ist, dass keine komplette Resektion möglich sein wird, sollten nur unter palliativen Gesichtspunkten chirurgisch therapiert werden, eine Empfehlung zur inkompletten Metastasektomie kann nicht gegeben werden.

12.7 Chirurgische Technik

Die Metastasektomie von Lungenmetastasen wird im Wesentlichen als atypische nicht an anatomische Grenzen gebundene »Wedgeresektion« durchgeführt. Dies kann mittels Stapler, Laser oder konventionell chirurgisch erfolgen. Lobektomien und Pneumonektomien stellen die Ausnahme dar. Der maximale Funktionserhalt sollte angestrebt werden, da ggf. wiederholte Resektionen notwendig werden können und die Entstehung weiterer Metastasen im späteren Verlauf nicht ausgeschlossen werden kann. Der Erhalt der pulmonalen Funktion wurde als Prognoseparameter bestätigt. (Murthy et al. 2005). Somit sollte die Pneumonektomie nur in besonderen Ausnahmefällen erfolgen, die am besten präoperativ interdisziplinär besprochen sein sollten.

> **Zusammenfassung**
> Die Metastasektomie bei pulmonalen Metastasen des Nierenzellkarzinoms kann bei selektierten Patienten eine Heilung herbeiführen. Eine sorgfältige Indikationsstellung sollte im interdisziplinären Konsens erfolgen. Dennoch ist die Metastasektomie an den Anfang des Behandlungsplanes zu stellen und bei einem Ansprechen einer Systemtherapie als letztlich kurative Option immer wieder zu überprüfen. Eine Hilfestellung zur Selektion von Patienten bietet der Munich-Score. Er sollte bei der Planung berücksichtigt werden. Eine komplette Resektion aller Läsionen ist oberstes Ziel der chirurgischen Therapie. Eine systematische Lymphknotendissektion sollte Bestandteil der Operation sein.
> Nach dem Versagen chirurgischer Maßnahmen ist eine systemische Targeted-Therapie indiziert, wobei die Tyrosinkinaseinhibitoren den Standard stellen.

Literatur

Bex A (2013) Integrating metastasectomy and stereotactic radiosurgery in the treatment of metastatic renal cell carcinoma. European Journal of Cancer Supplements 11(2):192–203

Brinkmann OA, Bruns F, Gosheger G, Micke O, Hertle L (2005) Treatment of bone metastases and local recurrence from renal cell carcinoma with immunochemotherapy and radiation. World J Urol 23(3):185–190

Bukowski R, Cella D, Gondek K, Escudier B (2007) Effects of sorafenib on symptoms and quality of life: results from a large randomized placebo-controlled study in renal cancer. Am J Clin Oncol 30(3):220–227

Daliani DD, Tannir NM, Papandreou CN, Wang X, Swisher S et al (2009) Prospective assessment of systemic therapy followed by surgical removal of metastases in selected patients with renal cell carcinoma. BJU Int 104(4):456–460

Dineen MK, Pastore RD, Emrich LJ, Huben RP (1988) Results of surgical treatment of renal cell carcinoma with solitary metastasis. J Urol 140(2):277–279

Durr HR, Maier M, Pfahler M, Baur A, Refior HJ (1999) Surgical treatment of osseous metastases in patients with renal cell carcinoma. Clin Orthop (367):283–290

Firek P, Richter S, Jaekel J, Brehmer B, Heidenreich A (2012) [Metastasectomy in renal cell cancer after neoadjuvant therapy with multi-tyrosine kinase inhibitors]. Urologe A. 51(3):398–402

Flanigan RC, Salmon SE, Blumenstein BA, Bearman SI, Roy V, McGrath PC et al (2001) Nephrectomy followed by interferon alfa-2b compared with interferon alfa-2b alone for metastatic renal-cell cancer. N Engl J Med 345(23):1655–1659

Fottner A, Szalantzy M, Wirthmann L, Staehler M, Baur-Melnyk A et al (2010) Bone metastases from renal cell carcinoma: patient survival after surgical treatment. BMC Musculoskeletal Disorders 11:145

Golimbu M, Al-Askari S, Tessler A, Morales P (1986) Aggressive treatment of metastatic renal cancer. J Urol 136(4):805–807

Guinan P, Frank W, Saffrin R, Rubenstein M (1994) Staging and survival of patients with renal cell carcinoma. Semin Surg Oncol 10(1):47–50

Hammerschmied CG, Walter B, Hartmann A (2008) [Renal cell carcinoma 2008. Histopathology, molecular genetics and new therapeutic options]. Pathologe 29(5):354–363

Hock LM, Lynch J, Balaji KC (2002) Increasing incidence of all stages of kidney cancer in the last 2 decades in the United States: an analysis of surveillance, epidemiology and end results program data. J Urol 167(1):57–60

Hofmann HS, Neef H, Krohe K, Andreev P, Silber RE (2005) Prognostic factors and survival after pulmonary resection of metastatic renal cell carcinoma. Eur Urol 48(1):77–81 discussion 82

Jakse G, Heidenreich A, Schenck M (2009) Uroonkologie, Nierenzellkarzinom. 5., vollst. überarb Aufl., Springer, Heidelberg, 331–369

Javidan J, Stricker HJ, Tamboli P, Amin MB, Peabody JO et al (1999) Prognostic significance of the 1997 TNM classification of renal cell carcinoma. J Urol 162(4):1277–1281

Johannsen M, Florcken A, Bex A, Roigas J, Cosentino M et al (2009) Can tyrosine kinase inhibitors be discontinued in patients with metastatic renal cell carcinoma and a complete response to treatment? A multicentre, retrospective analysis. Eur Urol 55(6):1430–1438

Johannsen M, Staehler M, Ohlmann CH, Florcken A, Schmittel A et al (2011) Outcome of treatment discontinuation in patients with metastatic renal cell carcinoma and no evidence of disease following targeted therapy with or without metastasectomy. Ann Oncol 22(3):657–663

Kanzaki R, Higashiyama M, Fujiwara A, Tokunaga T, Maeda J et al (2011) Long-term results of surgical resection for pulmonary metastasis from renal cell carcinoma: a 25-year single-institution experience. Eur J Cardiothorac Surg 39(2):167–172

Kawashima A, Nakayama M, Oka D, Sato M, Hatano K et al (2011) Pulmonary metastasectomy in patients with renal cell carcinoma: a single-institution experience. Int J Clin Oncol 16(6):660–665

Kinouchi T, Saiki S, Meguro N, Maeda O, Kuroda M et al (1999) Impact of tumor size on the clinical outcomes of patients with Robson State I renal cell carcinoma. Cancer 85(3):689–695

Kuczyk M, Wegener G, Jonas U (2005) The therapeutic value of adrenalectomy in case of solitary metastatic spread originating from primary renal cell cancer. Eur Urol 48(2):252–257

Kuczyk MA, Kohn G, Hofner K, Machtens S, Bokemeyer C, Stief CG et al (1998) [Prognostic relevance of vena cava thrombosis in renal cell carcinoma]. Urologe A. 37(3):299–305

Kudelin N, Bolukbas S, Eberlein M, Schirren J (2013) Metastasectomy with standardized lymph node dissection for metastatic renal cell carcinoma: an 11-year single-center experience. Ann Thorac Surg 96(1):265–70: discussion 70–71

Ljungberg B, Bensalah K, Bex A, Canfield S, Dabestani S et al (2013) European Association of Urology, Guidelines on Renal Cell Carcinoma

Meimarakis G, Angele M, Staehler M, Clevert DA, Crispin A et al (2011) Evaluation of a new prognostic score (Munich score) to predict long-term survival after resection of pulmonary renal cell carcinoma metastases. Am J Surg 202(2):158–167

Mickisch GH, Garin A, van Poppel H, de Prijck L, Sylvester R (2001) Radical nephrectomy plus interferon-alfa-based immunotherapy compared with interferon alfa alone in metastatic renal-cell carcinoma: a randomised trial. Lancet 358(9286):966–970

Mills EJ, Rachlis B, O'Regan C, Thabane L, Perri D (2009) Metastatic renal cell cancer treatments: an indirect comparison meta-analysis. BMC Cancer 9:34

Motzer RJ, Bander NH, Nanus DM (1996) Renal-cell carcinoma. N Engl J Med 335(12):865–875

Motzer RJ, Hutson TE, Tomczak P, Michaelson MD, Bukowski RM et al (2007) Sunitinib versus interferon alfa in metastatic renal-cell carcinoma. N Engl J Med 356(2):115–124

Motzer RJ, Mazumdar M, Bacik J, Berg W, Amsterdam A, Ferrara J (1999) Survival and prognostic stratification of 670 patients with advanced renal cell carcinoma. J Clin Oncol 17(8):2530–2540

Murthy SC, Kim K, Rice TW, Rajeswaran J, Bukowski R et al (2005) Can we predict long-term survival after pulmonary metastasectomy for renal cell carcinoma? Ann Thorac Surg 79(3):996–1003

Pantuck AJ, Zisman A, Belldegrun AS (2001) The changing natural history of renal cell carcinoma. J Urol 166(5):1611–1623

Pfannschmidt J, Hoffmann H, Muley T, Krysa S, Trainer C, Dienemann H (2002) Prognostic factors for survival after pulmonary resection of metastatic renal cell carcinoma. Ann Thorac Surg 74(5):1653–1657

Pfannschmidt J, Klode J, Muley T, Dienemann H, Hoffmann H (2006) Nodal involvement at the time of pulmonary metastasectomy: experiences in 245 patients. Ann Thorac Surg 81(2):448–454

Piltz S, Meimarakis G, Wichmann MW, Hatz R, Schildberg FW, Fuerst H (2002) Long-term results after pulmonary resection of renal cell carcinoma metastases. Ann Thorac Surg 73(4):1082–1087

Reddy S, Wolfgang CL (2009) The role of surgery in the management of isolated metastases to the pancreas. Lancet Oncol 10(3):287–293

Selli C, Hinshaw WM, Woodard BH, Paulson DF (1983) Stratification of risk factors in renal cell carcinoma. Cancer 52(5):899–903

Siebels M, Oberneder R, Buchner A, Zaak D, Mack A et al (2002) [Ambulatory radiosurgery in cerebral metastatic renal cell carcinoma. 5-year outcome in 58 patients]. Urologe A. 41(5):482–488

Staehler M (2011) The role of metastasectomy in metastatic renal cell carcinoma. Nat Rev Urol 8(4):180–181

Staehler M, Haseke N, Stadler T, Nuhn P, Roosen A, Stief CG, et al (2012) Feasibility and effects of high-dose hypofractionated radiation therapy and simultaneous multi-kinase inhibition with sunitinib in progressive metastatic renal cell cancer. Urol Oncol 30(3):290–293

Staehler M, Haseke N, Zilinberg E, Stadler T, Karl A et al (2010a) Complete remission achieved with angiogenic therapy in metastatic renal cell carcinoma including surgical intervention. Urol Oncol 28(2):139–144

Staehler MD, Kruse J, Haseke N, Stadler T, Roosen A et al (2010b) Liver resection for metastatic disease prolongs survival in renal cell carcinoma: 12-year results from a retrospective comparative analysis. World J Urol 28(4):543–547

Stein JP, Esrig D, J E (1998) The surgical management for renal cell carcinoma: long-term results in a large group of patients. J Urol, suppl 159(192, abstract):737

Störkel S, Thoenes W, Jacobi GH, Engelmann U, Lippold R (1990) Prognostic parameters of renal cell carcinoma. Eur Urol 18 Suppl 2:36–37

Thelen A, Jonas S, Benckert C, Lopez-Hänninen E, Rudolph B et al (2007) Liver Resection for Metastases from Renal Cell Carcinoma. World J Surg 31(4):802–807

Thomford NR, Woolner LB, Clagett OT (1965) The Surgical Treatment of Metastatic Tumors in the Lungs. J Thorac Cardiovasc Surg 49:357–363

Tongaonkar HB, Kulkarni JN, Kamat MR (1992) Solitary metastases from renal cell carcinoma: a review. J Surg Oncol 49(1):45–48

Tsui KH, Shvarts O, Smith RB, Figlin RA, deKernion JB, Belldegrun A (2000) Prognostic indicators for renal cell carcinoma: a multivariate analysis of 643 patients using the revised 1997 TNM staging criteria. J Urol 163(4):1090–1095; quiz 1295

van der Poel HG, Roukema JA, Horenblas S, van Geel AN, Debruyne FM (1999) Metastasectomy in renal cell carcinoma: A multicenter retrospective analysis. Eur Urol 35(3):197–203

Vidarsdottir H, Moller PH, Jonasson JG, Pfannschmidt J, Gudbjartsson T (2012) Indications and surgical outcome following pulmonary metastasectomy: a nationwide study. Thorac Cardiovasc Surg 60(6):383–389

Winter H, Meimarakis G, Angele MK, Hummel M, Staehler M et al (2010) Tumor infiltrated hilar and mediastinal lymph nodes are an independent prognostic factor for decreased survival after pulmonary metastasectomy in patients with renal cell carcinoma. J Urol 184(5):1888–1894

Zisman A, Wieder JA, Pantuck AJ, Chao DH, Dorey F et al (2003) Renal cell carcinoma with tumor thrombus extension: biology, role of nephrectomy and response to immunotherapy. J Urol 169(3):909–916

Lungenmetastasen des Prostatakarzinoms

A. Roosen

13.1 Grundüberlegungen – 124

13.2 Pulmonale Metastasierung – 124

13.3 Verbesserte Detektion durch Cholin-PET-CT – 125

13.4 Therapeutische Konsequenzen – 125

Literatur – 126

S. Limmer (Hrsg.), *Lungenmetastasen*,
DOI 10.1007/978-3-642-32982-1_13, © Springer-Verlag Berlin Heidelberg 2015

13.1 Grundüberlegungen

Das Prostatakarzinom (in der überwiegenden Mehrzahl ein Adenokarzinom) ist im Verlauf der letzten Jahre zum häufigsten Malignom unter deutschen Männern avanciert. Post-mortem-Studien geben seine Prävalenz in der Alterskohorte der über 60-jährigen mit ca. 60 % an. Daraus ergibt sich, dass das Prostatakarzinom in einem guten Teil der Fälle *okkult* bleibt, d. h. dass es bei seinem Träger zeitlebens nicht diagnostiziert wird und weder auf die Lebensdauer noch -qualität Einfluss nimmt. Diesem Umstand versuchen Urologen seit 10 Jahren verstärkt Rechnung zu tragen, indem sie Kriterien aufstellen, anhand derer diese *indolenten* Karzinome von den signifikanten Prostatakarzinomen unterschieden werden können. Letztere tragen das Potenzial zur Organüberschreitung und Metastasierung in sich, und es gilt, sie im organbegrenzten Stadium zu diagnostizieren und (bei entsprechender allgemeiner Lebenserwartung) radikal zu therapieren, weil eine kurative Therapie nach Beginn der Metastasierung in der Regel nicht mehr möglich ist.

Die Metastasierung findet zunächst auf lymphogenem und schließlich auch auf hämatogenem Weg statt. Erste Station der lymphogenen Streuung sind die Lymphknoten der *Fossa obturatoria*; diese werden beim Lymphknotenstaging im Rahmen einer radikalen Prostatektomie als Indikator für eine lymphogene Metastasierung herangezogen. Weitere Stationen sind die präsakralen und inguinalen Lymphknoten sowie die Lymphknoten entlang der Iliakalgefäße und schließlich auch der paraaortalen und paracavalen Regionen. Erst danach kann es zu einem Befall mediastinaler und supraklavikulärer Lymphknoten kommen. Das Muster der Metastasierung entspricht dabei eher einer disseminierten und diffusen Streuung als großen lokalisierten Tumormassen.

Bevorzugter Ort der hämatogenen Streuung ist das Skelettsystem (osteoblastische und osteoklastische Metastasen); diese liegen bei ca. 85 % der Patienten vor, die an einem Prostatakarzinom sterben, und sind hauptsächlich verantwortlich für Schmerzsymptomatik und schwere Komplikationen (pathologische Frakturen der langen Röhrenknochen sowie der Wirbelkörper mit möglicher Querschnittssymptomatik) der Erkrankung im Finalstadium. Die ossäre Metastasierung schreitet von den zentralen über die peripheren Skelettabschnitte fort. Am häufigsten betroffen sind Lendenwirbelkörper, proximaler Femur, Beckenskelett, Brustwirbelkörper, Rippen und Humerus. Viszerale Organe sind im Allgemeinen selten betroffen, dennoch werden Lungenmetastasen regelhaft bei Autopsien gefunden (Varkarakis et al. 1974). Da sie jedoch in der Regel asymptomatisch sind und eine hohe (lymphatische und ossäre) Gesamttumorlast und damit das Finalstadium der Erkrankung markieren, tritt ihre klinische Relevanz und Therapiebedürftigkeit eher in den Hintergrund. Die Standardtherapie des metastasierten Prostatakarzinoms besteht in einer androgendeprivativen Therapie durch Antiandrogene, LHRH-Analoga oder Östrogenderivate, im Falle der Kastrationsresistenz in einer Taxan-basierten Chemotherapie.

Neuerdings werden durch den verstärkten Einsatz des Cholin-PET-CT und PSMA-PET-CT immer häufiger Fälle bekannt, die bei einer diskreten lymphatischen und/oder ossären Metastasierung Lugenfiliae zeigen. Da einige Zentren beginnen, in dieser Situation einen radikal-chirurgischen Ansatz zu verfolgen, könnte sich hier in Zukunft ein weiteres Betätigungsfeld für die Thoraxchirurgie eröffnen.

13.2 Pulmonale Metastasierung

Die Literatur zum pulmonalen Befall beim metastasierten Prostatakarzinom ist überaus spärlich. Dies liegt, wie oben erwähnt, an der vergleichsweise niedrigen Inzidenz und an der klinischen Symptomarmut in einem Stadium, in dem der Patient durch seine ossäre Metastasenlast bereits massiv beeinträchtigt ist. Entsprechende Anhaltspunkte zur Tumorbiologie liefert eine Studie zum Metastasierungsverhalten von Adenokarzinomen, die 2006 am M. D. Anderson Cancer Center in Houston, Texas anhand von Tumorregisterdaten von über 4.000 Patienten angefertigt wurde (Hess et al. 2006). Danach waren bei 90 % der metastasierten Patienten mit einem Prostatakarzinom Skelettmetastasen nachweisbar, aber nur bei 5 % Lungenmetastasen. In einer weiteren Serie von 1.290 radiologisch kontrollierten Patienten mit metastasiertem Prostatakarzinom konnte nur bei 47 (3,6 %) eine pulmonale Beteiligung festgestellt werden (Fabozzi et al. 1995). In allen Fällen war zugleich eine Lymphknotenmetastasierung nachweisbar. Im hormonsensitiven Zustand sprachen Lungenmetastasen in 76,5 % der Fälle gut auf eine androgendeprivative Therapie an.

Tatsächlich ist die klinische Inzidenz wesentlich niedriger als die entsprechenden Autopsieraten. In einer Serie von final am Prostatakarzinom erkrankten Patienten wurde die Häufigkeit klinisch apparenter Lungenmetastasen mit 5,7 % beziffert, während sie in der anschließenden Autopsie in 25 % der Fälle nachweisbar waren (de Paso Mora et al. 2005). Saitoh konnte bei Autopsien von 1.367 am metastasierten Prostatakarzinom verstorbenen Patienten eine pulmonale Beteiligung in 49,1 % der Fälle nachweisen (Saitoh et al. 1984). Nur in 4 Fällen (0,3 %) handelte es sich um eine isolierte pulmonale Metastasierung. Auch in anderen retrospektiven Studien stellte die isolierte pulmonale Metastasierung die absolute Ausnahme dar (Singh et al. 2004; Maeda et al. 2006). Hieraus ergibt sich die Schlussfolgerung, dass eine pulmonale Beteiligung beim metastasierten Prostatakarzinom zwar wesentlich häufiger vorliegen wird, als das die klinische Routinediagnostik vermuten lässt, dass diese aber andererseits fast immer von einer Metastasierung anderer Organsysteme begleitet ist.

13.3 Verbesserte Detektion durch Cholin-PET-CT

Seit Kurzem hält das PET-CT, und hier vor allem das Cholin-PET-CT (^{11}C- und ^{18}F-Cholin) und das PSMA-PET-CT, Einzug in die PSA-Rezidivdiagnostik des mit kurativer Intention therapierten, lokal begrenzten Prostatakarzinoms. Der PSA-Wert, der beispielsweise nach einer radikalen Prostatektomie nicht mehr nachweisbar sein sollte, ist der sensitivste Parameter in der onkologischen Nachsorge. Ein erneuter Nachweis ist im Prinzip beweisend für ein Rezidiv der Erkrankung. Das PET-CT kann hier zur Unterscheidung zwischen einem Lokalrezidiv und einer metachronen lymphogenen Metastasierung dienen. Sinnvoll ist der Einsatz jedoch erst ab einem PSA-Wert von 1,0 ng/ml, einer PSA-Verdoppelungszeit von < 6 Monaten und/oder einem Gleason-Score von > 7 (Müller et al. 2012). Wurden die dabei zunehmend diagnostizierten pulmonalen Läsionen von den meisten Urologen zunächst als falsch-positive Befunde gewertet, setzt sich nun die Erkenntnis durch, dass diese tatsächlich einer pulmonalen Beteiligung entsprechen, die die lymphogene Metastasierung wohl viel häufiger und früher begleitet als ursprünglich angenommen (Picchio et al. 2011).

13.4 Therapeutische Konsequenzen

Angesichts der durch die PET-CT-Diagnostik zunehmend in einem frühen metastatischen Stadium diagnostizierten pulmonalen Beteiligung stellt sich die Frage nach der therapeutischen Konsequenz. Schon die »Salvage-Lyphadenektomie« wird unter Urologen hochkontrovers diskutiert. Dabei geht es um die chirurgische Resektion von lokoregionären oder entfernten solitären Lymphknotenmetastasen nach lokaler Primärtherapie. Ziel ist primär nicht eine Lebenszeitverlängerung, sondern ein Zeitgewinn vor Beginn einer systemischen androgendeprivativen Therapie, die mitunter mit erheblichen Nebenwirkungen verbunden sein kann. Doch selbst bei sorgfältig ausgewählten Patienten (PSA-Wert unter 4,0 ng/ml; pelvine Lymphadenopathie; langsame PSA-Verdoppelungszeit) kann ein rezidivfreies 5-Jahresüberleben nur in der Minderzahl der Fälle erreicht werden (Rigatti et al. 2011). Entsprechend gilt der Grundsatz, dass eine Resektion viszeraler Metastasen nur dann erfolgen sollte, wenn Symptome (im Falle von Lungenmetastasen beispielsweise Hämoptysen) nicht auf konservatives Management oder Radiotherapie ansprechen (Heidenreich et al. 2012).

Entsprechend finden sich zur Resektion von pulmonalen Metastasen des Prostatakarzinoms in der Literatur nur Einzelfallbeschreibungen (Übersicht: Wallis et al. 2011) Insgesamt sind weniger als 20 Fälle beschrieben, bei denen nach initialer radikaler lokaler Therapie des Prostatakarzinoms durch Bestrahlung oder Prostatektomie eine solitäre metachrone Lungenmetastase chirurgisch entfernt wurde. Nur in 4 Fällen konnte hierdurch eine biochemische Vollremission im Sinne eines kompletten PSA-Abfalls erzielt werden. 15 Fallberichte beziehen sich auf multiple Lungenrundherde – in 3 Fällen konnte durch die Kombination von Metastasektomie und Hormonentzug eine signifikante Remission erreicht werden. Insgesamt belegen die meisten Fallbeschreibungen jedoch die hohe Wahrscheinlichkeit für das Wiederauftreten von Lungenmetastasen nach deren Exzision von 21–44,8 %.

Die insgesamt diskrepanten Ergebnisse können ihre Ursache in einer heterogenen Tumorbiologie haben: wenn alle Metastasen ihren Ausgang vom Primärtumor oder von einer primären pelvinen Lymphknotenmetastase nehmen, wird ein frühes Rezidiv wahrscheinlich sein. Wenn die (pulmonalen) Metastasen ihrerseits Metastasen verursachen, kann bei insgesamt niedriger Tumorlast eine (pulmonale) Metastasektomie durchaus eine Überlebensverlängerung zur Folge haben. In diesem Sinne wurde vorgeschlagen (Singh et al. 2004), dass eine geringe Metastasenlast (< 5 Metastasen) eine vergleichsweise geringe biologische Aggressivität und Progression des Tumors indiziere, und dass im Falle einer solchen oligometastatischen Erkrankung eine aggressive chirurgische oder radiotherapeutische Behandlung der metastatischen Läsionen gerechtfertigt sei. Dies gilt insbesondere vor dem Hintergrund der Tatsache, dass die hormonelle Therapie zwar durchaus die Lebensqualität zu verbessern vermag, aber bisher noch keinen einzigen Tag Zugewinn an Lebenszeit gebracht hat. Mit dem verstärkten Einsatz des Cholin-PET-CT werden aber genau solche Konstellationen immer häufiger werden. Dann ist eine sorgfältige Abwägung von Primärhistologie, PSA-Dynamik, Gesamtsituation und Wunsch des Patienten und einer akkuraten Bildgebung inklusive Skelettszintigraphie vorzunehmen. Es ist davon auszugehen, dass Thoraxchirurgen in Zukunft häufiger mit pulmonalen Metastasen eines Prostatakarzinoms konfrontiert werden.

Literatur

Fabozzi SJ, Schellhammer PF, El-Mahdi AM (1995) Pulmonary Metastases from Prostate Cancer. Cancer 75:2706–2709

Heidenreich A, Wilop S, Pinkawa M, Porres D, Pfister D (2012) Surgical Resection of Urological Tumor Metastases Following Medical Treatment; Dtsch Arztebl Int 109(39):631–637

Hess KR, Varadhachary GR, Taylor SH, Wei W, Raber MN et al (2006) Metastatic Patterns in Adenocarcinoma, Cancer 106(7):1624–1623

Maeda T, Tateishi U, Komiyama M et al (2006) Distant Metastasis of Prostate Cancer: Early Detection of Recurrent Tumour with Dual-Phase Carbon-11 Choline Positron Emission Tomography/Computed Tomography in Two Cases. Jpn J Clin Oncol 36:598–601

Müller J, Schrader M, Schrader AJ, Höpfner M, Zengerling F (2012) Stellenwert der Positronenemissionstomographie bei urologischen Tumoren; Urologe A 51(3):331–340

de Paso Mora PG, Ríos BJ, Pascual Pareja FJ et al (2005) Pleural Effusion as Presentation of Metastatic Adenocarcinoma of Prostate. South Med J 98:958–959

Picchio M, Briganti A, Fanti S et al (2011) The role of choline positron emission tomography/computed tomography in the management of patients with prostate-specific antigen progression after radical treatment of prostate cancer. Eur Urol 59:51–60

Rigatti P, Suardi N, Briganti A et al (2011) Pelvic/retroperitoneal salvage lymph node dissection for patients treated with radical prostatectomy with biochemical recurrence and nodal recurrence detected by [11C]choline positron emission tomography/computed tomography; Eur Urol 60:935–43

Saitoh H, Hida M, Shimbo T et al (1984) Metastatic patterns of prostate cancer: correlation between sites and number of organs involved. Cancer 54:3078–3084

Singh D, Yi WS, Brasacchio RA et al (2004) Is there a favorable subset of patients with prostate cancer who develop oligometastases? Int J Radiation Oncology Biol Phys 58(1):3-10

Varkarakis MJ, Winterberger AR, Gaeta J, Moore RH, Murphy GP (1974) Lung metastases in prostatic carcinoma. Clinical significance. Urology (4):447–452

Wallis CJ, English JC, Goldenberg SL (2011) The role of resection of pulmonary metastases from prostate cancer: a case report and literature review. Can Urol Assoc J 5(6): E104–108

Lungenmetastasen bei Hodentumoren

A. Karl

14.1 Einleitung – 128

14.2 Diagnose – 128

14.3 Risikofaktoren für das Vorliegen von Hodentumoren – 128
14.3.1 Klinische Untersuchung des Skrotalinhaltes – 128
14.3.2 Diagnostische Maßnahmen – 129
14.3.3 Sonographie – 129
14.3.4 Hodentumormarker – 129

14.4 Primärtherapie – 130
14.4.1 Anwendung bildgebender Verfahren – 131
14.4.2 Staging von Hodentumorpatienten – 132

14.5 Therapieoptionen beim Hodentumor – 132
14.5.1 Seminome – 132
14.5.2 Therapie bei fortgeschrittenen Tumoren – 134
14.5.3 Residualtumorresektion bei Seminompatienten nach erfolgter Therapie – 134
14.5.4 Nicht- Seminome (NSGCT) – 135
14.5.5 Residualtumorresektion bei Nicht-Seminompatienten nach erfolgter Therapie – 136

Literatur – 136

14.1 Einleitung

Im Alter zwischen 15 und 35 Jahren stellen Keimzelltumore des Hodens die häufigste solide maligne Erkrankung bei Männern dar (Siegel et al. 2011). Nach aktuellen Angaben des Robert Koch-Institutes liegt die Inzidenz in Deutschland bei ca. 3.950 Fällen pro Jahr. Grundsätzlich werden Keimzelltumoren nach dem histologischen Erscheinungsbild und der Präsenz von bestimmten Serumtumormarkern unterschiedlichen Gruppen zugeordnet. Aus histologischen und therapeutischen Gründen hat sich die Einteilung in zwei Hauptkategorien etabliert:

Zunächst werden die reinen Seminome (hier lassen sich keine weiteren nicht-seminomatösen Tumoranteile detektieren) von allen anderen malignen Tumoren, die als nicht-seminomatöse Keimzelltumoren (non seminomatous germ cell tomon – NSGCTs) bezeichnet werden, unterschieden.

In der Mehrzahl der Veröffentlichungen wird das Verhältnis mit 60% für die Seminome und 40% für die Nichtseminome angegeben (Purdue et al. 2005). Der Erkrankungsgipfel für die Nichtseminome ist zwischen dem 25–35. Lebensjahr, wohingegen bei Nichtseminomen ein zweigipfeliger Verlauf zwischen 25–35 Jahren sowie zwischen 40–50 Jahren zu beobachten ist. Die Therapieentwicklung beim Hodenkarzinom wird vielerorts als eine der Erfolgsgeschichten in der modernen Medizin angesehen.

Der echte Durchbruch in der Behandlung metastasierter Hodentumore gelang gegen Ende der 1970er-Jahre mit der Einführung der Platin-basierten Chemotherapie.

Vor Einführung dieser Therapieform lag die Zahl aller Hodentumor-assoziierten Todesfälle bei Männern im Alter zwischen 25 und 34 Jahren bei bis zu 11 %, wobei das 5-Jahres-Überleben mit nur 64 % angegeben wurde (Einhorn 1990). Heute ist die 5-Jahres-Überlebensrate in den westlichen Industrienationen auf über 96 % angestiegen (Siegel et al. 2011).

14.2 Diagnose

In der Mehrzahl der Fälle werden Hodentumoren als Raumforderung im Bereich des Hodens oder aber als schmerzlose Schwellung innerhalb des Skrotums detektiert.

Überdurchschnittlich häufig werden solche Raumforderungen zufällig durch den Patienten selbst oder auch dessen Partner detektiert (Bosl u. Motzer 1997). Ca. 30–40 % der Patienten klagen über Missempfindungen im Bereich des Hodens oder des Unterbauches wobei nur ca. 10 % der Patienten ein akutes Schmerzereignis anführen. In ca. 10 % der Fälle sind die angegebenen Symptome bereits durch eine vorliegende Metastasierung des Hodentumors bedingt:
- palpable supraclaviculäre Lymphknotenmetastasen,
- Husten oder Dyspnoe (pulmonale Metastasen),
- Gewichtsverlust, Übelkeit, Erbrechen (allgemeiner Tumorkatabolismus),
- lumbale Rückenschmerzen (ggf. retroperitoneale Metastasen mit Einbeziehung des Musculus psoas oder der Nervenwurzeln),
- Knochenschmerzen (Skelettmetastasen),
- zentrales oder peripheres Nervensystem (zerebral, Rückenmark oder periphere Wurzelbeteiligung).

Eine Gynäkomastie des Mannes wird in ca. 5 % mit Keimzelltumoren des Hodens assoziiert (Tseng et al. 1985). Bei den selteneren Leydigzelltumoren liegt dieser Wert bei 20–30 % (Gabrilov et al. 1975).

14.3 Risikofaktoren für das Vorliegen von Hodentumoren

Bei einem kontralateralen Hodentumor liegt die Risikoerhöhung für den sonographisch unauffälligen Hoden bei 30-fach, bei einem Maldescensus testis bei 8-fach, bei positiver Familienanamnese Risikoerhöhung zwischen Brüdern bei 11-fach, Vater/Sohn bei 2-fach. Bei vorliegender Infertilität liegt die Inzidenz von Hodentumoren bei 1:200. Diese Risikofaktoren sollten unbedingt im Rahmen der Anamnese des Patienten abgefragt werden.

14.3.1 Klinische Untersuchung des Skrotalinhaltes

Die klinische Untersuchung des Hodens sollte bimanuell durchgeführt werden, wobei in der Regel mit dem unauffälligen Hoden begonnen werden sollte, um eine gute Referenz für den fraglich pathologischen Hoden zu erhalten.

Der Untersucher sollte bei der Palpation zunächst die relative Größe, die Oberfläche und die Konsistenz des normalen, kontralateralen Hodens beurteilen. Der Hoden wird dabei vorsichtig zwischen dem Daumen sowie dem Zeige- und Mittelfinger der Untersuchungshand palpiert. Bei einem Normalbefund sollte der gesunde Hoden eine gleichmäßige Konsistenz aufweisen und frei im Skrotalfach verschiebbar sein. Zudem sollte der Hoden palpatorisch gut vom Nebenhoden abzugrenzen sein. Sollte eine Auffälligkeit im Sinne einer Konsistenzvermehrung des Hodens oder einer Einschränkung der Mobilität im Skrotalfach vorliegen, müssen entsprechende Maßnahmen ergriffen werden, um einen möglicherweise vorliegenden Tumor nachzuweisen bzw. sicher auszuschließen. Im Rahmen der allgemeinen klinischen Untersuchung sollte zudem die Palpation des Abdomens und der supraklavikulären Lymphknoten stattfinden. Zudem ist eine Untersuchung der Brust zum Ausschluss einer Gynäkomastie durchzuführen.

14.3.2 Diagnostische Maßnahmen

Nur eine frühzeitige Diagnose und richtlinienkonforme Behandlung kann schlussendlich optimale Therapieergebnisse liefern. Leider kann es immer wieder sowohl von Patientenseite als auch von Arztseite zu einer vermeidbaren Verzögerung der Diagnose kommen. Nicht selten wird eine schmerzlose Vergrößerungen des Hodens vom Patienten ignoriert bzw. verdrängt, während Hodentumoren mit einer schmerzhaften Schwellung des Skrotums auch seitens des Arztes zunächst als Epididymitis fehlinterpretiert werden können. In bis zu 10 % der Fälle können Hodentumore eine sog. Orchidoepididymitis imitieren und so die tatsächliche Diagnose hinauszögern (Parkin et al. 2010). Als Differenzialdiagnosen einer Raumforderung am Hoden sollten unter anderem die Hodentorsion, die Epididymitis und eine Epididymorchitis in Betracht gezogen werden. Auch bei Vorliegen einer Hydrozele, Varikozele, Inguinalhernie, Hämatom oder einer Spermatozele etc. sollte zudem an die Möglichkeit eines Hodentumors gedacht werden.

14.3.3 Sonographie

Der Ultraschall dient als Diagnostikum der ersten Wahl zum direkten morphologischen Nachweis eines Hodentumors. Zudem muss aber auch eine genaue Evaluation des kontralateralen Hodens erfolgen. Die Sensitivität für die Diagnose eines Hodentumors im Ultraschall liegt nach Literaturangaben bei fast 100 % und kann mit großer Präzision zwischen einer intrinsischen (innerhalb des Hodens) und einer extrinsischen (außerhalb des Hodens) gelegenen Läsion unterscheiden (Kim et al. 2007). Bei Durchführung einer Hodensonographie gilt derzeit ein Ultraschallkopf mit > 7,5 MHz als Standard. Auf diese Weise können intratestikuläre Läsionen bereits ab einer Größe von 1–2 mm beurteilt werden. Eine Ultraschalluntersuchung des Hodens sollte zudem bei allen jungen Männern ohne palpablen Hodentumor, aber mit bestehenden retroperitonealen oder viszeralen Metastasen oder erhöhten Serumtumormarkern von bHCG oder AFP bzw. bei infertilen Männern durchgeführt werden (Scholz et al. 2002). Im Rahmen der Sonographie sollte in gleicher Sitzung ebenso der Retroperitonealraum zum Ausschluss von Metastasen evaluiert werden.

14.3.4 Hodentumormarker

Bei Patienten mit Verdacht auf das Vorliegen eines Hodentumors ist neben der Sonographie auch eine Bestimmung der sog. Serumtumormarker im Blut durchzuführen: Derzeit sind 3 unterschiedliche Serumtumormarker zur Diagnostik, zum Staging und für das weitere Follow-up nach Hodenkarzinom etabliert:
- das alpha Fetoprotein (AFP)
- die beta Untereinheit des Choriongonadotropins (bHCG)
- die Laktatdehydrogenase (LDH).

Berücksichtigt man alle malignen Hodentumore (Seminome und Nicht-Seminome) zusammen,

Tab. 14.1 Risikofaktoren entsprechend der IGCCCG-Klassifikation

Prognose	Marker
Good prognosis	
– Nicht-Seminom	Hoden-/retroperitonealer Tumor und »good« Marker und keine nicht pulmonalen viszeralen Metastasen
– Seminom	Jede Primärlokalisation und jeder Marker und keine nicht pulmonalen viszeralen Metastasen
– »Good marker«	AFP < 1.000 ng/ml und HCG < 1.000 ng/mg (ca. 5.000 IU/l) und LDH < 1,5 × n
Intermediate prognosis	
– Nicht-Seminom	Hoden-/retroperitonealer Tumor und »intermediate« Marker und keine nicht pulmonalen viszeralen Metastasen
– Seminom	Jede Primärlokalisation und jeder Marker und keine nicht pulmonalen viszeralen Metastasen
– »Intermediate marker«	AFP < 1.000–10.000 ng/ml oder HCG < 1.000–10.000 ng/mg (ca. 5.000–50.000 IU/l) oder LDH < 1,5–10 × n
Poor prognosis	
– Nicht-Seminom	Primär mediastinaler Tumor oder Hoden-/retroperitonealer Tumor und nicht pulmonale viszerale Metastasen oder »poor« Marker
– »Poor marker«	AFP > 10.000 ng/ml oder HCG > 10.000 ng/mg (ca. > 50.000 IU/l) oder LDH > 10 × n

findet sich ein Anstieg der genannten Tumormarker in ca. 51 % der Fälle (Germa-Lluch et al. 2002). In ca. 50–70 % der Fälle ist bei Patienten mit NSGCT das AFP erhöht, wobei bei dieser Tumorentität ebenfalls mit einer Erhöhung des bHCG in 40–60 % der Fälle zu rechnen ist. Ungefähr 90 % der NSCGT zeigen eine Erhöhung eines oder beider Marker. Bei den Seminomen ist eine Erhöhung des bHCG in bis zu 30 % der Fälle zu beobachten (Javadpour 1980). Ein erhöhter AFP-Wert bei einem histologisch zunächst als reinen Seminom klassifizierten Tumor schließt diese Diagnose im Grunde aus, da von reinen Seminomen kein AFP produziert wird. Hier sollte auf eine histologische Nachbearbeitung gedrängt werden, bzw. bei erneuter histologischer Bestätigung eines Seminoms der therapeutische Pfad eines NSGCTs eingeschlagen werden bzw. andere Gründe für die AFP-Erhöhung eruiert werden. Insgesamt können aber weder bHCG noch AFP oder LDH allein eine ausreichend sensitive oder spezifische Diagnose eines Hodentumors gewährleisten, so dass eine histologische Diagnose in jedem Fall unabdingbar ist. Die Höhe der Serumtumormarker spielt gerade bei fortgeschrittenen Tumorstadien eine wichtige Rolle in der Prognoseeinschätzung sowie in der Wahl der späteren Therapie. (Tab. 14.1)

14.4 Primärtherapie

Der erste Schritt in der Diagnose und Therapie des Hodentumors ist die inguinale Freilegung mit ggf. durchzuführender Orchiektomie. Bei Verdacht auf Vorliegen eines Hodentumors muss die Freilegung nicht wie früher angenommen als akuter Notfall

14.4 · Primärtherapie

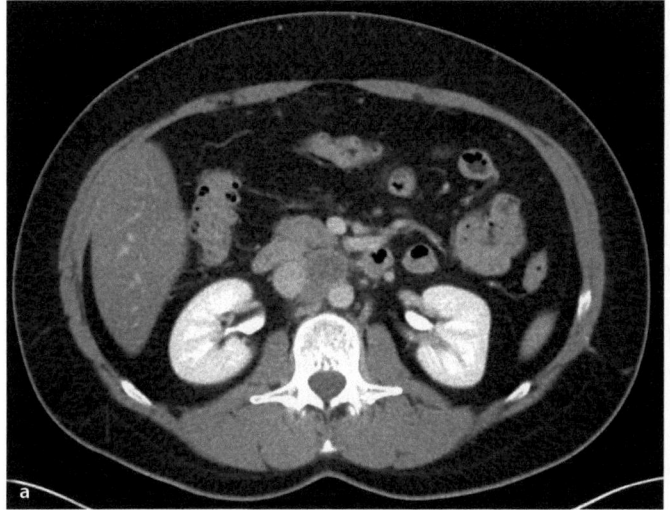 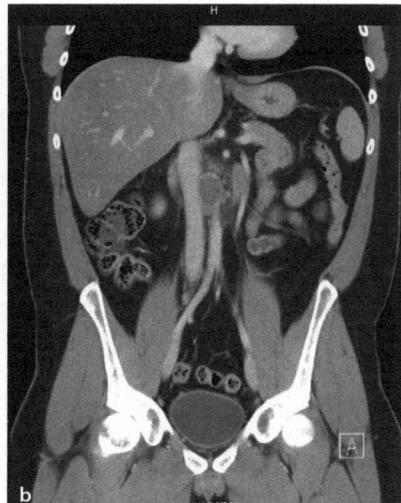

◘ Abb. 14.1 a, b CT-Befund mit einer retroperitonealen Lymphknotenmetastase

durchgeführt werden, sollte aber nach aktueller Richtlinie innerhalb einer Woche nach Verdachtsäußerung erfolgen. (► www.uroweb.org) Vor der Operation müssen unbedingt die Serumtumormarker bestimmt worden sein, da nur so ein zeitgerechter und adäquater Abfall des Markerniveaus nach Entfernung des Primärtumors darzustellen ist und entsprechend dokumentiert werden kann.

Die Halbwertszeiten für die entsprechenden Tumormarker liegen nach gängigen Literaturangaben für das AFP bei unter 7 Tagen und für das bHCG bei unter 3 Tagen. Die Orchiektomie sollte immer über einen inguinalen Schnitt und nicht über das Skrotum selbst erfolgen, um einer möglichen Streuung des Tumors über andere Wege vorzubeugen. Bei entsprechend eindeutigem makroskopischem Befund oder bei Vorliegen eines entsprechenden perioperativen Schnellschnittergebnisses wird der tumortragende Hoden hoch inguinal am Samenstrang auf Höhe des inneren Leistenrings abgesetzt.

Im Falle eines primären oder sekundären Einzelhodens bzw. bei bilateralen Hodentumoren kann mit dem Patienten auch über eine organerhaltende Therapie diskutiert werden. Eine Kryokonservierung vor oder auch ggf. nach der Orchiektomie sollte ebenfalls mit dem Patienten vor der Operation besprochen werden.

Die histologische Aufarbeitung des Hodens sollte zwingend folgende Punkte beinhalten:

- pT Kategorie (UICC)
- histopathologische Klassifizierung (WHO)
- Tumorgröße
- Vorhandensein einer TIN
- Infiltration des Rete testis
- Vorhandensein einer vaskulären Infiltration etc.

14.4.1 Anwendung bildgebender Verfahren

Bei allen Hodentumorpatienten steht aufgrund des zumeist primär lymphogenen Metastasierungsweges eine hoch auflösende Computertomographie des Abdomens und Beckens an erster Stelle. Bei unauffälligen Verhältnissen im Retroperitonealraum ist bei Seminomen die Wahrscheinlichkeit für pulmonale Filiae äußerst gering, so dass in diesen Fällen die herkömmliche Thoraxröntgenaufnahme als ausreichend angesehen wird. Ein Thorax-CT wird nach aktuellen EAU Richtlinien bei einem positivem Befund im Abdomen-CT bei Seminomen bzw. bei allen malignen nicht-seminomatösen Keimzelltumoren empfohlen (► www.uroweb.org.) Die erste Lymphknotenstation regionaler Metastasen stellen die retroperitonealen Lymphknoten dar (◘ Abb. 14.1). Obwohl die Computertomographie immer noch der Goldstandard in der Evaluation des Retroperitoneums ist, werden in der Literatur falsch-negativ Raten für dieses Verfahren von bis zu 44% angegeben (Richie et al. 1982). Es wird angenommen, dass bei Männern im klinischen Stadium I, die keine weitere Therapie erhalten haben, verborgene Mikrometastasen in 20–25 % der Fälle für ein folgendes Rezidiv verantwortlich sind. Die Verwendung der Magnetresonanztomographie des Abdomens und des Beckens oder des Skrotums erbringen oft nur wenig Zusatzinformationen und sind für die Primärdiagnostik nicht indiziert (Schultz-Lampel et al. 1991).

14.4.2 Staging von Hodentumorpatienten

Die Definition des klinischen Stadiums eines Patienten mit Hodentumor basiert aktuell auf der UICC TNM Klassifikation (siehe ◘ Tab. 14.2 und ◘ Tab. 14.3). Um ein klinisches Stadium I als solches auch verifizieren zu können, muss zusätzlich der Markerverlauf nach der Orchiektomie solange erhoben werden bis eine zeitgerechte Normalisierung der Marker erreicht ist. Patienten bei denen es nicht zur Normalisierung der Marker kommt und im CT keine Lymphknotenmetastasen bzw. Organmetastasen gefunden werden konnten, werden als Stadium I S klassifiziert.

Die Einteilung der Stadien zeigt ◘ Tab. 14.3.

Patienten mit metastasierter Erkrankung werden nach der *International Germ Cell Cancer Collaborative Group (IGCCCG)* eingeteilt. Hier wird die Histologie, die Lokalisation des Primärtumors, die Lokalisation von Metastasen und die Höhe der Serumtumormarker (AFP, bHCG und LDH) nach der Orchiektomie vor der Chemotherapie zur Einteilung in Kategorien von »good-«, »intermediate-« und »poor-Prognosis« vorgenommen. (◘ Tab. 14.1) Die individuelle Therapie basiert dann auf der TNM Klassifikation sowie der IGCCCG Klassifikation basierend auf den vorliegenden Prognosefaktoren.

14.5 Therapieoptionen beim Hodentumor

14.5.1 Seminome

- **Therapie im Stadium I**

Hinsichtlich der Rezidivrate werden Gesamtzahlen zwischen 12 und 16 % in der Literatur angegeben. Als besondere Risikofaktoren, die diesen Prozentsatz bis auf über 30 % ansteigen lassen, gelten für das Seminom die Rete testis Infiltration sowie eine Tumorgröße von über 4 cm Durchmesser. Derzeit wird in den EAU Guidelines je nach Risikobewertung die Option für eine Surveillance Strategie bzw. eine adjuvante Chemotherapie mit Carboplatin angegeben. In einer randomisierten Studie aus Großbritannien konnte der Vergleich der Strahlentherapie mit einem Zyklus Carboplatin AUC 7 Lebensqualitätsvorteile zu Gunsten der Chemotherapie nachweisen, bei jedoch nahezu gleichwertigem therapeutischen Effekt (Oliver et al. 2011). Auf Grund der erhöhten Spättoxizitatsrate sowie der Möglichkeit der Induktion von 2. Tumoren wurde mittlerweile die Strahlentherapie bei Seminomen im Stadium I verlassen.

Es konnte gezeigt werden, dass die adjuvante Chemotherapie mit Carboplatin bzw. die Surveillance Strategie gleichermaßen zu einem tumorspezifischen Gesamtüberleben von knapp unter 100 % führen (Tandstad et al. 2011). Die aktuellen EUA Guidelines sehen daher die Surveillance als Strategie der ersten Wahl bei Patienten mit Seminom im Stadium I an, weisen aber auf die Möglichkeit der adjuvanten Chemotherapie in Abhängigkeit der Risikobewertung für ein Rezidiv hin.

- **Therapie im Stadium IIA/B**

Bei retroperitonealen Lymphknotenmetastasen bis zu einer Größe von 2 cm Durchmesser (Stadium II A) wird nach wie vor die Radiatio mit ca. 30 Gy als Standard in den aktuellen EAU-Guidelines angegeben. Im Stadium II B wird die Radiatio mit 36 Gy bzw. alternativ die Applikation von 3 Zyklen PEB (Cisplatin, Etoposid und Bleomycin) bzw. 4 Zyklen EP (Cisplatin, Etoposid) angeben, da diese als therapeutisch gleichwertig angegeben werden (Garcia-del-Muro et al. 2008).

14.5 · Therapieoptionen beim Hodentumor

Tab. 14.2 Klinisches Stadium nach UICC-Klassifikation 6. Aufl. 2003

Tumor	Analyse
Primärtumor (T)	
pTX	Primärtumor kann nicht beurteilt werden
pT0	Kein Hinweis für einen Primärtumor (z. B. Narbengewebe)
pTis	Intratubuläre Keimzellneoplasie (Carcinoma in situ)
pT1	Tumor ist begrenzt auf den Hoden und Nebenhoden ohne vaskuläre/lymphatische Invasion; Tumor kann in die Tunica albuginea einwandern, aber nicht in die Tunica vaginalis
pT2	Tumor ist begrenzt auf den Hoden und Nebenhoden mit vaskulärer/lymphatischer Invasion; oder er extendiert über die Tunica albuginea mit Erfassung der Tunica vaginalis
pT3	Tumor erfasst den Samenstrang mit oder ohne vaskuläre/lymphatische Invasion
pT4	Tumor infiltriert das Skrotum mit oder ohne vaskuläre/lymphatische Invasion
Regionale Lymphknoten (N)	
NX	Regionale Lymphknoten können nicht beurteilt werden
N0	Keine regionalen Lymphknotenmetastasen
N1	Metastasen mit einem Lymphknoten von 2 cm oder weniger im größten Durchmesser; mehrere Lymphknoten von denen keiner mehr als 2 cm im größten Durchmesser hat
N2	Metastasen mit einem Lymphknoten über 2 cm Durchmesser aber weniger als 5 cm im größten Durchmesser; oder multiple Lymphknoten über 2 cm Durchmesser aber weniger als 5 cm im größten Durchmesser.
N3	Metastasen mit einem Lymphknoten über 5 cm im größten Durchmesser
Fernmetastasen (M)	
M0	Keine Fernmetastasen
M1	Vorhandensein von Fernmetastasen
M1a	Nicht-regionale Lymphknotenmetastasen oder pulmonale Metastasen
M1b	Fernmetastasen außer nicht-regionale Lymphknotenmetastasen oder pulmonale Metastasen
Serumtumormarker (S)	
SX	Serumtumormarker sind nicht vorhanden oder wurden nicht bestimmt
S0	Tumormarker sind im angegebenen Normbereich
S1	LDH <1.5 × n und hCG (IU/l) <5.000 und AFP (ng/ml) < 1000
S2	LDH 1.5–10 × n oder hCG (IU/l) 5.000–50.000 oder AFP (ng/ml) 1.000–10.000
S3	LDH >10 × n oder hCG (IU/l) > 50.000 oder AFP (ng/ml) >10.000

Tab. 14.3 Stadieneinteilung

Stadium	Primärtumor (T)	Regionale Lymphknoten (N)	Fernmetastasen (M)	Serumtumormarker (S)
0	pTis	N0	M0	S0
I	pT1–4	N0	M0	SX
IA	pT1	N0	M0	S0
IB	pT2	N0	M0	S0
	pT3	N0	M0	S0
	pT4	N0	M0	S0
IS	jedes pT/Tx	N0	M0	S1–3
II	jedes pT/Tx	N1-3	M0	SX
IIA	jedes pT/Tx	N1	M0	S0
	jedes pT/Tx	N1	M0	S1
IIB	jedes pT/Tx	N2	M0	S0
	jedes pT/Tx	N2	M0	S1
IIC	jedes pT/Tx	N3	M0	S0
	jedes pT/Tx	N3	M0	S1
III	jedes pT/Tx	jedes N	M1	SX
IIIA	jedes pT/Tx	jedes N	M1a	S0
	jedes pT/Tx	jedes N	M1a	S1
IIIB	jedes pT/Tx	N1–3	M0	S2
	jedes pT/Tx	jedes N	M1a	S2
IIIC	jedes pT/Tx	N1–3	M0	S3
	jedes pT/Tx	jedes N	M1a	S3
	jedes pT/Tx	jedes N	M1b	jedes S

14.5.2 Therapie bei fortgeschrittenen Tumoren

Patienten im Stadium II C bzw. III sollten einer primären Chemotherapie zugeführt werden. Die IGCCCG-Klassifikation (◘ Tab. 14.1) unterscheidet bei den fortgeschrittenen Tumoren lediglich zwei Gruppen: Die gute und die intermediäre Prognosegruppe.

Je nach Prognosegruppe unterscheiden sich die jeweiligen 5-Jahres-Überlebenswahrscheinlichkeiten. Bei Patienten mit Lymphknoten- und oder Lungenmetastasen (gute Prognosegruppe) werden derzeit 3 Zyklen PEB empfohlen. Patienten mit Organmetastasen außerhalb der Lunge zählen primär zur intermediären Gruppe und sollten daher mit 4 Zyklen PEB behandelt werden.

14.5.3 Residualtumorresektion bei Seminompatienten nach erfolgter Therapie

Bei Patienten mit Z.n. Seminom und Residualtumor nach Chemotherapie bzw. Strahlentherapie sollten diese nicht in jedem Fall reseziert werden.

14.5.4 Nicht-Seminome (NSGCT)

- **Therapie im Stadium I**

Die Heilungsrate für Nicht-Seminome im Stadium I liegt ebenfalls bei zirka 99 %. Als Risikofaktoren für ein Rezidiv gilt bei den Nicht-Seminomen die vaskuläre Invasion, wobei hier Blut- und Lymphgefäßinvasion gleichermaßen gelten. Das Metastasierungsrisiko beträgt bei Patienten ohne bzw. mit Gefäßinvasion etwa 14 % bzw. 50 %.

In den europäischen Richtlinien wird unter Berücksichtigung dieses Risikofaktors die Indikation über eine adjuvante Chemotherapieempfehlung mit 2 Zyklen PEB getroffen. So geben die EAU-Guidelines bei Vorhandensein einer vaskulären Invasion die Empfehlung zur Chemotherapie als Therapie der 1. Wahl aus.

Die Indikation für eine möglicherweise reduzierte Chemotherapie mit nur einem Zyklus oder einer Surveillance wird allerdings auch von einigen Experten vertreten (Rexer u. Krege 2011). Der Erfolg einer gewählten Surveillance-Strategie ist von der Erfahrung des behandelnden Arztes wie auch von der Compliance des Patienten abhängig.

Die diagnostische retroperitoneale Lymphadenektomie sollte nur in Ausnahmefällen zum Einsatz kommen, z. B. bei Patienten, für die eine Surveillance nicht in Frage kommt und eine Chemotherapie kontraindiziert ist. Falls eine solche Operation durchgeführt wird, sollte der Versuch der Nerverhaltung unternommen werden.

- **Therapie fortgeschrittener Stadien**

Bei der Behandlung von fortgeschrittenen Tumoren findet die IGCCCG-Klassifikation Anwendung. Hierbei werden die Höhe der Tumormarker und das Metastasierungsmuster als wesentliche Faktoren berücksichtigt. So sollen Patienten mit einem günstigen Risiko nach Möglichkeit mit einer Chemotherapie, die auf 3 Zyklen PEB basiert, behandelt werden (Saxman et al. 1998; de Wit et al. 1997; Horwich et al. 1997).

Bei Kontraindikationen gegen Bleomycin wie sie z. B. bei einer schweren Lungenerkrankung gegeben sein kann, wird anstelle von 3 Zyklen PEB auch die Applikation von 4 Zyklen EP angegeben. Man kann davon ausgehen, dass ein optimaler Therapieeffekt nur dann erreicht werden kann, wenn

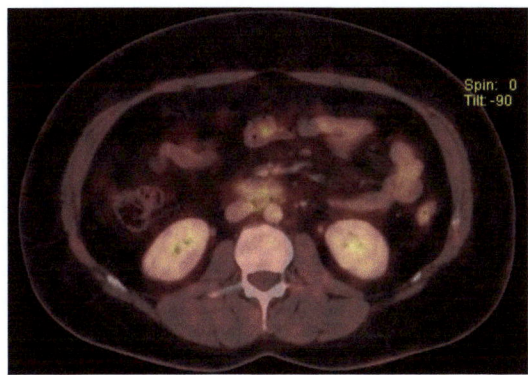

Abb. 14.2 PET-CT einer FDG-anreichernden Lymphknotenmetastase

Diese Empfehlung gilt zunächst unabhängig von der Größe der Raumforderung. Hier sollten engmaschige Kontrollen der Tumormarker sowie eine entsprechende Bildgebung erfolgen.

In dieser besonderen Situation kann ein FDG-PET weitere Informationen liefern. Patienten mit einem Residualtumor mit einer Größe von über 3 cm, die nach Therapie nicht kleiner werden, sollten eine PET-CT Untersuchung erhalten, um eine bessere Aussage hinsichtlich der Vitalität des Tumors zu erhalten. Bei Patienten mit residuellen Läsionen unter 3 cm ist die Verwendung eines PET-CT als optional anzusehen (Abb. 14.2).

Im Falle eines negativen PET-Befundes ist keine primäre Resektion vorgesehen, wobei ein positiver PET-Befund in einer Zeit von mind. 6 Wochen nach der Beendigung der Chemotherapie ein starker Indikator für das Vorhandensein eines aktiven Tumors ist, der einer weiteren Therapie zugeführt werden sollte. Bei Patienten mit positivem PET sollte eine Histologie durch Biopsie bzw. besser durch eine Resektion erfolgen.

Die weitere Therapie sollte dann auf der Basis der histologischen Einordnung erfolgen und kann hier von der konservativen Nachsorge, über chirurgische Verfahren, einer Bestrahlung oder einer erneuten Chemotherapie reichen. Bei Patienten mit progressiver Erkrankung nach einer First-line-Chemotherapie sollte ebenfalls eine Histologie gewonnen werden und eine Salvage-Chemotherapie nach Bestätigung des Malignitätsnachweises erfolgen.

die Therapie in voller Dosis und ohne Unterbrechung stattfinden konnte.

Die Standardtherapie für Patienten im intermediären Bereich besteht aus 4 Zyklen PEB (International Germ Cell Cancer Collaborative Group 1997; de Wit et al 1998). Auch bei den Hochrisikopatienten in der poor-prognosis-Gruppe stellen 4 Zyklen PEB den derzeitigen Standard dar (Motzer et al. 2007). Bei solchen Patienten, bei denen ein großes Risiko und eine hohe Tumorlast besteht, muss nicht zwingend die Histologie abgewartet werden, wenn eine eindeutige Läsion im Hoden besteht bzw. das Metastasierungsmuster und die Tumormarkerkonstellation die Diagnose eines Keimzelltumors nahelegen. Hier ist eine schnelle Einleitung der Chemotherapie essenziell.

14.5.5 Residualtumorresektion bei Nicht-Seminompatienten nach erfolgter Therapie

Patienten, die durch die Chemotherapie eine komplette Remission, das heißt eine Normalisierung der Tumormarker sowie keinen weiteren Nachweis von residuellen Läsionen aufweisen, bedürfen keiner weiteren operativen Therapie.

Kein Bildgebungsverfahren, inklusive der PET-CT konnten für die Nicht-Seminome eine zuverlässige Beurteilung von residuellen Läsionen aufzeigen. Daher sollte bei allen Patienten mit bestehenden Residualtumoren und Markernormalisierung eine chirurgische Therapie angestrebt werden.

Wenn es technisch machbar ist, sollten alle residuellen Läsionen reseziert werden. Chirurgisch sind bei persistierendem retroperitonealem Tumor alle Gebiete des initialen Tumorbefalles zu entfernen. Die Resektion sollte innerhalb von 4–6 Wochen nach Abschluss der Chemotherapie erfolgen.

Bei etwa 45 % der Patienten findet man dann im Gebiet der retroperitonealen Lymphknoten Nekrose bzw. Fibrose, bei 42 % reifes Teratom und bei ca. 13 % vitale undifferenzierte Tumorreste.

Nach kompletter Entfernung von vitalen Tumorresten können 2 Zyklen adjuvante Chemotherapie appliziert werden. Dabei profitieren gerade solche Patienten, die eine inkomplette Resektion erfahren haben, mehr als 10 % maligne Zellen im Präparat aufweisen und der intermediären bzw. der poor-prognosis-Gruppe angehören.

Wenn es technisch und tumoronkologisch machbar ist, sollte eine nerverhaltende retroperitoneale Lymphadenektomie durchgeführt werden.

Zusammenfassung

Keimzelltumore des Hodens stellen die häufigste Tumorerkrankung bei Männern zwischen 15 und 35 Jahren dar. Die Verfügbarkeit neuer Therapien und die Möglichkeit zur Bestimmung von Serumtumormarkern konnten die Heilungsrate von Hodentumoren auf über 96 % anheben. Die Mehrheit der Patienten stellen sich initial mit einer schmerzlosen Vergrößerung des Hodens vor. Weniger häufig finden sich lokale Probleme, eine Gynäkomastie oder durch Metastasen hervorgerufene Symptome. Die primäre Evaluation eines Mannes mit Verdacht auf Hodentumor sollte die klinische Untersuchung und eine Sonographie des Hodens beinhalten. Ebenso sollten die Serumtumormarker (beta-hCG, AFP und LDH) bestimmt werden. Eine inguinale Freilegung des Hodens und ggf. die radikale Orchiektomie dienen der histologischen Diagnose und der lokalen Tumorkontrolle. Die folgende Bildgebung sollte ein CT oder MRT des Abdomens und Beckens und ggf. des Thorax beinhalten. Die Festlegung der weiteren Therapie hängt dann von der Histologie, den Serumtumormarkern, dem Ergebnis der Ausbreitungsdiagnostik und dem Allgemeinzustand des Patienten ab. Patienten und Ärzte können über die Internetadresse »▶ www.hodenkrebs.de« weitere Informationen zum Thema abrufen.

Literatur

Bosl GJ, Motzer RJ (1997) Testicular germ-cell cancer. N Engl J Med 337:242–253

Einhorn LH (1990) Treatment of testicular cancer: a new and improved model. J Clin Oncol 8:1777–1781

Gabrilove JL, Nicolis GL, Mitty HA, Sohval AR (1975) Feminizing interstitial cell tumor of the testis: personal observations and a review of the literature. Cancer 35:1184–1202

Literatur

Garcia-del-Muro X, Maroto P, Guma J et al (2008) Chemotherapy as an alternative to radiotherapy in the treatment of stage IIA and IIB testicular seminoma: a Spanish Germ Cell Cancer Group Study. J Clin Oncol 26:5416–5421

Germa-Lluch JR, Garcia del Muro X, Maroto P et al (2002) Clinical pattern and therapeutic results achieved in 1490 patients with germ-cell tumours of the testis: the experience of the Spanish Germ-Cell Cancer Group (GG). Eur Urol 42:553–62; discussion 62–63

Horwich A, Sleijfer DT, Fossa SD et al (1997) Randomized trial of bleomycin, etoposide, and cisplatin compared with bleomycin, etoposide, and carboplatin in good-prognosis metastatic nonseminomatous germ cell cancer: a Multiinstitutional Medical Research Council/European Organization for Research and Treatment of Cancer Trial. J Clin Oncol 15:1844–1852

International Germ Cell Cancer Collaborative Group (1997) International Germ Cell Consensus Classification: a prognostic factor-based staging system for metastatic germ cell cancers. J Clin Oncol 15:594–603

Javadpour N (1980) The role of biologic tumor markers in testicular cancer. Cancer 45:1755–61

Kim W, Rosen MA, Langer JE et al (2007) US MR imaging correlation in pathologic conditions of the scrotum. Radiographics : a review publication of the Radiological Society of North America, Inc 27:1239–1253

Motzer RJ, Nichols CJ, Margolin KA et al (2007) Phase III randomized trial of conventional-dose chemotherapy with or without high-dose chemotherapy and autologous hematopoietic stem-cell rescue as first-line treatment for patients with poor-prognosis metastatic germ cell tumors. J Clin Oncol 25:247–256

Oliver RT, Mead GM, Rustin GJ et al (2011) Randomized trial of carboplatin versus radiotherapy for stage I seminoma: mature results on relapse and contralateral testis cancer rates in MRC TE19/EORTC 30982 study (ISRCTN27163214). J Clin Oncol 29:957–962

Parkin DM, Ferlay J, Curado MP et al (2010) Fifty years of cancer incidence: CI5 I-IX. Int J Cancer 127:2918–2927

Purdue MP, Devesa SS, Sigurdson AJ, McGlynn KA (2005) International patterns and trends in testis cancer incidence. Int J Cancer 115:822–827

Rexer H, Krege S (2011) [3rd European Consensus Meeting for testicular cancer]. Urologe A 50:852

Richie JP, Garnick MB, Finberg H (1982) Computerized tomography: how accurate for abdominal staging of testis tumors? J Urol 127:715–717

Saxman SB, Finch D, Gonin R, Einhorn LH (1998) Long-term follow-up of a phase III study of three versus four cycles of bleomycin, etoposide, and cisplatin in favorable-prognosis germ-cell tumors: the Indian University experience. J Clin Oncol 16:702–706

Scholz M, Zehender M, Thalmann GN et al (2002) Extragonadal retroperitoneal germ cell tumor: evidence of origin in the testis. Annals of oncology : official journal of the European Society for Medical Oncology / ESMO 13:121–124

Schultz-Lampel D, Bogaert G, Thuroff JW et al (1991) MRI for evaluation of scrotal pathology. Urol Res 19:289–292

Siegel R, Ward E, Brawley O, Jemal A (2011) Cancer statistics 2011: the impact of eliminating socioeconomic and racial disparities on premature cancer deaths. CA Cancer J Clin 61:212–236

Tandstad T, Smaaland R, Solberg A et al (2011) Management of seminomatous testicular cancer: a binational prospective population-based study from the Swedish norwegian testicular cancer study group. J Clin Oncol 29:719–725

Tseng A, Jr, Horning SJ, Freiha FS et al (1985) Gynecomastia in testicular cancer patients. Prognostic and therapeutic implications. Cancer 56:2534–2538

de Wit R, Stoter G, Kaye SB et al (1997) Importance of bleomycin in combination chemotherapy for good-prognosis testicular nonseminoma: a randomized study of the European Organization for Research and Treatment of Cancer Genitourinary Tract Cancer Cooperative Group. J Clin Oncol 15:1837–1843

de Wit R, Stoter G, Sleijfer DT et al (1998) Four cycles of BEP vs four cycles of VIP in patients with intermediate-prognosis metastatic testicular non-seminoma: a randomized study of the EORTC Genitourinary Tract Cancer Cooperative Group. European Organization for Research and Treatment of Cancer. Br J Cancer 78:828–832

Lungenmetastasen beim Melanom

M. Mohr, P. Terheyden

15.1 Hintergrund – 140

15.2 Therapie von pulmonalen Melanommetastasen – 142
15.2.1 Metastasektomie – 142
15.2.2 Medikamentöse Therapie: zielgerichtete Therapie mit Kinase-Inhibitoren, Immuntherapien mit Antikörpern in der Regulation der Immunantwort und Chemotherapie – 144

15.3 Ausblick – 147

Literatur – 147

In kaum einem anderen Gebiet der Onkologie gab es in den letzten Jahren vergleichbare Fortschritte wie in der medikamentösen Therapie des metastasierten Melanoms. Die Lunge ist häufig Erstmanifestationsort einer Metastasierung und von einer solitären Metastase beim Melanom betroffen, wodurch sich chirurgische Optionen ergeben. Die Integration der Thoraxchirurgie in die neuen multimodalen Behandlungskonzepte ist ein noch offenes Thema. Die Metastasektomie ist als wichtige Indikation bei R0-Option für eine sorgfältig selektionierte Patientensubgruppe anzusehen. Aufgrund der Chancen der zielgerichteten Melanomtherapie und der relativen Häufigkeit von Lungenmetastasen als Initialmetastasierung beim Melanom ist eine pulmonale oder thorakale Metastasektomie für die histologische Sicherung der Melanommetastasierung und die molekulargenetischen Typisierung des Melanoms häufig indiziert. Die Metastasektomie nach Einsetzen einer Remission durch eine neoadjuvante zielgerichtete Therapie oder Chemotherapie zur Entfernung von Tumorresiduen oder bei progredienten Metastasen in einer mixed response Situation ist eine sinnvolle Zielsetzung. Ferner ist die Einbeziehung der Thoraxchirurgie im Rahmen palliativer Therapiekonzepte bei Lebensqualität einschränkenden, symptomatischen, thorakalen Metastasen unverzichtbar.

15.1 Hintergrund

Das Melanom ist die maligne melanozytäre Neoplasie. Klinisch und histologisch erfolgt die Unterteilung des primär kutanen Melanoms in das superfiziell spreitende Melanom, das noduläre Melanom, das Lentigo-maligna-Melanom und das akral-lentiginöse Melanom. Neben diesen häufigsten Varianten gibt es das seltene spitzoide Melanom, das nävoide Melanom und das desmoplastische Melanom. Das Melanom tritt in 10 % der Fälle extrakutan an der Aderhaut des Auges und als Schleimhautmelanom (Kopf-Hals-Region, weibliches Genital und anorektal), oder meningeal auf. Gar nicht so selten (1–4 %) treten Metastasen, meist als Lymphknotenmetastasen ohne identifizierbaren kutanen oder extrakutanen Primarius, auf (◘ Abb. 15.1). Möglicherweise ist dann eine immunogene Regression des Primarius vorausgegangen (Lee et al. 2009).

Charakteristische Onkogenmutationen wurden für das Melanom beschrieben und den häufigen Melanomvarianten zugeordnet. BRAF- (50 %) und NRAS- (20 %) Mutationen sind häufiger in den superfiziell spreitenden und nodulären Melanomen an Stamm und proximalen Extremitäten; KIT-Mutationen (1 %) sind relativ gehäuft in akral-lentiginösen Melanomen und Schleimhautmelanomen; GNAQ-Mutationen finden sich beim Aderhautmelanom (Vijuk u. Coates 1998).

Die weltweite Inzidenz des Melanoms unter der hellhäutigen Bevölkerung ist stetig zunehmend (Little u. Eide 2012). Eine besonders starke Zunahme der jährlichen Inzidenz ist bei hellhäutigen Frauen unter 44 Jahren zu beobachten. Im Jahr 2008 zeigte ein Ranking der häufigsten soliden Tumoren in Deutschland, dass das Melanom bei Frauen auf Platz 5 und bei Männern auf Platz 8 rangiert (Kaatsch et al. 2012).

Dieser Tumor betrifft am häufigsten Erwachsene mittleren Alters. In Deutschland beträgt die Inzidenz 19,1 pro 100.000 Einwohner. 25–30 % aller Patienten werden Metastasen entwickeln. Damit ist das Melanom der gefährlichste Hautkrebs mit der höchsten Metastasierungsrate. Es ist für etwa 90 % der Todesfälle durch maligne Hauttumoren verantwortlich. Die Mortalität beträgt in Deutschland 2,0 pro 100.000 Einwohner. Bei Auftreten von Fernmetastasen (Stadium IV) versterben die Patienten überwiegend innerhalb eines Jahres; das Gesamtüberleben beträgt im Median 9 Monate nach Manifestation der ersten Fernmetastase (Balch et al. 2009). Patienten mit Metastasen der Haut, Subkutis und viszeraler Lymphknoten (M1a) weisen eine bessere Prognose auf als Patienten mit einer viszeralen Metastasierung (M1c). Patienten mit Lungenmetastasen (M1b) weisen eine intermediäre Überlebensrate auf; in dieser Gruppe werden auch kombinierte Weichteil-Lungenmetastasen zusammengefasst. Die 1-Jahres-Überlebensrate beträgt 62 % für M1a-, 53 % für M1b- und 33 % für -M1c-Melanome. Die 1- und 2-Jahres-Überlebensraten für Stadium-IV-Patienten mit einer normalen Serum-Laktatdehydrogenase (LDH) betragen 65 % und 40 % im Vergleich zu 32 % und 18 % mit erhöhter Serum-LDH zum Zeitpunkt des

15.1 · Hintergrund

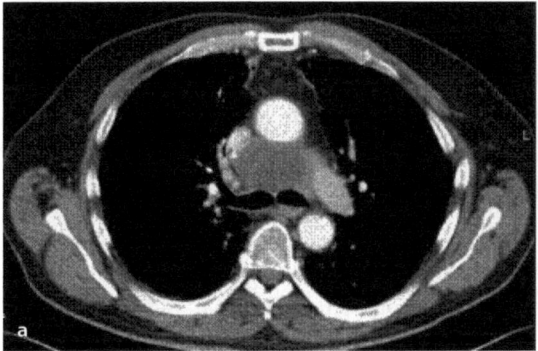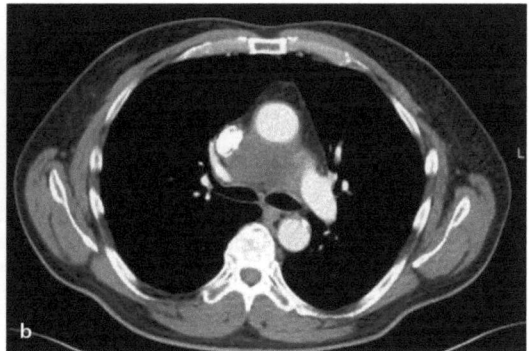

Abb. 15.1 Das CT zeigt eine neu aufgetretene intrathorakale Melanommetastase bei unbekanntem Primarius bei einem 56-jährigen Patienten. Der Patient verspürte in der letzten Woche plötzlich eine progrediente Halsschwellung zunehmende Dyspnoe. Nach erfolgter Bildgebung erfolgte unter dem initialen Verdacht auf ein Lymphom eine Mediastinoskopie. Die Diagnosesicherung eines Melanoms erfolgte histologisch und immunhistochemisch. Ein Melanom ist aus der Anamnese nicht bekannt. Die Mutationsanalyse zeigte eine BRAFV600E-Mutation; unter dem BRAF-Inhibitor Vemurafenib kam es in der Folge zu einem deutlichen und lang anhaltenden Regress (8+ Monate).

Stagings (Balch et al. 2009). Die Elevation der Serum-LDH ist daher bei Patienten im Stadium IV ein hochsignifikanter und unabhängiger Prognoseparameter für das Gesamtüberleben und sollte daher regelmäßig ab der Diagnose von Fernmetastasen bestimmt werden. Das mediane Gesamtüberleben nach dem Auftreten von pulmonalen Metastasen ist mit etwas mehr als 7 Monaten angegeben worden (Petersen et al. 2007).

Das Risiko, Lungenmetastasen zu entwickeln, beträgt beim Melanom 13 % 5 Jahre und 17 % 10 Jahre nach der Erstdiagnose (Petersen et al. 2007). Nach Haut- und Lymphknotenmetastasen sind Lungenmetastasen die zweithäufigste Metastasenmanifestation des Melanoms (Balch et al. 1983). Autopsiebefunde zeigen, dass 70–82 % der verstorbenen Melanompatienten eine pulmonale Metastasierung aufweisen (Nathanson et al. 1967; Das Gupta u. Brasfield 1964). Im Vergleich dazu zeigen klinische Daten niedrigere Werte (18–36 %). Mehr als 80 % der Melanompatienten zeigen bei der initialen Fernmetastasierung einen Befall von nur einem Organ. In zirka 40 % der Fälle betrifft dies die Lunge (Balch et al. 1983).

Im Initialstadium sind Lungenmetastasen meist symptomlos, da sie in der Peripherie im Lungenmantel lokalisiert sind. Erst im fortgeschrittenen Stadium kann es zu Dyspnoe, bronchialer Obstruktion und unproduktiven Reizhusten kommen,
da nur selten zentrale Bronchusabschnitte beteiligt sind. Wornom et al. (1986) zeigten, dass nur bei 12 % der Melanompatienten Lungenmetastasen aufgrund pulmonaler Symptomatik entdeckt werden. Daher werden Lungenmetastasen meist im fortgeschrittenen Stadium bei respiratorischer Symptomatik, bei routinemäßiger Kontrolluntersuchung oder bei der routinemäßigen Staginguntersuchung im Rahmen der Nachsorge radiologisch detektiert.

Morton et al. (1999) zeigten, dass die meisten Melanompatienten 1–3 Metastasen in einem Organ haben. In 80–90 % der Fälle ist bei diesen eine R0-Resektion möglich. Die Autoren selektionieren Patienten in 2 Gruppen nach der Ausbreitungsform. Die eine Form der hämatogenen Fernmetastasierung ist ein synchroner Befall mehrerer Organe. Bei der anderen Metastasierung kommt es zunächst zum asynchronen Befall nur der Lunge und dann sequenziell zum Befall von anderen Organen. Bei letzterem soll eine Operabilität und eine mögliche Resektion in Betracht gezogen werden. Vor diesem Hintergrund kommt vor der Indikationsstellung zur Thoraxchirurgie der Beurteilung der Krankheitsdynamik und sensitiven Diagnostik von Fernmetastasen die höchste Bedeutung zu.

Der Standard in der Ausbreitungsdiagnostik des fortgeschrittenen Melanoms sind schnittbildgebende radiologische Untersuchungen, das sind PET/CT und Schädel-MRT oder alternativ aus praktischen und ökonomischen Gründen Schädel-CT und MRT (Pflugfelder et al. 2013). Dalrymple et al. (2002) zeigten, dass mit Hilfe einer PET-Untersuchung eine extrapulmonale Metastasierung präzise im präoperativen Staging ausgeschlossen werden kann und mit einem signifikanten Überlebensvorteil assoziiert ist. Xing et al. (2011) beobachteten die Überlegenheit der PET-CT gegenüber der alleinigen PET und CT bei der Detektion von Fernmetastasen. Aufgrund der limitierten räumlichen Auflösung ist die Sensitivität der PET bei der Detektion von Lungenmetastasen bei Melanompatienten nur moderat bei 57 % bis 70 % (Fuster et al. 2004; Rinne et al. 1998). Aufgrund des hohen Kontrastes zwischen einem Lungenknoten und dem umliegenden Lungengewebe können mittels CT auch sehr kleine pulmonale Knoten detektiert werden. Resultierend zeigt sich eine höhere Sensitivität in der Detektion von Lungenmetastasen (Gritters et al. 1993; Krug et al. 2000). Jedoch kann mithilfe einer CT nicht sicher zwischen benignen und malignen Läsionen unterschieden werden und daher ist diese Untersuchungsmethode weniger spezifisch (Rinne et al. 1998). In der Fallserie von Smyth et al. hatten immerhin 31 % der Patienten mit einem neuen Lungenrundherd nichtmelanomatöse pulmonale Läsionen, von denen fast die Hälfte benigne waren. Es kann auch beim PET-CT zu diagnostischen Problemen kommen, wenn eine oder mehrere kleine pulmonale Knoten im CT detektiert werden, die in der PET negativ sind. Eine rezente Studie (Mayerhoefer et al. 2012) zeigt, dass bei Melanompatienten ein negativer PET-Scan die Malignität von pulmonalen Rundherden mit weniger als 12 mm Durchmesser trotz der Anwendung von moderner PET-CT nicht ausschließt. Daher sind weitere Untersuchungen für Patienten indiziert, die sich mit einem oder mehreren PET-negativen Lungenrundherden (Größe von weniger als 12 mm in der exspiratorischen-CT) präsentieren.

Zusammenfassend stellt die kombinierte PET-CT und MRT-Schädel-Untersuchung eine wertvolle radiologische Untersuchungsmodalität in der Fernmetastasendiagnostik dar. Limitiert wird dieses Optimum durch die hohen Kosten und die fehlende Unterstützung durch die Kostenträger, so dass vielerorts mit konventioneller CT-Diagnostik gearbeitet wird.

15.2 Therapie von pulmonalen Melanommetastasen

Pulmonale Metastasen werden nach den Grundsätzen der Therapie des metastasierten Melanoms behandelt. Durch kritische Selektion nach klinischen und molekularen Tumormerkmalen werden Patienten mit geringer Tumorlast und langsamer Dynamik für die Chirurgie (z. B. Lungenmetastasenresektion), eine Therapie mit dem inhibitorischen CTLA-4-Antikörper Ipilimumab oder bei nachgewiesener BRAF-Mutation mit einem BRAF-Inhibitor ausgewählt. Bei hoher Tumorlast und schneller Metastasierungsdynamik kommt der zielgerichteten Therapie für die passenden Patienten die wichtigste Rolle zu. Andere Patienten sind chemotherapeutisch zu versorgen. Klinischen Studien kommt in jeder Behandlungssituation eine besondere Bedeutung zu und sie sollten immer die vorgezogene Therapieoption sein.

Nachfolgend stellen wir die unterschiedlichen Therapiemöglichkeiten ausführlich dar.

15.2.1 Metastasektomie

Für die Evidenzbewertung der Thoraxchirurgie beim metastasierten Melanom existieren keine Daten aus randomisierten Studien. Ungeachtet dessen liegt eine große Zahl von Studien vor; eine Auswahl zeigt ◘ Tab. 15.1.

Die genaue Tumorausbreitung muss exakt evaluiert werden, bevor eine chirurgische Sanierung in Betracht gezogen wird (Leo et al. 2000). Bereits im Jahr 1965 veröffentlichten Thomford et al. (1965) Kernkriterien für die Indikation einer chirurgischen Sanierung von Lungenmetastasen jedweder Entität. Voraussetzungen sind die technische Resektabilität, eine zu erwartende OP-Tolerabilität, die Kontrolle des (Primär)Tumorgeschehens und der Ausschluss von extrathorakalen Metastasen. Diese Indikationskriterien haben bis heute ihre Gültigkeit. In der rezenten S3-Leitlinie »Diagnostik, Therapie und Nachsorge des Melanoms« (Pflugfelder et al. 2013) finden sich ähnliche Kriterien. Eine mögliche Resektion von Fernmetastasen wird empfohlen, wenn eine R0-Resektion erreicht werden kann, kein funktionelles Defizit

15.2 · Therapie von pulmonalen Melanommetastasen

Tab. 15.1 Auswahl von Studien zur Metastasektomie beim pulmonal metastasierten Melanom

Literatur	Anzahl der Patienten (Anzahl Pat. R0)	5- Jahres Überlebensrate (R0) %	Mediane Überlebenszeit (Monate)
Schuhan et al. 2011	30 (27)	35,1	18
Petersen et al. 2007	318 (249)	21	18
Leo et al. 2000	328 (282)	22	19
Meyer et al. 2000	38 (10)	50	28

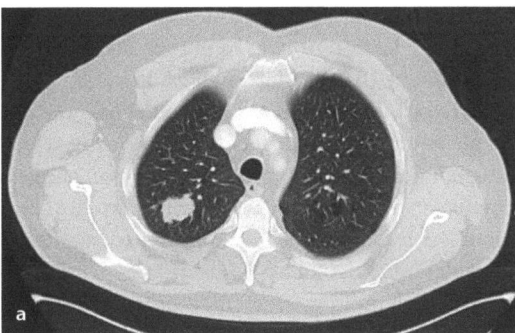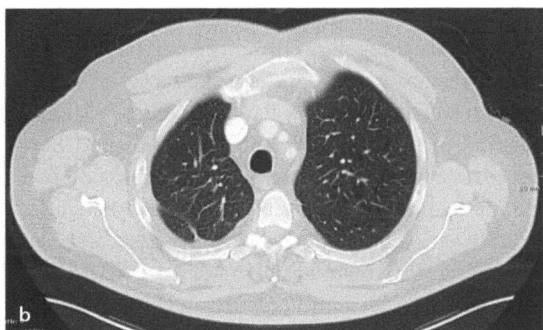

Abb. 15.2 Ziel der Metastasektomie ist die R0-Resektion

zu erwarten ist, positive prädiktive Faktoren für das lokale Vorgehen vorliegen (geringe Metastasenzahl, lange Dauer des metastasenfreien Intervalls) und andere Therapieverfahren ausgeschöpft oder weniger erfolgversprechend sind. Die Indikationsstellung einer pulmonalen Metastektomie bei Melanompatienten soll in einer interdisziplinären Hauttumorkonferenz entschieden werden. Als operatives Standardverfahren kommen die lungengewebesparende umschriebene atypische Resektion, die seltener angewandte anatomische Lungensegmentresektion und die Lobektomie zur Anwendung (Pfannschmidt et al. 2012).

Bei einer solitären Lungenmetastase ist die Prognose nach Metastasektomie mit einer 5-Jahres-Überlebensrate von 21–50 % signifikant besser als bei der Resektion von multiplen Lungenmetastasen (Petersen et al. 2007; Meyer et al. 2000; Schuhan et al. 2011). Harpole et al. (1992) zeigten, dass das Fehlen von thorakalen Lymphknotenmetastasen und ein krankheitsfreies Intervall von mehr als 12 Monaten bis zum Auftreten von Lungenmetastasen mit einer günstigen Prognose assoziiert ist.

Darüber hinausgehend beobachteten Petersen et al. (2007) an 1720 Melanompatienten mit Lungenmetastasen, dass folgende unabhängige prognostische Faktoren mit einem kürzeren Gesamtüberleben assoziiert sind: Patienten mit einem nodulären Melanom als Primarius, eine größere Anzahl von Lungenmetastasen (≥2), ein krankheitsfreies Intervall von weniger als 5 Jahren oder der Nachweis von extrathorakalen Metastasen. Am meisten konnten Patienten von der einer Metastasektomie profitieren, wenn das krankheitsfreie Intervall mehr als 5 Jahre betrug (19 versus 5 Monate) und extrathorakale Metastasen fehlten (18 versus 8 Monate).

Ziel der Metastasektomie ist immer die R0-Resektion (Abb. 15.2). Dies ist jedoch nur bei 10–25 % der Melanompatienten möglich (Meyer et al. 2000; Wong et al. 1993). Eine retrospektive Analyse von 5026 pulmonalen Metastasektomien von unterschiedlichen histologischen Entitäten zeigte ein medianes Überleben von 35 Monaten und eine 5-Jahres-Überlebensrate von 33 % bei Patienten die eine komplette R0-Resektion erhielten (The International Registry of Lung Metastases 1997).

Bei Melanompatienten mit pulmonaler Metastasierung, die eine komplette Resektion erhielten, zeigte sich ein medianes Überleben von 28 Monaten und eine 5-Jahres-Überlebensrate von 50 % (Meyer et al. 2000). Eine weitere Studie zeigte mit einer 5-Jahres-Überlebensrate von 21 % und einem medianen Überleben von 18 Monaten deutlich niedrigere Ergebnisse (Petersen et al. 2007). Im Gegensatz dazu erreichten Patienten mit einer inkompletten Resektion eine 5-Jahres-Überlebensrate von 13 % und ein medianes Überleben von 11 Monaten. Erneute pulmonale Resektionen erwiesen sich als sinnvoll, wenn eine komplette Resektion erreicht werden konnte. Schuhan et al. (2011) zeigten anhand von 30 Patienten eine 5-Jahres-Überlebensrate von 35 % und eine mediane Überlebensrate von 18 Monaten nach der Resektion von pulmonalen Melanommetastasen. Bei 27 Patienten konnte eine komplette Resektion erzielt werden. Bei diesen Patienten lag die mediane Überlebensrate bei 21 Monaten im Vergleich zu 13 Monaten bei inkompletter Resektion.

Weniger klare Daten liegen für die Frage vor, ob die Anzahl der resezierten Lungenmetastasen eine Auswirkung auf das Gesamtüberleben hat. Tafra et al. (1995) zeigte eine Überlebenszeit von 29 Monaten, wenn eine Lungenmetastase reseziert wurde und eine Überlebenszeit von nur 17 Monaten bei der Resektion von multiplen Metastasen. Patienten, die eine Resektion von nur einer Lungenmetastase erhielten, erreichten eine 5- Jahres-Überlebensrate von 39 % und Patienten mit 1–4 Lungenmetastasen erreichten 29 %. Des Weiteren untersuchte diese relativ alte Studie aus der Arbeitsgruppe von Morton et al. (1999) das Überleben von chirurgisch behandelten Melanompatienten mit einer Kombination aus intrapulmonalen und extrapulmonalen thorakalen Metastasen versus ausschließlich intrapulmonalen Metastasen. Die mediane Überlebenszeit nach der Resektion betrug für die Patienten mit der Kombination aus intrapulmonalen und extrapulmonalen intrathorakalen Metastasen 18 Monate und die 5-Jahres-Überlebensrate 11 %. Bei Patienten mit alleinigen intrapulmonalen Metastasen zeigte sich eine mediane Überlebenszeit von 26 Monaten und eine 5-Jahres-Überlebensrate von 30 %. Diese Arbeitsgruppe hat zusätzlich einen dynamischen Parameter, die Tumorverdopplungszeit (TVZ), als prognostischen Parameter für den Erfolg einer Metastasektomie identifiziert. Es zeigte sich für eine TVZ von weniger als 60 Tagen eine mediane Überlebenszeit von 16 Monaten und bei einer TVZ von mehr als 60 Tagen ein Wert von mehr 29 Monaten (Ollila et al. 1998). Diese Methode nutzt wiederholte Thorax-Röntgen, mit denen Markermetastasen in nicht exakt definierten Intervallen präoperativ evaluiert werden. Die Methode hat sich nicht durchgesetzt, zeigt aber eindeutig den Sinn der Beurteilung der Krankheitsdynamik.

Zusammenfassend wird die Verbesserung der Patientenselektion unter Einbeziehung von Tumorparametern (Primärtumorparameter, krankheitsfreies Intervall, LDH im Serum) und die optimale präoperative bildgebende Diagnostik (wenn möglich gesichert in repetetiven Untersuchungen, empfehlenswert in 4–6 wöchentlichem Abstand) unter Berücksichtigung des Allgemeinzustands des Patienten eine deutliche Verbesserung der chirurgischen Behandlungsergebnisse bringen. Der Zugangsweg und die Methode der Metastasektomie werden vermutlich einen geringen Einfluss auf die Behandlungsergebnisse haben, solange eine R0-Resektion erzielt wird.

15.2.2 Medikamentöse Therapie: zielgerichtete Therapie mit Kinase-Inhibitoren, Immuntherapien mit Antikörpern in der Regulation der Immunantwort und Chemotherapie

Das Chemotherapeutikum Dacarbazin galt nahezu 40 Jahre lang als Medikament der ersten Wahl mit Ansprechraten von weniger als 20 %; das durchschnittliche objektive Ansprechen aller chemotherapeutischen Substanzen, die im Stadium IV angewendet werden, liegt sogar bei weniger als 15 % (Eigentler et al. 2003). Die Ansprechraten in der Zweitlinientherapiesituation sind noch geringer (Hersh et al. 2010).

In den letzten Jahren lag der Forschungsschwerpunkt beim Melanom in der Entwicklung von zielgerichteten Therapien, die selektiv mutierte Gene angreifen oder die Immunantwort modulieren.

Einen Meilenstein in der zielgerichteten Melanomtherapie legten Brose et al. mit der Entdeckung einer aktivierten Mutation in der Kinase BRAF (Brose et al. 2002). BRAF ist ein Bestandteil des MAP(mitogen-activated protein)-Kinase-Signalweges. Dieser reguliert neben dem Wachstum auch die Invasivität und Apoptose. Eine Mutation im BRAF Gen führt zu einer Überregulierung des Signalweges.

Die Effektivität von 3 neuen Substanzen im Stadium IV konnte in klinischen Studien bewiesen werden und führte zu ihrer Zulassung im europäischen Raum im Jahr 2011 für Ipilimumab, im Jahr 2012 für Vemurafenib und im Jahr 2013 für Dabrafenib. Letztere beiden sind spezifische BRAF-Inhibitoren, die selektiv an die mutierte aktivierende Serin-Threonin-Proteinkinase BRAF binden und so den Signalweg blockieren, der zur verstärkten Zellteilung führt. Die orale Gabe von 960 mg Vemurafenib 2-mal täglich führte zu einer 6-Monats-Gesamtüberlebensrate von 84 % im Vergleich zu 64 % in der Dacarbazin-Gruppe. Die Ansprechrate war ebenfalls hochsignifikant besser mit 48 % im Vergleich zu 5 % (Chapman et al. 2011). Die Gabe von 150 mg Dabrafenib 2-mal täglich erbrachte vergleichbare Ergebnisse (Hauschild et al. 2012). Eine rezente Auswertung der Studie zeigte, dass Dabrafenib das Risiko für Erkrankungsprogression oder Tod im Vergleich zu Dacarbazin signifikant um 70 % senkt. Jedoch treten die aktivierende BRAF-Mutationen nur bei etwa 50 % der primär kutanen Melanome auf (Lang u. MacKie 2005; Omholt et al. 2003). Bei BRAF-positiven Patienten kann der Einsatz eines BRAF-Inhibitors zu einer raschen Reduktion der Tumorlast führen. Aufgrund einsetzender Resistenzmechanismen ist die Ansprechdauer auf 5–7 Monate im Median begrenzt; allerdings erzielen einige Patienten ein Langzeitüberleben. Als weitere wichtige Substanz gilt Imatinib als Inhibitor von aktiviertem cKIT. Trotzdem sollten akral-lentigenöse Melanome und Schleimhautmelanome auch auf diese Mutationen typisiert werden, da auch hierunter beeindruckende klinische Erfolge erzielt werden können (◘ Abb. 15.3). Ein höherer Anteil der kutanen Melanome hat eine aktivierende NRAS-Mutation, die ebenso wie die BRAF-Mutation den MAK-Kinase-Signalweg stimuliert. In einer Phase-III-Studie wird derzeit ein MEK-Inhibitor in dieser Indikation geprüft.

Ipilimumab wurde 2011 als erster Wirkstoff eingeführt, der beim Melanom die Überlebenszeit verlängern kann. Ipilimumab, ein humanisierter monoklonaler IgG1-Antikörper, blockiert selektiv das zytotoxische T-Lymphozyten assoziierte Antigen 4 (CTLA-4). CTLA-4 wird an der Zelloberfläche von aktivierten T-Lymphozyten exprimiert und agiert als ein inhibitorisches Molekül, das um die Bindung an die ko-stimulierenden Moleküle B7 und CD28 konkurriert. Die Blockierung von CTLA-4 führt konsekutiv zu einer Aktivierung der zytotoxischen T-Lymphozyten. In der Zulassungsstudie bei vorbehandelten Patienten mit teilweise sehr ungünstiger Prognose zeigte Ipilimumab eine Verlängerung des medianen Gesamtüberlebens gegenüber Placebo von 3,6 Monaten (Hodi et al. 2010). Die 1- und 2-Jahres-Überlebensraten waren fast verdoppelt mit 46 % versus 25 % und 24 % versus 14 %. 20–22 % der Patienten überleben 3 und mehr Jahre. Im Oktober 2013 erhielt Ipilimumab in Europa eine Erweiterung der Zulassung als Erstlinientherapie beim fortgeschrittenen metastasierten oder nicht resezierbaren Melanom. Der Wirkungseintritt von Ipilimumab erfolgt gewöhnlich erst nach mehreren Monaten. Daher scheint eine ideale Therapieoption für Patienten mit langsam fortschreitender und weniger aggressiver Erkrankung gegeben zu sein. Im Falle einer pulmonalen Metastasierung ist dies der Fall bei wenigen Lungenfiliae mit geringer Dynamik und geringen klinischen Beschwerden.

Eine vielversprechende neue Therapieoption stellt die Blockade von PD-1 (programmed death-1) dar. Dieser hemmende Rezeptor wird auf aktivierten T-Zellen exprimiert. Anti-PD-L1(programmed death ligand 1)-Antikörper blockieren die Interaktion zwischen dem inhibitorischen T-Zell-Rezeptor PD-1 und seinem Liganden PD-L1. Dieser ist auch auf Tumorzellen lokalisiert und so kann eine direkte Blockade der Immunantwort gegen den Tumor erfolgen. Aktuell wird sowohl die Monotherapie mit unterschiedlichen anti-PD-1- und PD-L1-Antikörpern als auch die Kombination des PD-1-Antikörpers Nivolumab in Kombination mit Ipilimumab in klinischen Studien geprüft. Für diese Kombination zeigten Phase-I-Daten zuverlässige

Abb. 15.3 **a, b** Remission einer pulmonalen Metastase mit V559A-Mutation im cKIT-Gen unter dem spezifischen Inhibitor Imatinib; die Metastase hat zu Dyspnoe und Atelektase des linken Oberlappens geführt. Die Diagnose erfolgt durch transbronchiale Biopsie. 10 Jahre zuvor hatte die Patientin ein akral-lentiginöses Melanom an der linken Großzehe. **c–f** Im Gegensatz dazu ist eine inguinale Lymphknotenmetastase progredient; sie zeigt den Wildtyp des KIT-Gens. Nur die mutierte und dadurch aktivierte Form des KIT-Gens wird durch Imatinib inhibiert. Die Therapiewirkung pulmonal setzte kurzfristig innerhalb einer Woche ein.

und bemerkenswerte Reduktionen von Tumorlast und einen deutlich schnelleren Wirkungseintritt als mit Ipilimumab (Wolchok et al. 2013).

Die Chemotherapie ist für Patienten mit inoperabler Metastasierung eine wichtige Therapieoption (Eigentler et al. 2003). Dies trifft insbesondere auf Patienten zu, die nicht für eine Studientherapie, BRAF-Inhibitoren oder eine Ipilimumab-Therapie infrage kommen und kann auch auf die pulmonale Metastasierung extrapoliert werden. Polychemotherapien, die eine deutlich höhere Toxizität aufweisen, können bei symptomatischen Metastasen einen schnelleren positiven Effekt haben. Bei niedriger Tumorlast, geringer Dynamik und geringen klinischen Beschwerden kann bei wenigen Lungenfiliae eine Chemotherapie als Therapieoption primär in Betracht gezogen werden. Häufig wird ein sehr gutes Ansprechen auf die Chemotherapie gesehen.

Wie der Einsatz einer Chemo-/Polychemotherapie führt die systemische Applikation von Immunmodulatoren wie Interleukin-2 (IL-2), Interferon-α (IFN-α) oder deren Kombination mit einer Chemotherapie-/Polychemotherapie zu keiner Verlängerung des Gesamtüberlebens. Jedoch konnte gezeigt werden, dass der inhalative Einsatz des Immunmodulators IL-2 zu einem Ansprechen von Lungenmetastasen führen kann (Enk et al. 2000); allerdings hat sich bisher diese Therapie nicht durchgesetzt.

15.3 Ausblick

Treten einzelne Metastasen ausschließlich in der Lunge auf, so ist die chirurgische Resektion bei operabler Lage der Metastase und gutem Allgemeinzustand des Patienten indiziert. Bevor eine weitere Therapieoption in Betracht gezogen wird, sollte eine mögliche chirurgische Sanierung diskutiert werden. Sobald eine extrathorakale Metastasierung zusätzlich vorliegt, sollte eine chirurgische Intervention nur im Einzelfall und bei langsamer Metastasierungsdynamik erwogen werden. Bei diffuser pulmonaler Metastasierung oder Inoperabilität kann die Lungenmetastasenchirurgie nur zur Symptomreduktion sinnvoll erfolgen. Die Indikationsstellung zur Lungenmetastasenchirurgie sollte in einer interdisziplinären Hauttumorkonferenz erfolgen.

Bei langsam fortschreitender und wenig aggressiver pulmonaler Metastasierung kann eine Ipilimumab-Therapie auch in first-line in Betracht gezogen werden. Durch zielgerichtete Therapie mit BRAF- oder seltener auch cKIT-Inhibitoren kann bei Mutationsträgern eine schnelle Reduktion der Tumorlast erfolgen. Daten zum neoadjuvanten Einsatz fehlen bisher, stellen aber eine interessante Therapieoption für die Eradikation der verbliebenen Tumorreste dar. Da aber in der Regel keine kompletten Remissionen, sondern meist partielle Remissionen und Tumorreduktion möglich sind und die Wirkung bei den meisten Patienten zeitlich sehr begrenzt ist, ist das eine interessante Indikation für geeignete Patienten. Dies gilt auch für Patienten, bei denen eine zielgerichtete Therapie zu einer mixed response geführt hat oder bei denen eine einzelne oder wenige Metastasen nach initialem Ansprechen progredient werden.

Das metastasierte Melanom ist in den letzten Jahren besser behandelbar geworden, aber durch keine Therapieoption heilbar. Etwa jeder 5. Patient kann durch eine Immuntherapie mit Ipilimumab eine Langzeitremission erzielen. Die Entwicklung von prognostischen Parametern, die die klinische Entscheidung lenken, sind noch verbesserbar, wobei wahrscheinlich die Tumorbiologie mehr Einfluss hat als die tatsächlich gewählte operative oder medikamentöse Therapie. Umso wichtiger wird die Entwicklung klinischer und molekularer Tumorcharakteristika als prognostische Faktoren. Die Immuntherapien sind aussichtreichste Ansätze für Langzeitremissionen, attraktiv erscheinen auch Entwicklungen, in denen mit zielgerichteter Therapie rasche Remissionen eingeleitet werden, die immuntherapeutisch in Langzeitüberleben transferiert werden. Momentan existiert keine Form der adjuvanten Therapie, aber es ist denkbar, dass nach radikaler Metastasektomie eine Immuntherapie und/oder zielgerichtete Therapie eine bisher undenkbare Heilungsoption beim metastasierten Melanom sein könnte.

Literatur

Balch CM, Gershenwald JE, Soong SJ et al (2009) Final version of 2009 AJCC melanoma staging and classification. J Clin Oncol;27(36):6199–6206

Balch CM, Soong SJ, Murad TM et al (1983) A multifactorial analysis of melanoma. IV. prognostic factors in 200 melanoma patients with distant metastasis (stage III). J Clin Oncol;1:126–134

Brose MS, Volpe P, Feldman M et al (2002) BRAF and RAS mutations in human lung cancer and melanoma. Cancer Res 62(23):6997–7000

Chapman PB, Hauschild A, Robert C, Haanen JB et al (2011) Improved survival with vemurafenib in melanoma with BRAF V600E mutation. N Engl J Med 364(26): 2507–2516

Dalrymple-Hay MJ, Rome PD, Kennedy C et al (2002) Pulmonary metastatic melanoma – the survival benefit associated with positron emission tomography scanning. Eur J Cardiothorac Surg 21(4):611–4; discussion 614–615

DasGupta T, Brasfield R (1964) Metastatic melanoma. A Clinicopathological study. Cancer 17:1323–1339

Eigentler TK, Caroli UM, Radny P et al (2003) Palliative therapy of disseminated malignant melanoma: a systematic review of 41 randomised clinical trials. Lancet Oncol 4: 748–759

Enk AH, Nashan D, Rübben A et al (2000) High dose inhalation interleukin-2 therapy for lung metastases in patients with malignant melanoma. Cancer 88(9):2042–2046

Fuster D, Chiang S, Johnson G et al (2004) Is 18F-FDG PET more accurate than standard diagnostic procedures in the detection of suspected recurrent melanoma? J Nucl Med 45(8):1323–1327

Gritters LS, Francis IR, Zasadny KR et al (1993) Initial assessment of positron emission tomography using 2-fluorine-18-fluoro-2-deoxy-D-glucose in the imaging of malignant melanoma. J Nucl Med 34(9):1420–1427

Harpole DH Jr, Johnson CM, Wolfe WG et al (1992) Analysis of 945 cases of pulmonary metastatic melanoma. J Thorac Cardiovasc Surg 103(4):743–8; discussion 748–750

Hauschild A, Grob JJ, Demidov LV et al (2012) Dabrafenib in BRAF-mutated metastatic melanoma: a multicentre, open-label, phase 3 randomised controlled trial. Lancet 380(9839):358–365

Hersh EM, O'Day SJ, Ribas A et al (2010) A phase 2 clinical trial of nab-paclitaxel in previously treated and chemotherapy-naive patients with metastatic melanoma. Cancer 116(1):155–163

Hodi FS, O'Day SJ, McDermott DF, et al (2010) Improved survival with ipilimumab in patients with metastatic melanoma. N Engl J Med 363(8):711–723

Kaatsch P, Spix C, Katalinic A, et al (2012) Beiträge zur Gesundheitsberichterstattung des Bundes – Krebs in Deutschland 2007/2008. Robert Koch-Institut

Krug B, Dietlein M, Groth W et al (2000) Fluor-18-fluorodeoxyglucose positron emission tomography (FDG-PET) in malignant melanoma. Diagnostic comparison with conventional imaging methods. Acta Radiol 41(5):446–452

Lang J, MacKie RM (2005) Prevalence of exon 15 BRAF mutations in primary melanoma of the superficial spreading, nodular, acral, and lentigo maligna subtypes. J Invest Dermatol 125: 575–579

Lee CC, Faries MB, Wanek LA et al (2009) Improved survival for stage IV melanoma from an unknown primary site. J Clin Oncol 27(21):3489–3495

Leo F, Cagini L, Rocmans P et al (2000) Lung metastases from melanoma: when is surgical treatment warranted? Br J Cancer. 83(5):569–572

Little EG, Eide MJ (2012) Update on the current state of melanoma incidence. Dermatol Clin 30(3):355–361

Mayerhoefer ME, Prosch H, Herold CJ et al (2012) Assessment of pulmonary melanoma metastases with 18F-FDG PET/CT: which PET-negative patients require additional tests for definitive staging? Eur Radiol 22(11):2451–2457

Meyer T, Merkel S, Goehl J (2000) Surgical therapy for distant metastases of malignant melanoma. Cancer 89(9):1983–1991

Morton DL, Ollila DW, Hsueh EC et al (1999) Cytoreductive surgery and adjuvant immunotherapy: a new management paradigm for metastatic melanoma. CA Cancer J Clin 49(2):101–116, 165

Nathanson L, Hall TC, Farber S (1967) Biological aspects of human malignant melanoma. Cancer 20(5):650–655

Ollila DW, Stern SL, Morton DL (1998) Tumor doubling time: a selection factor for pulmonary resection of metastatic melanoma. J Surg Oncol 69(4):206–211

Omholt K, Platz A, Kanter L, Ringborg U, Hansson J (2003) NRAS and BRAF mutations arise early during melanoma pathogenesis and are preserved throughout tumor progression. Clin Cancer Res 9: 6483–6488

Petersen RP, Hanish SI, Haney JC et al (2007) Improved survival with pulmonary metastasectomy: an analysis of 1720 patients with pulmonary metastatic melanoma. J Thorac Cardiovasc Surg 133(1):104–110

Pfannschmidt J, Egerer G, Bischof M et al (2012) Surgical intervention for pulmonary metastases. Dtsch Arztebl Int 109(40):645–651

Pflugfelder A, Kochs C, Blum A (2013) Malignant melanoma S3-guideline »diagnosis, therapy and follow-up of melanoma«. J Dtsch Dermatol Ges 11Suppl 6:1–116, 1–126

Rinne D, Baum RP, Hör G et al (1998) Primary staging and follow-up of high risk melanoma patients with whole-body 18F-fluorodeoxyglucose positron emission tomography: results of a prospective study of 100 patients. Cancer 82(9):1664–1671

Schuhan C, Muley T, Dienemann H et al (2011) Survival after pulmonary metastasectomy in patients with malignant melanoma. Thorac Cardiovasc Surg 59(3):158–162

Smyth EC, Hsu M, Panageas KS et al (2012) Histology and outcomes of newly detected lung lesions in melanoma patients. Ann Oncol 23(3):577–582

Tafra L, Dale PS, Wanek LA (1995) Resection and adjuvant immunotherapy for melanoma metastatic to the lung and thorax. J Thorac Cardiovasc Surg Jul;110(1):119–128

The International Registry of Lung Metastases (1997) Long-term results of lung metastasectomy: prognostic analyses based on 5206 cases. J Thorac Cardiovasc Surg 113:37–49

Thomford NR, Woolner LB, Clagett OT (1965) The surgical treatment of metastatic tumors in the lungs. J Thorac Cardiovasc Surg 49:357–363

Literatur

Vijuk G, Coates AS (1998) Survival of patients with visceral metastatic melanoma from an occult primary lesion: A retrospective matched cohort study. Ann Oncol 9:419–422

Wolchok JD, Kluger H, Callahan MK, Postow MA, Rizvi NA et al (2013) Nivolumab plus ipilimumab in advanced melanoma. N Engl J Med 369(2):122–133

Wong JH, Skinner K, Kim K, et al (1993) The role of surgery in the treatment of nonregionally recurrent melanoma. Surgery; 113:389–394

Wornom IL 3rd, Smith JW, Soong SJ et al (1986) Surgery as palliative treatment for distant metastases of melanoma. Ann Surg 204(2):181–185

Xing Y, Bronstein Y, Ross MI et al (2011) Contemporary diagnostic imaging modalities for the staging and surveillance of melanoma patients: a meta-analysis. J Natl Cancer Inst 103(2):129–142

Lungenmetastasen bei Karzinomen des Kopf-Hals-Bereiches

S. Heinrichs, A. Steffen, B. Wollenberg

16.1 Epidemiologie – 152

16.2 Diagnostik – 153

16.3 Anatomie – 153

16.4 Fernmetastasen – 155
16.4.1 Epidemiologie und Risikofaktoren – 155
16.4.2 Differenzierung zwischen pulmonaler Metastase und pulmonalem Zweitkarzinom – 155
16.4.3 Therapie von pulmonalen Metastasen bei Kopf-Hals-Tumoren – 158

Literatur – 163

S. Limmer (Hrsg.), *Lungenmetastasen*,
DOI 10.1007/978-3-642-32982-1_16, © Springer-Verlag Berlin Heidelberg 2015

16.1 Epidemiologie

Bösartige Tumorerkrankungen des Kopf-Hals-Bereiches stehen weltweit mit einer Prävalenz von 6 % an 6. Stelle aller Neoplasien und damit im besonderen Focus. Bei Männern erreichen diese Karzinome mit 7,9 % die 4. Stelle der Tumorstatistik, gleichauf mit Blasenkrebs nach Prostata-, Lungen- und Darmkrebs, bei Frauen mit 3,9 % die 9. Stelle (Kastenbauer 1992; Berrino et al. 1995). Weltweit wurden 2006 etwa 900.000 Neuerkrankungen diagnostiziert (St John et al. 2006). Die Plattenepithelkarzinome des Kopf-Hals-Bereiches rangieren mit einer Inzidenz von 13.500 Neuerkrankungen in der Bundesrepublik Deutschland derzeit in der Tumorstatistik auf Platz 7 (Bertz et al. 2006), wobei die Zahl sich zwischen 1973 und 1992 in den alten Bundesländern mehr als verdoppelt hat (Gellrich et al. 2004). Das durchschnittliche Manifestationsalter beträgt 60 +/- 15 Jahre (Lewin et al. 1998; Mashberg u. Samit 1995). Männer sind dabei dreimal so häufig betroffen wie Frauen. In den letzten Jahren ist jedoch ein deutlicher Anstieg des Frauenanteils proportional mit der steigenden Anzahl weiblicher Raucher zu beobachten (Strutz u. Mann 2001). Etwa 95 % dieser malignen Tumore sind Plattenepithelkarzinome, sogenannte *head and neck squamous cell carcinoma* (HNSCC). Die restlichen 5 % verteilen sich auf Adenokarzinome, adenoidzystische Karzinome, Lymphome, Melanome oder Sarkome (Böcker et al. 2004).

Inzidenzrate und Lokalisation variieren in Abhängigkeit von der geographischen Region und der Verteilung der bekannten Risikofaktoren wie Rauchen und/oder hochprozentigem Alkohol. Nach wie vor gelten orale und oropharyngeale Karzinome als die am ehesten zu verhindernde Krebsentität, da deren Ätiologie in bis zu 80 % in direktem Zusammenhang mit dem Konsum von hochprozentigem Alkohol und Tabak steht (Macfarlane et al. 1994). Aber auch schlechte Mundhygiene sorgt aufgrund des chronischen Entzündungsreizes für ein erhöhtes Malignomrisiko. Betelnuss- und Tabakkauen sowie der Genuss stark gewürzter Speisen gelten als verantwortlich für die hohe Inzidenz der Mundhöhlenkarzinome in Südostasien. In Südost-China und Taiwan sind Kopf-Hals-Karzinome, im speziellen des Nasopharynx, die häufigste Todesursache junger Männer (Titcomb 2001). Das Erkrankungsrisiko sinkt wiederum mit hohem Früchte- und Gemüseanteil an der Ernährung (Sankaranarayanan et al. 1998; Mackenzie et al. 2000). Ebenso werden virale Infektionen z. B. das humane Papillomavirus oder das Ebstein-Barr-Virus als kausal für die Malignomentstehung beschrieben (Koch et al. 1995; Gillison et al. 2000). Insbesondere bei Tumoren im Bereich des Oro- und des Hypopharynx lässt sich zunehmend das Humane-Papilloma-Virusgenom nachweisen, wobei die Subtypen HPV16 und HPV18 eng mit der Malignomentstehung assoziiert sind. HPV lässt sich bei etwa 50–80 % der Tonsillenkarzinome und bei etwa 30 % der Oro- und Hypopharynxkarzinome nachweisen. Vor allem bei Nichtrauchern und jüngeren Patienten scheint HPV eine große Rolle in der Malignomentstehung zu spielen (Gillison et al. 2000; Mellin et al. 2000; Paz et al. 1997). Diese HPV assoziierten Karzinome, die bevorzugt im Oropharynx und Zungengrund auftreten, sind mit einer verbesserten klinischen Prognose assoziiert (Tribius u. Hoffmann 2013). Es findet sich ebenfalls eine Korrelation verschiedener Genmutationen mit der Entstehung der Karzinome, z. B. eine p53-Genmutation für die HPV-negativen Karzinome, wie auch eine *notch*-Mutation in den HPV-positiven Karzinomen (Koch et al. 1995; Shah et al. 2000). Berufliche Exposition kann zur Entstehung beitragen, wobei folgende Schadstoffe als Risikofaktoren eingestuft werden, z. B. Asbest (anerkannte Berufskrankheit Nr. 4104), Teerinhaltsstoffe, Zement und ionisierende Strahlung, Senfgas, Chrom, Nickel.

Es ist hervorzuheben, dass zum Zeitpunkt der Erstdiagnose mehr als $2/3$ der Patienten mit HNSCC die fortgeschrittenen UICC Tumorstadien III und IV aufweisen (Lang et al. 2002). Eine Besonderheit bei Kopf-Hals-Karzinomen ist die hohe Inzidenz an Zweittumoren. Durch die Schädigung der gesamten Schleimhaut aufgrund o. g. Noxen kommt es zu einer sogenannten »Condemned Mucosa« oder auch »Feldkanzerisierung«. Die Zweitkarzinome können synchron innerhalb von 6 Monaten ca. 10 % der Patienten oder metachron ca. 5 %/Jahr bzw. bis zu 35 % innerhalb von 5 Jahren auftreten (Slaughter et al. 1953; Brandau u. Glanz 1989; Jones et al. 1995). Insgesamt liegt die 5-Jahres-Inzidenz aller HNSCC Lokalisationen bei 20 %, wovon 41 %

innerhalb der ersten 6 Monate auftreten und das Risiko über die Jahre akkumuliert (Schwartz et al. 1994).

16.2 Diagnostik

Die Diagnose von Kopf-Hals-Tumoren erfolgt stufenweise. Neben der Anamnese insbesondere der Schluck- und Stimmeinschränkungen, sowie der Risikofaktoren werden in der klinischen Untersuchung die gesamten obere Atem- und Speisewege gespiegelt, z. T. flexibel oder lupenendoskopisch. Die präoperative Diagnostik von Kopf-Hals-Karzinomen umfasst die Beurteilung des Primärtumors mittels Computertomographie (CT) und/oder Magnetresonanztomographie (MRT), ein Staging mit der Darstellung der regionären zervikalen Metastasierungswege mittels Sonographie und/oder CT/MRT sowie zur Beurteilung einer Fernmetastasierung die sonographische oder MR-morphologische Untersuchung des Oberbauchs, insbesondere der Leber. Bei kleineren Primärtumoren kann das konventionelle Thoraxröntgen ausreichen, allerdings wird vor allem bei höheren Tumorstadien und hohem Nikotinabusus die Computertomographie vorgezogen. Bei suspekten solitären Lungenrundherden wird der rasche und definitive Abklärungscharakter einer thorakoskopischen Exzisionsbiopsie geschätzt. Bei disseminierten Rundherden und erreichbarer Lokalisation kommt zudem der CT-gesteuerten Biopsie eine wichtige Rolle zu, wie auch der bronchoskopischen Abklärung und histologischen Sicherung. Immer mehr an Bedeutung in der Diagnostik insbesondere von Fernmetastasen gewinnt das PET-CT, gerade bei Patienten mit einem *Cancer of Unknown Primary* (CUP-Syndrom). Aufgrund der erhöhten Inzidenz von Zweittumoren erfolgt die histologische Sicherung im Rahmen einer Panendoskopie in Kurznarkose, wobei hier klinisch die Frage der Operabilität und etwaigen Tumordefektrekonstruktion bedeutsam ist. Weitere klinische und apparative Untersuchungen können sich anschließen, so z. B. neuroradiologische Angiographieverfahren zur Frage der Resezierbarkeit der Arteria carotis communis bei der Abklärung ausgedehnter Halslymphknotenmetastasen.

16.3 Anatomie

Nach Lokalisation des Primärtumors unterscheidet man Karzinome der Mundhöhle, des Rachens (Oro-, Hypo- und Nasopharynx), des Kehlkopfes und der Nasenhaupt- und Nebenhöhlen (◘ Abb. 16.1). Daneben erscheinen Plattenepithelkarzinome im Hals-Kopf- Bereich außerdem als Tumoren der Kopfspeicheldrüsen sowie der Gesichts- und Kopfhaut.

Kopf-Hals-Tumore finden sich zu etwa 25 % in der Mundhöhle (Lang et al. 2002). Hierzu gehört der obere und untere Alveolarfortsatz, der harte Gaumen, der Zungenrücken ventral der Papillae vallatae, die Zungenunterseite sowie der Mundboden (Strutz u. Mann 2001). Etwa 22 % aller Neoplasien im Kopf-Hals-Bereich finden sich im Oropharynx (Lang et al. 2002). Hierzu gehören der Zungengrund, der Gaumenbogen mit den Tonsillen, die Uvula und der Weichgaumen, sowie die linguale Seite der Epiglottis und die Vallecula. Aufgrund des lymphatischen Ursprungs metastasieren Tonsillenkarzinome und Zungengrundkarzinome bereits in frühen Primärtumorstadien in die zervikalen Lymphknoten. In 50–60 % ist eine frühe regionale Lymphknotenmetastasierung Regio I–III (◘ Abb. 16.2) das Erstsymptom und der Primärtumor klinisch inapperent (Strutz u. Mann 2001).

Etwa 5–12 % der Kopf-Hals-Tumore finden sich im Hypopharynx (Strutz u. Mann 2001; Lang et al. 2002). Diese haben die schlechteste Prognose mit 5-Jahresüberlebensrate von unter 25 %. Anatomisch gehören zum Hypopharynx die Postkrikoidregion, die Sinus piriformis bis zum oberen Ösophagusmund und die Hypopharynxhinterwand.

Larynxkarzinome sind mit einem Anteil von 24–29,8 % das häufigste Malignom im Kopf-Hals-Bereich (Strutz u. Mann 2001; Lang et al. 2002). Bei den Larynxkarzinomen unterscheidet man nach Lokalisation supraglottische (Epiglottis, Taschenfalte), glottische (Stimlippe) und subglottische Tumore. Etwa 40 % der Larynxkarzinome sind supraglottisch, circa 60 % glottisch und nur 1 % subglottisch lokalisiert (Strutz u. Mann 2001). Glottische Karzinome haben insgesamt eine gute Prognose, da sie aufgrund von Heiserkeit frühzeitig symptomatisch werden und die Stimmlippen außerdem nur einen geringen Lymphabfluss

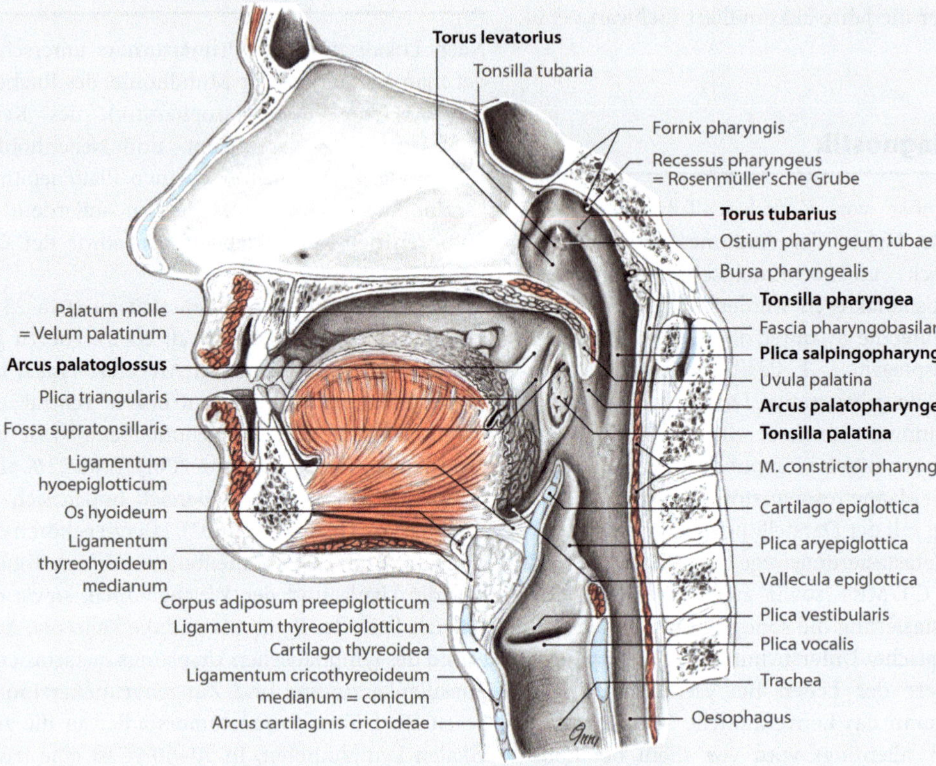

Abb. 16.1 Anatomie und Einteilung der Kopf-Hals-Region. Nach Tillmann 2010.

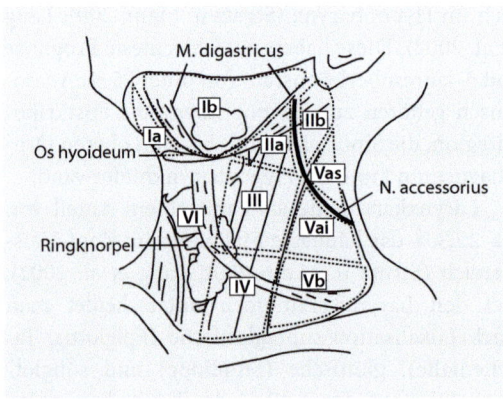

Abb. 16.2 Einteilung der Halslymphknotenregionen nach Robbins. Nach Roh et al. 2008.

aufweisen, wodurch die hohe Rate von Fällen mit negativen Halslymphknoten selbst bei großen Primärtumoren erklärt wird.

Der Nasopharynx reicht vom Rachendach bis zum Unterrand des Gaumensegels. Das Nasopharynxkarzinom tritt mit 0,2–3 % aller Tumorerkrankungen in Europa selten auf, jedoch v. a. im südchinesischen Raum gehäuft (Strutz u. Mann 2001; Lang et al. 2002). In Taiwan beträgt der Anteil von Nasopharynxkarzinomen an allen Krebserkrankungen etwa 18 %. Dort ist es mittlerweile die häufigste Todesursache bei jungen Männern (Titcomb 2001). Malignome der Nasennebenhöhlen machen etwa 5 % der Neoplasien im Kopf-Hals-Bereich aus (Lang et al. 2002).

Speicheldrüsentumoren machen ebenfalls etwa 5 % aller Neoplasien der Kopf-Hals-Region aus (Lang et al. 2002). Das weibliche Geschlecht ist etwas häufiger betroffen. Beim Erwachsenen sind über 95 % aller Speicheldrüsentumoren epithelialen Ursprungs. Zu 80 % betreffen sie die Glandula parotis, zu 10 % die Glandula submandibularis, zu

9 % die kleine Speicheldrüsen und unter 1 % die Glandula sublingualis (Seifert 1997). Je kleiner die Speicheldrüse ist, desto größer ist die Wahrscheinlichkeit für einen bösartigen Tumor bei Auftreten einer Raumforderung. Knapp ein Drittel der Tumore in der Parotis sind bösartig, 40 % der Glandula submandibularis und 70 % bei den kleinen Speicheldrüsen (Strutz u. Mann 2001).

Die TNM Klassifikation der Tumoren veranschaulicht ◘ Tab. 16.1.

Die Tumorstadien nach UICC zeigt ◘ Tab. 16.2.

16.4 Fernmetastasen

16.4.1 Epidemiologie und Risikofaktoren

Die Lunge, die Knochen, insbesondere Wirbelsäule, Rippen und Schädelknochen, und die Leber sind die bevorzugten Lokalisationen für hämatogene Fernmetastasen bei Kopf-Hals-Karzinomen (Gowen u. Desuto-Nagy 1963). Im Verlauf der Nachsorge nach primär erfolgter Therapie treten je nach Studie bei 6,2 % (Gowen u. Desuto-Nagy 1963) bis 13,7 % (Alavi et al. 1999) der Patienten Fernmetastasen auf. Autopsiestudien sprechen sogar von bis zu 50 % (Amer et al. 1979; Dennington et al. 1980). Lungenmetastasen treten bei 2–15 % der Patienten auf (Ferlito et al. 2001). Die höchste Inzidenz an Fernmetastasen findet sich 1,5 und 6 Jahre nach der initialen Behandlung bzw. im Median nach ≤3,2 Jahren. Das Auftreten von Fernmetastasen bedeutet eine schlechtere Prognose, so beträgt in 90 % der Fälle der Zeitraum von der Diagnose einer Fernmetastasierung bis zum Tod weniger als 2 Jahre (Spector 2001).

Die Inzidenz von Metastasen steigt mit der Ausdehnung des Primärtumors sowie mit der Ausdehnung der lokoregionären Metastasierung der zervikalen Lymphknoten (Li et al 2009). Das Auftreten von Fernmetastasen ohne vorausgehende lymphogene Metastasierung gehört zu den seltenen Ausnahmen (Werner 2002). Bei kleinen Tumoren entwickeln 8 % der Patienten Fernmetastasen im Gegensatz zu 23 % bei Patienten mit einem lokal fortgeschrittenen T3–T4 Tumor bzw. 2 % im Stadium I und 19,5 % im Stadium IV (Merino et al. 1977). Auch die Lokalisation des Primärtumors hat einen Einfluss auf das Risiko einer Fernmetastasierung. Tumore des Hypopharynx und des Larynx – bis auf Glottiskarzinome – besitzen ein höheres hämatogenes Metastasierungspotential als Tumore der Mundhöhle. Dagegen haben das Alter der Patienten und das Geschlecht keinen Einfluss auf das Risiko einer Fernmetastasierung (Spector 2001).

Eine N-Klassifizierung > N2b sowie ein niedriger histologischer Differenzierungsgrad stehen ebenfalls hochsignifikant in Verbindung mit der Ausbildung von Fernmetastasen. Für Patienten mit einem Nodalstatus N2b oder N2c besteht nach der Studie von Holsinger et al. (2009) ein relatives Risiko von 6,13 für eine Fernmetastasierung bzw. von 8,23 bei N3. Bei niedrig differenzierten Plattenepithelkarzinomen steigt das relative Risiko sogar auf 11,01. Insbesondere Patienten mit Infiltration der Vena jugularis und ausgedehnter Umgebungsinfiltration des Primärtumors haben ein deutlich erhöhtes Risiko pulmonale Metastasen auszubilden. Diese befinden sich zum größten Teil im Lungenparenchym (65,9 %), deutlich seltener im Mediastium (4,2 %) oder in der Pleura (2,1 %). Weitere Metastasenlokalisationen sind ossär (22,3 %) und hepatisch (9,5 %) (Holsinger et al. 2009). Ein Drittel der Patienten weisen multiple Fernmetastasen auf. In der Lunge treten am häufigsten solitäre Metastasen auf. Andere seltene Lokalisationen für Fernmetastasen bei Kopf-Hals-Karzinomen sind die Nebenniere, Gehirn, Perikard, Niere und Schilddrüse (Troell u. Terris 1995). Vergleicht man die Überlebenszeiten innerhalb der Gruppe der Patienten mit Fernmetastasen, so zeigt sich ein verlängertes Überleben der Patienten mit Lungenmetastasen gegenüber den Patienten mit extrapulmonaler Metastasenmanifestation (Hauswald et al. 2011).

16.4.2 Differenzierung zwischen pulmonaler Metastase und pulmonalem Zweitkarzinom

Lungenmetastasen sind insbesondere bei Kopf-Hals-Karzinomen von einem Zweitkarzinom der Lunge abzugrenzen. Das Bronchialkarzinom der Lunge und Kopf-Hals-Karzinome besitzen nahezu

Tab. 16.1 TNM-Klassifikation. Mod. nach Wittekind u. Meyer (2010)

Tumor	Analyse
Mundhöhle/Lippe	
T1	Tumor bis 2 cm
T2	Tumor über 2 cm, maximal 4 cm
T3	Tumor über 4 cm
T4a	Lippe Infiltration durch kortikalen Knochen, oder den N. alveolaris inf., oder Mundhöhlenboden, oder in Haut von Kinn oder Nase Mundhöhle Infiltration durch kortikalen Knochen, oder in die äußere Muskulatur der Zunge, oder Kieferhöhle, oder Gesichtshaut
T4b	Infiltration des Spatium masticatorium, oder Proc. pterygoideus, oder Schädelbasis, oder Tumor umschließt A. carotis interna
Nasopharynx	
T1	Auf Nasopharynx begrenzt
T2a	Betrifft Weichteile des Oropharynx und/oder der Nasenhaupthöhle ohne parapharyngeale Ausbreitung
T2b	Betrifft Weichteile des Oropharynx und/oder der Nasenhaupthöhle mit parapharyngealer Ausbreitung
T3	Infiltriert Knochenstrukturen und/oder Nasennebenhöhlen
T4	Intrakranielle Ausbreitung und/oder Befall von Hirnnerven, Fossa infratemporalis, Hypopharynx, Orbita
Oropharynx	
T1	< 2 cm
T2	> 2 cm aber < 4 cm
T3	> 4 cm
T4a	Infiltration von Nachbarstrukturen (Larynx, äußere Muskulatur der Zunge, Lamina med. des Proc. pterygoideus, harter Gaumen, Unterkiefer)
T4b	Infiltration von Nachbarstrukturen (M. pterygoideus lat., Lamina lat. d. Proc. pterygoideus, Schädelbasis, tumoröse Ummauerung d. A. carotis int.)
Hypopharynx	
T1	Auf einen Unterbezirk begrenzt und/oder < 2 cm
T2	Überschreitet einen Unterbezirk und/oder > 2 cm aber < 4 cm
T3	> 4 cm und/oder Hemilarynx fixiert
T4	Infiltration von Nachbarstrukturen (Schild-/Ringknorpel, A. carotis interna/externa, Halsweichteile, prävertebrale Faszie oder Muskulatur, Schilddrüse, Ösophagus etc.)
Supraglottis	
T1	Auf einen Unterbezirk der Supraglottis beschränkt
T2	Überschreitet einen Unterbezirk

16.4 · Fernmetastasen

◘ Tab. 16.1 Fortsetzung

Tumor	Analyse
T3	Stimmlippenfixation, Infiltration Postkrikoidregion oder der medialen Wand des Sinus piriformis oder des präepiglootischen Gewebes
T4a	Infiltriert Schildknorpel und/oder Oropharynx/Halsweichteile/Schilddrüse/Ösophagus etc.
T4b	Tumor infiltriert den Prävertebralraum, mediastinale Strukturen oder umschließt die A. carotis interna
Glottis	
T1a	Auf eine Stimmlippe begrenzt
T1b	Beide Stimmlippen betroffen
T2	Betrifft auch Sub- und/oder Supraglottis, eingeschränkte Stimmlippenbeweglichkeit
T3	Auf Larynx begrenzt aber Stimmlippenfixation
T4a	Infiltriert Schildknorpel und/oder Oropharynx/Halsweichteile/Schilddrüse/Ösophagus etc.
T4b	Tumor infiltriert den Prävertebralraum, mediastinale Strukturen oder umschließt die A. carotis interna
Subglottis	
T1	Auf Subglottis begrenzt
T2	Betrifft auch die Stimmlippen
T3	Auf Larynx begrenzt aber Stimmlippenfixation und/oder Invasion der Postkrikoidgegend und/oder des präepiglottischen Gewebes und/oder des paraglottischen Raumes mit geringgradiger Erosion des Schildknorpels (innerer Kortex)
T4a	Infiltriert Schildknorpel und/oder Oropharynx/Halsweichteile/Schilddrüse/Ösophagus etc.
T4b	Tumor infiltriert den Prävertebralraum, mediastinale Strukturen oder umschließt die A. carotis interna
Große Speicheldrüsen	
T1	> 2 cm
T2	2–4 cm
T3	Tumor mit einer Ausdehnung von > 4 cm und/oder extraparenchymatöser Ausdehnung
T4a	Tumor infiltriert Haut, Unterkiefer, äußerer Gehrögang, N. facialis
T4b	Tumor infiltriert Schädelbasis, Processus pterygoideus oder umschließt A. carotis interna
Lymphknoten	
N0	Keine regionären Lymphknoten
N1	ein ipsilateraler Lymphknoten < 3 cm
N2a	ein ipsilateraler Lymphknoten > 3 cm aber < 6 cm
N2b	mehrere ipsilaterale Lymphknoten < 6 cm
N2c	Bilaterale oder kontralaterale Lymphknoten < 6 cm
N3	Lymphknoten > 6 cm

◘ Tab. 16.2 UICC Stadien. Mod. nach Wittekind u. Meyer (2010)

Stadium	T	N	M
I	T1	N0	M0
II	T1	N1	M0
	T2	N0, N1	M0
III	T1, T2	N2	M0
	T3	N0, N1, N2	M0
IVA	T4	N0, N1, N2	M0
IVB	jedes T	N3	M0
IVC	jedes T	jedes N	M1

identische Risikofaktoren (Nikotinabusus). Da bis zu 80 % der Kopf-Hals-Karzinome eng in Verbindung zu hartem Alkohol und Tabak stehen, besteht ein gleichwohl größeres Risiko der Patienten auch an einem Zweitkarzinom der Lunge zu erkranken (Macfarlane et al. 1994; Jones et al. 1995; Licciardello et al. 1989).

Die prinzipielle Unterscheidung zwischen Lungenmetastase und einem primären Bronchialkarzinom geschieht meist durch das Verteilungsmuster bzw. die Lokalisation in der radiologischen Bildgebung. Typischerweise präsentieren sich Metastasen als multiple Rundherde verschiedener Größe. Zeigt sich ein solitärer Rundherd der Lunge wird die sichere Unterscheidung anhand der radiologischen Bildgebung schwieriger. Auch histologisch sind ein Zweitkarzinom der Lunge und eine Metastase eines Plattenepithelkarzinoms aufgrund ihrer morphologischen Ähnlichkeiten manchmal nicht sicher zu unterscheiden. Auch solitäre Lungenrundherde scheinen zum größten Teil Metastasen zu sein und somit ein Zeichen für eine fortgeschrittene Erkrankung, was auch am ehesten die schlechte Überlebenszeit erklärt (Schwartz et al. 1994; Leong et al. 1998).

Die Unterscheidung zwischen einer Metastasierung und einem lokalisierten Tumorwachstum hat somit Einfluss auf die Prognose des Patienten und das weitere therapeutische Vorgehen. Daher sind die Bestrebungen groß Wege zu finden diese beiden Entitäten zu unterscheiden. Etwa 85 % der Zweitkarzinome der Lunge sind ebenfalls Plattenepithelkarzinome (Jones et al. 1995; Massard et al. 1996). Bei den primären Lungenkarzinomen beträgt der Anteil von Plattenepithelkarzinomen etwa 25 % (Yang et al. 2005). Neben dem Gradingvergleich können zur Unterscheidung mehrere genetische und molekulare Merkmale wie der Verlust übereinstimmender Genallele auf Chromosom 3p und 9p, p53 Mutationen oder auch der Nachweis einer HPV-Infektion untersucht werden, wenn diese z. B. beim Primärtumor im Kopf-Hals-Bereich nachgewiesen wurde (Leong et al. 1998; Geurts et al. 2009a; Bishop et al. 2012). Zweitkarzinome im Kopf-Hals-Bereich lassen sich häufig auf den selben neoplastischen Klon zurückführen (Bedi et al. 1996). Das Gleiche scheint auch für Zweitkarzinome der Lunge zu gelten (Leong et al. 1998). Selbst wenn der HPV-Status auf die Rate der Fernmetastasen bei Oropharynxkarzinomen keinen Einfluss zu haben scheint, lassen sich doch HPV-positive Fernmetastasen durch ein disseminiertes Muster und längeres Intervall charakterisieren wodurch sich zukünftig neue Differenzierungsmöglichkeiten ergeben können (Huang et al. 2013).

16.4.3 Therapie von pulmonalen Metastasen bei Kopf-Hals-Tumoren

Die Behandlungsstrategie bei pulmonalen Metastasen ist abhängig von der Ausdehnung und Operabilität des Primärtumors bzw. der Halslymphknotenabsiedlung sowie dem Allgemeinzustand und der Compliance des Patienten und natürlich seinem Therapiewunsch. Unter Berücksichtigung der hohen Rate an Zweitkarzinomen, ist vor der Entscheidung zur chirurgischen Sanierung pulmonaler Metastasen das Staging zu komplettieren. In den meisten Zentren werden diese Therapieplanungen in entsprechenden interdisziplinären Tumorboards besprochen.

Die Operation ist bei solitären Metastasen der Lunge indiziert, wenn der Primärtumor ebenfalls operativ entfernt werden kann und eine gute lokoregionäre Kontrolle besteht. Die 5-Jahres-Überlebensrate bei isolierten Lungenmetastasen beträgt etwa 13 %; ein niedrigeres Patientenalter, ein längeres krankheitsfreies Intervall bzw. eine andere Tumorentität als Plattenepithelkarzinom ist mit einer besseren Prognose verbunden (Wedman et al. 1996).

Kein Zusammenhang besteht zwischen dem Geschlecht und Überleben sowie der Anzahl an Metastasen(Wedman et al. 1996). Bei Patienten, bei denen die Lungenmetastasen operativ entfernt wurden, erhöhte sich die 5-Jahres-Überlebensrate auf 59 % verglichen mit 4 % bei nicht operierten Patienten (Wedman et al. 1996). Meimarakis et al. (2009) und Winter et al. (2008) konnten mit 16 Monaten ein signifikant verlängertes mittleres Überleben der Patienten nach Resektion von pulmonalen Metastasen feststellen. In der weiteren Analyse dieser Untersuchung fand sich kein signifikanter Unterschied für das Überleben in Abhängigkeit von folgenden potentiellen Faktoren: primäres Tumorstadium (pT, pN, pM, G), Größe, Lokalisation, Anzahl und Histologie, synchronem vs. metachronem Auftreten der Metastasen, Pleurainfiltration, Lymphangiosis oder tumorfreien Intervall. Die Radikalität der Metastasenresektion (R0 vs. R1/R2), das Auftreten postoperativer Komplikationen und die adjuvante Chemotherapie nach primärer Tumoroperation wurden als unabhängige prognostische Faktoren identifiziert. Andere Studien konnten in ihren Kohorten dementgegen einen Einfluss des Alters des Patienten, des Tumorstadiums des Primärtumors der Lokalisation und der Histologie sowie insbesondere des krankheitsfreien Intervalls zeigen (Wedman et al. 1996; Shiono et al. 2009; Chen et al. 2008; Finley et al. 1992).

Vergleicht man das Überleben nach der Resektion von Lungenmetastasen mit demjenigen nach der Resektion eines als Zweitkarzinom klassifizierten primären Bronchialkarzinoms, zeigt sich kein Unterschied (Geurts et al. 2009b). Trotz insgesamt deutlich eingeschränkter Lebenserwartung wird beobachtet, dass die operative Entfernung pulmonaler Metastasen bei Kopf-Hals-Tumoren zu einem signifikant besseren Überleben führt, sofern der Primärtumor kurativ reseziert wurde und unter Kontrolle ist.

Insgesamt sprechen Metastasen von Kopf-Hals-Tumoren zwar gut auf Chemotherapie an und eine Kombinationstherapie kann das Ansprechen erhöhen, jedoch zeigt sich kein Einfluss auf das Überleben (de Mulder 1999). Eine Ausnahme scheint hier das Nasopharynxkarzinom zu bilden, denn hier wird ein verlängertes Überleben berichtet durch eine platinbasierte Chemotherapie trotz Fernmetastasen (Gebbia et al. 1993). Für die systemische Therapie des metastasierten Kopf-Hals-Karzinoms werden im Allgemeinen Cisplatin und Carboplatin, Docetaxel und Paclitaxel, 5-FU, Methotrexat und Ifosfamid verwendet. Eine neoadjuvante Chemotherapie mit einem Cisplatin und Fluoracil Regime hat keinen Effekt auf ein lokoregionäres Rezidiv, weist aber einen signifikanten Vorteil bei der Kontrolle von Fernmetastasen und Verlängerung der Gesamtüberlebenszeit auf (Su et al. 2008; Pignon et al. 2000). In der klinischen Prüfung finden sich derzeit außerdem etwa 20 sogenannte Biologicals. Der *epidermal growth factor receptor* (EGFR) ist derzeit der bekannteste Angriffspunkt bei der *targeted therapy* von Kopf-Hals-Tumoren, da er von 90 % der Plattenepithelkarzinome exprimiert wird und Einfluss auf die Proliferation, Apoptose, Angiogenese sowie die Metastasierung nimmt. Cetuximab ist der bekannteste unter den monoklonalen Antikörpern. Die Kombination von Cetuximab und Cisplatin im Vergleich zu Cisplatin alleine erhöht die Ansprechrate bei metastasiertem und Rezidiv-Kopf-Hals-Karzinomen. Die Gesamtüberlebenszeit und das progressionsfreie Überleben werden jedoch nicht verbessert (Burtness et al. 2005). In der Kombination mit einer platinbasierten Chemotherapie mit Fluorouracil im Vergleich zu einer Therapie ohne Cetuximab konnte eine Verbesserung des Gesamtüberlebens erreicht werden (Vermorken et al. 2008). Weiterhin schwierig ist die Therapie bei Patienten mit Kopf-Hals-Karzinomen die in der first-line-Therapie nicht auf platinhaltige Substanzen ansprechen bzw. darunter eine Progression zeigen (Leon et al. 2005).

Die Bestrahlung hat in Hinblick auf pulmonale Metastasen, auch solitäre, einen geringeren Stellenwert. Lediglich im palliativen Setting bei einer geringen Anzahl an Lokalisationen, kleinen Metastasen und zur lokoregionären Kontrolle kann

Tab. 16.3 Wichtige Studien zur Prognose bei Metastasektomie pulmonaler Metastasen bei HNO-Tumoren

Autor	Zeitraum	Gesamtzahl Patienten mit Metastasektomie	5-Jahres-Überleben in %	Mediane Überlebenszeit in Monaten	Prognosefaktoren
Shiono et al. (2009)	1980–2006	114	26,5	26	Geschlecht, Radikalität, Lymphknotenbefall, krankheitsfreies Intervall, Lokalisation des Primärtumors
Winter et al. (2008)	1984–2006	67	20,9	19,4	Radikalität, perioperative Komplikationen, adjuvante Therapie des Primärtumors
Chen et al. (2008)	1991–2007	20	59,4		Geschlecht, Histologie, krankheitsfreies Intervall
Wedman et al. (1996)	1978–1994	21	59		Alter, krankheitsfreies Intervall
Finley et al. (1992)	1970–1989	18	29		krankheitsfreies Intervall, TNM des Primärtumors, Anzahl der Metastasen

die Bestrahlung von Lungenmetastasen in einigen Fällen eine Therapieoption sein (Sugawara u. Kaneta 1983). Wichtige Studien zur Prognose bei Metastasektomie pulmonaler Metastasen bei HNO Tumoren zeigt ◘ Tab. 16.3.

Zusammenfassung

Kopf-Hals-Malignome besitzen eine hohe Rate von Zweit- oder metachronen Karzinomen. Zum Zeitpunkt der Erstdiagnose weisen mehr als ⅔ der Patienten die fortgeschrittenen UICC Tumorstadien III und IV auf. Lungenmetastasen treten bei 2–15 % der Patienten auf. Primäre Lungenkarzinome und pulmonale Metastasen von Kopf-Hals-Karzinomen sind teilweise schwer voneinander abzugrenzen. Die Metastasektomie bei solitären Lungenmetastasen hat einen signifikant verbesserten Einfluss auf die Überlebenszeit von Patienten mit HNO-Tumoren.

Die Patientin auf ◘ Abb. 16.3 wurde einer primären kombinierten Radiochemotherapie zugeführt bei der beide Tumore gut ansprachen.

Bei dem Patienten auf ◘ Abb. 16.4 erfolgte zunächst eine supraglottische Kehlkopfteilresektion nach Alonso. Nach 2 Jahren zeigte sich im Rahmen der Bildgebung der regulären Nachsorge eine pulmonale Raumforderung und es erfolgte die Thorakotomie links und die R0-Bisegmentresektion des linken Oberlappens. Es zeigte sich histologisch ein mittelgradig differenziertes Plattenepithelkarzinom, welches als Metastase des Larynxkarzinoms gewertet wurde. Nach weiteren 2 Jahren traten 2 weitere Metastasen im Segment IV und II rechts auf, auch diese wurden thorakoskopisch reseziert.

◘ Abb. 16.5 zeigt disseminierte bipulmonale Metastasen eines Patienten mit einem initial pT3 pN0 cM0 R0 L0 V0 Larynxkarzinom (mittelgradig differenziertes Plattenepithelkarzinom). Die pulmonalen Metastasen traten bereits 2 Monate nach Laryngektomie zusammen mit einem peristomalen Rezidiv auf. Der Patient wurde einer palliativen

16.4 · Fernmetastasen

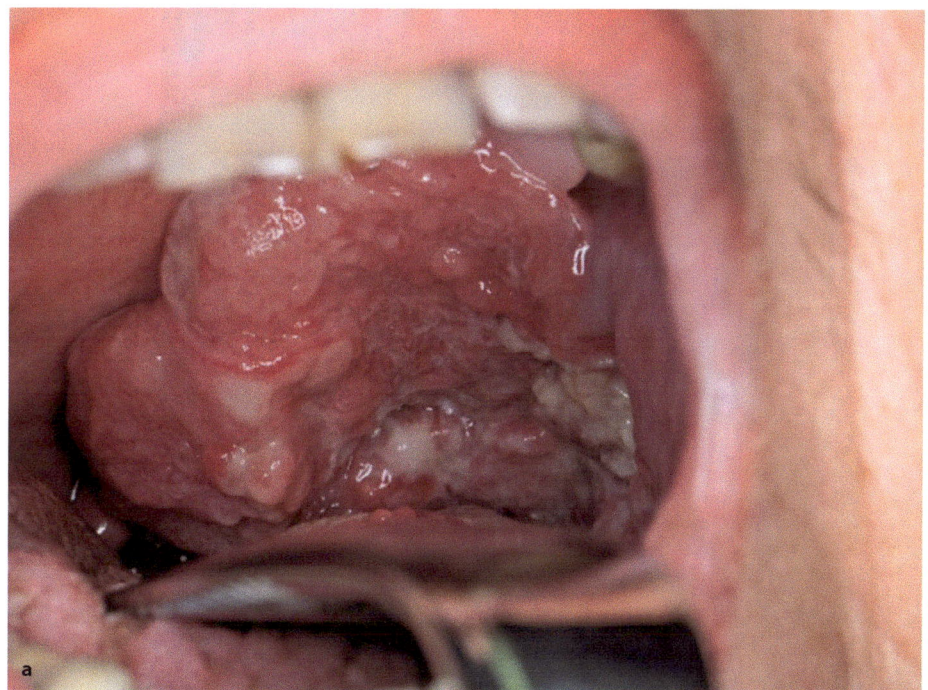

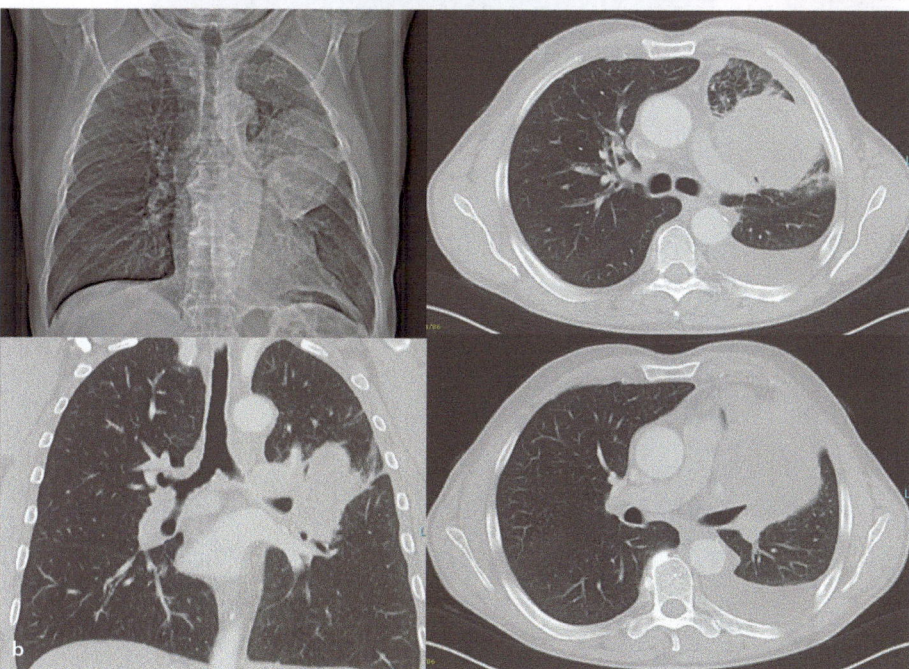

Abb. 16.3 **a** 62 jährige Patientin (60 packyears) mit einem cT4a cN1 cM0 Tonsillenkarzinom links (gering differenziertes Plattenepithelkarzinom) und **b** einem primären zentralen Bronchialkarzinom im Sinne eines Zweitkarzinoms cT3 cN2 cM1a im Oberlappen links mit Ummauerung des bronchovaskulären Bündels und V.a. Infiltration des perikardialen Fettgewebes und Pleurakarzinose (mittelgradig differenziertes Plattenepithelkarzinom). Am ehesten maligner Pleuraerguss links und mediastinale Lymphknotenmetastasen.

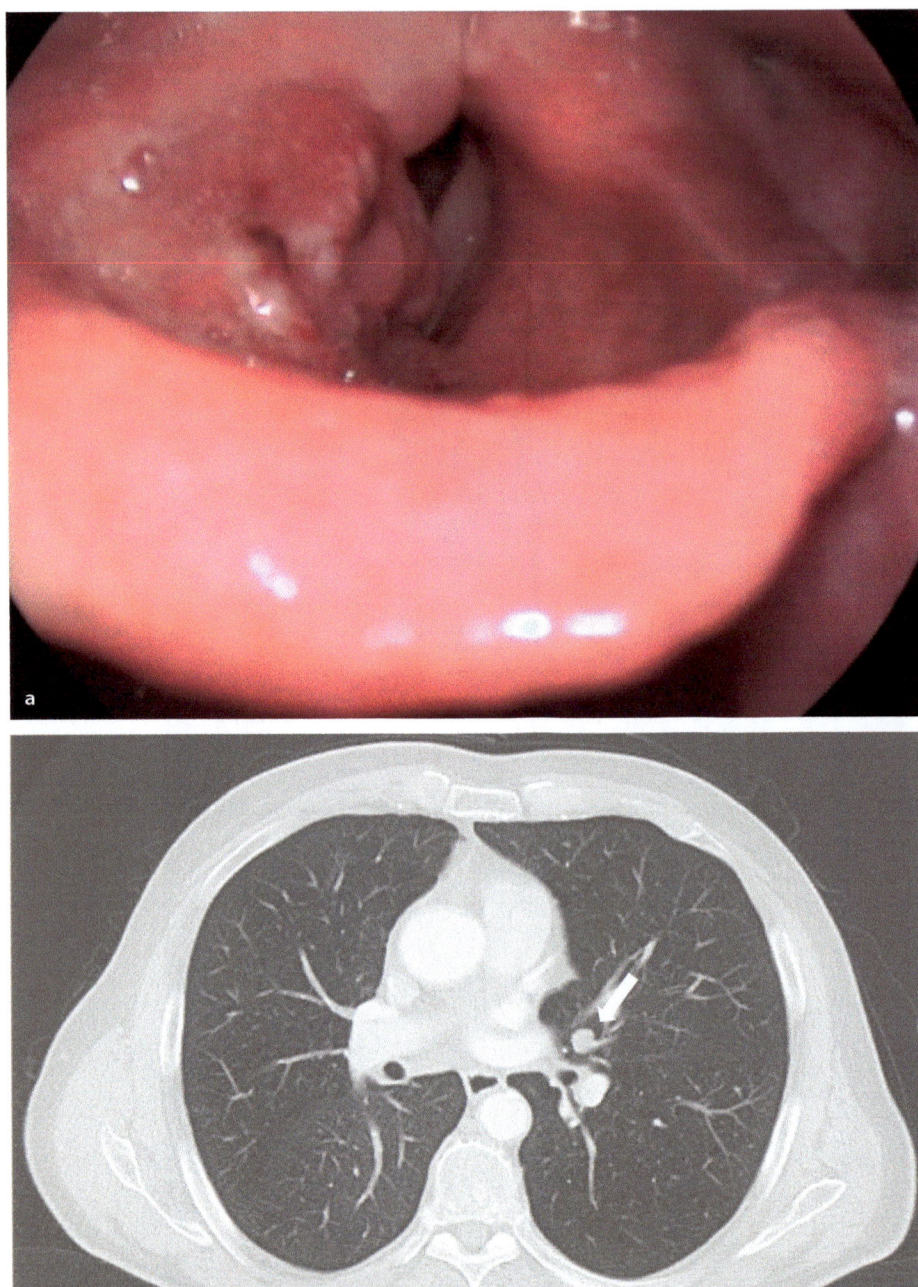

Abb. 16.4 **a** 72 jähriger Patient (45 packyears, Alkoholabusus) mit einem initial pT3 pN2b cM0 supraglottischen Larynxkarzinom (mittelgradig differenziertes Plattenepithelkarzinom) mit Infiltration des präepiglottischen Fetts. **b** 24 Monate später zeigte sich eine pulmonale Raumforderung im linken Oberlappen Segment IV/V.

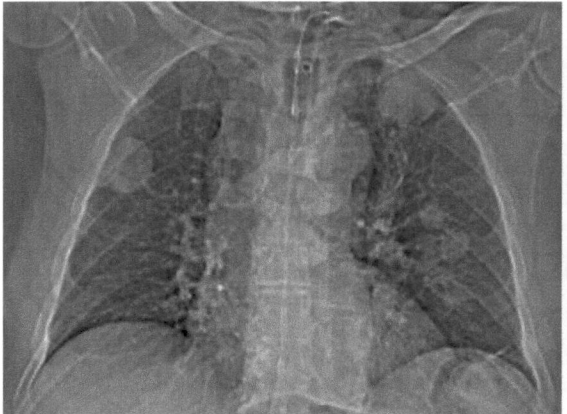
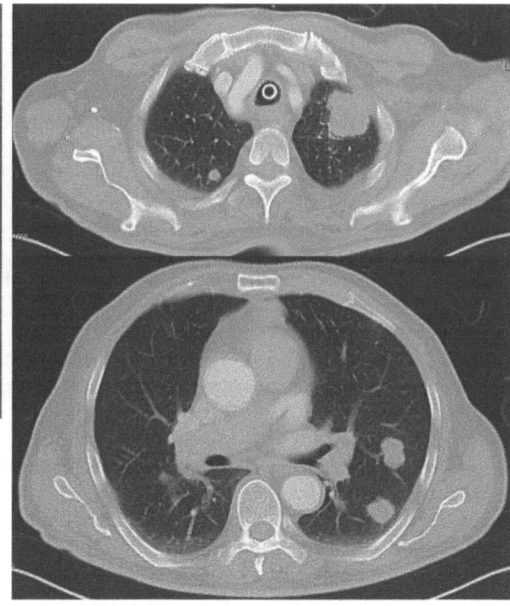

Abb. 16.5 Disseminierte bipulmonale Metastasen eines Patienten mit einem initial pT3 pN0 cM0 R0 L0 V0 Larynxkarzinom

Radiatio des Lokalrezidivs zugeführt sowie einer palliativen anschließenden Chemotherapie. Darunter zeigte der Patient Progress und starb 3 Monate nach Diagnose der Lungenmetastasen.

Literatur

Alavi S et al (1999) Distant lymphatic metastasis from head and neck cancer. Ann Otol Rhinol Laryngol 108(9): 860–863

Amer MH, Al-Sarraf M, Vaitkevicius VK (1979) Factors that affect response to chemotherapy and survival of patients with advanced head and neck cancer. Cancer 43(6): 2202–2206

Bedi GC et al (1996) Multiple head and neck tumors: evidence for a common clonal origin. Cancer Res 56(11): 2484–2487

Berrino F et al (2006) Survival of cancer patients in europe The eurocare study 1995, Lyon: IARC Scientific Publications

Bertz JG et al (2006) Krebs in Deutschland – Häufigkeiten und Trends, Gesellschaft für epidemiologissche Krebsregister in Deutschland e.V. GEKID Saarbrücken

Bishop JA et al (2012) HPV analysis in distinguishing second primary tumors from lung metastases in patients with head and neck squamous cell carcinoma. Am J Surg Pathol 36(1): 142–148

Böcker W, Denk H, Heitz PU (2004) Pathologie 3 Aufl, München: Urban & Fischer Verlag

Brandau P, Glanz H (1989) [Multicentric cancer spread in the mouth cavity and oropharynx]. Hno 37(12): 485–489

Burtness B et al (2005) Phase III randomized trial of cisplatin plus placebo compared with cisplatin plus cetuximab in metastatic/recurrent head and neck cancer: an Eastern Cooperative Oncology Group study. J Clin Oncol 23(34): 8646–8654

Chen F et al (2008) Pulmonary resection for metastatic head and neck cancer. World J Surg 32(8): 1657–62

Dennington ML, Carter DR, Meyers AD (1980) Distant metastases in head and neck epidermoid carcinoma. Laryngoscope 90(2): 196–201

Ferlito A et al (2001) What is the incidence of occult metastasis in patients with stage N(0) cancers of the head and neck? ORL J Otorhinolaryngol Relat Spec 63(1): 1–5

Finley RK 3rd et al (1992) Results of surgical resection of pulmonary metastases of squamous cell carcinoma of the head and neck. Am J Surg 164(6): 594–598

Gebbia V et al (1993) Head and neck carcinoma with distant metastases: a retrospective analysis of 44 cases treated with cisplatin-based chemotherapeutic regimens. Anticancer Res 13(4): 1129–1131

Gellrich N-C et al (2004) Empfehlungen zur standardisierten Diagnostik, Therapie und Nachsorge – Empfehlungen zu Kopf-Hals-Tumoren, Tumorzentrum Freiburg am Universitätsklinikum: Freiburg

Geurts TW et al (2009a) Differential diagnosis of pulmonary carcinoma following head and neck cancer by genetic analysis. Clin Cancer Res 15(3): 980–985

Geurts TW et al (2009b) Survival after surgical resection of pulmonary metastases and second primary squamous cell lung carcinomas in head and neck cancer. Head Neck 31(2): 220–226

Gillison ML et al (2000) Evidence for a causal association between human papillomavirus and a subset of head and neck cancers. J Natl Cancer Inst 92(9): 709–720

Gowen GF, Desuto-Nagy G (1963) The incidence and sites of distant metastases in head and neck carcinoma. Surg Gynecol Obstet 116: 603–607

Hauswald H et al (2011) Long-term outcome and patterns of failure in patients with advanced head and neck cancer. Radiat Oncol 6: 70

Holsinger FC et al (2009) Clinicopathologic predictors of distant metastasis in head and neck cancer. J Clin Oncol (Meeting Abstracts) 27(15S): 6086

Huang SH et al (2013) Natural course of distant metastases following radiotherapy or chemoradiotherapy in HPV-related oropharyngeal cancer. Oral Oncol 49(1): 79–85

Jones AS et al (1995) Second primary tumors in patients with head and neck squamous cell carcinoma Cancer 75(6): 1343–1353

Kastenbauer E (1992) Oto-Rhino-Laryngologie in Klinik und Praxis Band II: Nase, Nesennebenhöhle, Gesicht, Mundhöhle, Pharynx und Kopfspeicheldrüsen: Georg Thieme-Verlag S. 648–668

Koch WM et al (1995) Squamous cell carcinoma of the head and neck in the elderly. Arch Otolaryngol Head Neck Surg 121(3): 262–265

Lang S et al (2002) [Clinical and epidemiological data of patients with malignomas of the head and neck]. Laryngorhinootologie 81(7): 499–508

Leon X et al (2005) A retrospective analysis of the outcome of patients with recurrent and/or metastatic squamous cell carcinoma of the head and neck refractory to a platinum-based chemotherapy. Clin Oncol (R Coll Radiol) 17(6): 418–424

Leong PP et al (1998) Distinguishing second primary tumors from lung metastases in patients with head and neck squamous cell carcinoma. J Natl Cancer Inst 90(13): 972–977

Lewin F et al (1998) Smoking tobacco, oral snuff, and alcohol in the etiology of squamous cell carcinoma of the head and neck: a population-based case-referent study in Sweden. Cancer 82(7): 1367–1375

Li X et al (2009) Clinicopathologic risk factors for distant metastases from head and neck squamous cell carcinomas. Eur J Surg Oncol 35(12): 1348–1353

Licciardello JT, Spitz MR, Hong WK (1989) Multiple primary cancer in patients with cancer of the head and neck: second cancer of the head and neck, esophagus, and lung. Int J Radiat Oncol Biol Phys 17(3): 467–476

Macfarlane GJ, McCredie M, Coates M (1994) Patterns of oral and pharyngeal cancer incidence in New South Wales, Australia. J Oral Pathol Med 23(6): 241–245

Mackenzie J et al (2000) Increasing incidence of oral cancer amongst young persons: what is the aetiology? Oral Oncol 36(4): 387–389

Mashberg A, Samit A (1995) Early diagnosis of asymptomatic oral and oropharyngeal squamous cancers CA Cancer J Clin 45(6): 328–351

Massard G et al (1996) Association of bronchial and pharyngo-laryngeal malignancies. A reappraisal. Eur J Cardiothorac Surg 10(6): 397–402

Meimarakis G, Hoffmann G, Stelter K (2009) Einfluss der pulmonalen Metastasenresektion auf das Überleben und die Prognose von Patienten mit primären HNO-Tumoren, 126. Kongress der Deutschen Gesellschaft für Chirurgie, München

Mellin H et al (2000) Human papillomavirus (HPV) DNA in tonsillar cancer: clinical correlates, risk of relapse, and survival. Int J Cancer 89(3): 300–304

Merino OR, Lindberg RD, Fletcher GH (1977) An analysis of distant metastases from squamous cell carcinoma of the upper respiratory and digestive tracts. Cancer 40(1): 145–151

de Mulder PH (1999) The chemotherapy of head and neck cancer. Anticancer Drugs 10 Suppl 1: S33–37

Paz IB et al (1997) Human papillomavirus (HPV) in head and neck cancer An association of HPV 16 with squamous cell carcinoma of Waldeyer's tonsillar ring. Cancer 79(3): 595–604

Pignon JP et al (2000) Chemotherapy added to locoregional treatment for head and neck squamous-cell carcinoma: three meta-analyses of updated individual data MACH-NC Collaborative Group Meta-Analysis of Chemotherapy on Head and Neck Cancer. Lancet 355(9208): 949–955

Roh JL, Kim JM, Park C (2008) Lateral Cervical Lymph Node Metastases from Papillary Thyroid Carcinoma: Pattern of Nodal Metastases and Optimal Strategy for Neck Dissection. Ann Surg Oncol 15:4

Sankaranarayanan R et al (1998) Head and neck cancer: a global perspective on epidemiology and prognosis Anticancer Res 18(6B): 4779–4786

Schwartz LH et al (1994) Synchronous and metachronous head and neck carcinomas. Cancer 74(7): 1933–1938

Seifert G (1997) [Diagnosis and prognosis of salivary gland tumors An interpretation of new revised WHO classification]. Mund Kiefer Gesichtschir 1(5): 252–267

Shah SI et al (2000) Two distinct regions of loss on chromosome arm 4q in primary head and neck squamous cell carcinoma Arch Otolaryngol Head Neck Surg 126(9):1073–1076

Shiono S et al (2009) Pulmonary metastasectomy for pulmonary metastases of head and neck squamous cell carcinomas. Ann Thorac Surg 88(3): 856–860

Slaughter DP, Southwick HW, Smejkal W (1953) Field cancerization in oral stratified squamous epithelium; clinical implications of multicentric origin. Cancer 6(5): 963–968

Spector GJ (2001) Distant metastases from laryngeal and hypopharyngeal cancer. ORL J Otorhinolaryngol Relat Spec 63(4): 224–228

St John MA, Abemayor E, Wong DT (2006) Recent new approaches to the treatment of head and neck cancer. Anticancer Drugs 17(4): 365–375

Strutz J, Mann W (2001) Praxis der HNO Heilkunde, Kopf und Halschirurgie, New York: Thieme Verlag, Stuttgart

Su YX et al (2008) Neoadjuvant chemotherapy of cisplatin and fluorouracil regimen in head and neck squamous cell carcinoma: a meta-analysis. Chin Med J (Engl) 121(19): 1939–1944

Sugawara T, Kaneta K (1983) [Radiation therapy of pulmonary metastases]. Gan No Rinsho 29(6): 567–571

Tilmann B (2009) Atlas der Anatomie, 2.Aufl, Springer, Berlin Heidelberg

Titcomb Jr CP (2001) High incidence of nasopharyngeal carcinoma in Asia J Insur Med 33(3): 235–238

Tribius S, Hoffmann M (2013) Human papilloma virus infection in head and neck cancer. Dtsch Arztebl Int 110(11): 184–190, 190e1

Troell RJ, Terris DJ (1995) Detection of metastases from head and neck cancers. Laryngoscope 105(3 Pt 1): 247–250

Vermorken JB et al (2008) Platinum-based chemotherapy plus cetuximab in head and neck cancer. N Engl J Med 359(11): 1116–1127

Wedman J et al (1996) Value of resection of pulmonary metastases in head and neck cancer patients. Head Neck 18(4): 311–316

Werner JA (2002) Lymphknotenerkrankungen im Kopf-Hals-Bereich: Onkologie und Differentialdiagnostik Vol 1, Springer, Berlin Heidelberg S. 370

Winter H et al (2008) Does surgical resection of pulmonary metastases of head and neck cancer improve survival? Ann Surg Oncol 15(10): 2915–2926

Wittekind C, Meyer H-J (Hrsg) (2010) TNM Klassifikation maligner Tumoren. Wiley VCH, Weinheim

Yang P et al (2005) Clinical features of 5,628 primary lung cancer patients: experience at Mayo Clinic from 1997 to 2003. Chest 128(1): 452–462

Therapie von Rezidivlungenmetastasen

S. Limmer

17.1 Individuelle Abwägung zwischen operativer und nichtoperativer Therapie – 168

17.2 Mögliche Nachteile der Reoperation – 168

Literatur – 169

17.1 Individuelle Abwägung zwischen operativer und nichtoperativer Therapie

Eine engmaschige Tumornachsorge zur Früherkennung von Rezidivlungenmetastasen sowie eine parenchymsparende Resektionstechnik können die Langzeitergebnisse von Patienten mit Rezidivmetastasen signifikant verbessern. Prinzipiell können auch rezidivierte Lungenmetastasen in potentiell kurativer Intention mit niedriger Morbidität und Mortalität operiert werden, eine Rezidivmetastasierung per se ist keine Kontraindikation zur Reoperation. Allerdings muss hier immer im Einzelfall der Stellenwert einer Operation gegenüber einer systemischen Chemotherapie oder einer alternativen Therapie abgewogen werden (Beispiel ◘ Abb. 17.1).

Den weiteren Verlauf zeigt ◘ Abb. 17.2.

Technisch anspruchsvoll in der Durchführung und limitiert durch das verbleibende Restparenchym muss jeder Eingriff jedoch individuell betrachtet werden. Durch modifizierte Zugangswege (transsternaler oder dorsaler Zugang) sowie parenchymsparende Resektionsverfahren (z. B. Laserenukleation) können auch Patienten mit erhöhtem Operationsrisiko einem Wiederholungseingriff zugeführt werden. Für Metastasen des kolorektalen Karzinoms liegen aussagekräftige Langzeitstudien vor. Untersuchungen von Welter et al. (2007) sowie Kim et al. (2008) zeigten bei 39 respektive 69 Patienten mit wiederholter pulmonaler Metastasektomie ein 5-Jahresüberleben von 54 %, bzw. 29 %. Die Mortalität lag in beiden Gruppen bei 0 %. Park et al (2010) berichtete über ein tumorfreies 5-Jahres-Intervall von 49 % nach der zweiten Metastasektomie. Die Arbeitsgruppe um Riquet et al. (2010) fand – vermutlich bedingt durch eine positive Patientenselektion – sogar ein verbessertes 5-Jahresüberleben für Rezidiveingriffe. All diesen Studien gemein ist der fehlende Vergleich mit einer prospektiv-kontrollierten Studie. Wenngleich die eigene subjektive klinische Einschätzung einen Wiederholungseingriff präferiert, so ist durch die positive Selektionierung der Patienten, denen überhaupt eine Rethorakotomie zur Entfernung der Metastasen angeboten werden kann, eine valide Überprüfung des Stellenwertes der rekurrenten Metastasektomie nicht gegeben.

17.2 Mögliche Nachteile der Reoperation

Neben der pulmonalen Restkapazität, die letztendlich jedwede Lungenresektion limitiert, sind vor allem die kollateralen Parenchymschäden eines Rezidiveingriffes gefürchtet. Streifige oder flächenhafte Pleuraadhäsionen können bereits beim Eröffnen des Brustkorbes zur großflächigen Gewebeeinris-

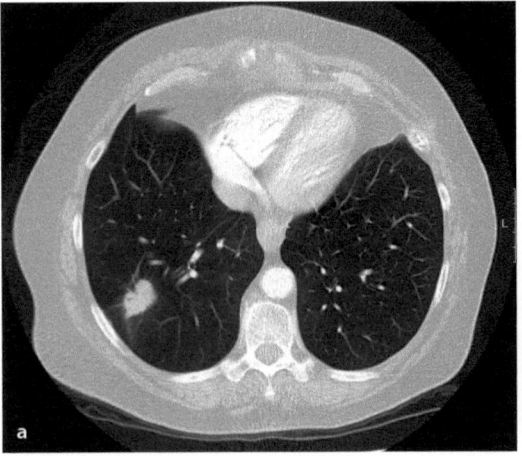 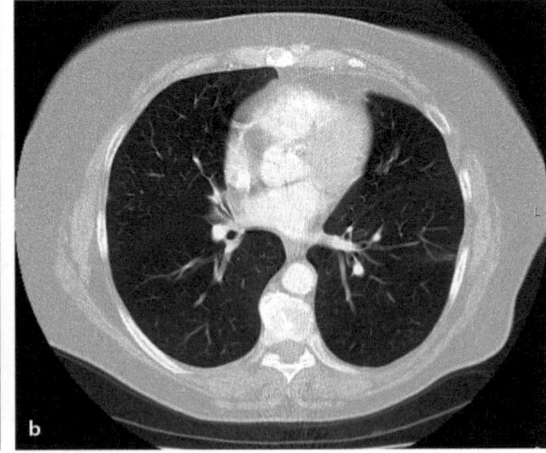

◘ Abb. 17.1 Patientin mit Lungenmetastase eines kolorektalen Karzinoms im rechten Unterlappen (a), linke Pulmo tumorfrei (b).

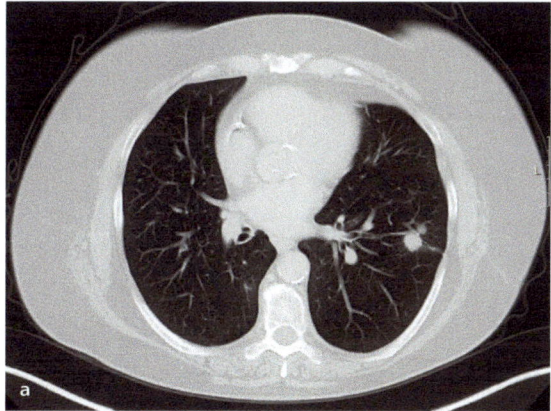 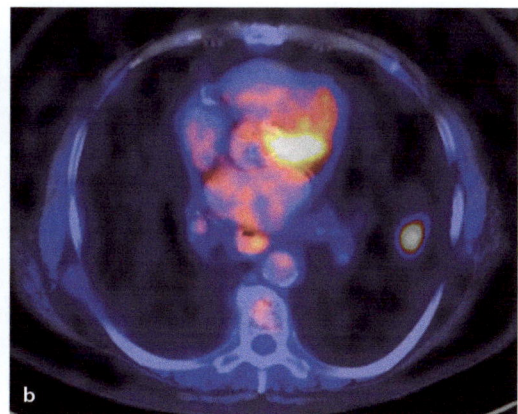

Abb. 17.2 Identische Patientin mit nunmehr Metastasierung im linken Unterlappen (a) und das korrespondierende PET-CT (b).

sen und multipler Lungenfistelung führen. Durch vorangegangene thorakoskopische Techniken können postoperative Pleuraadhäsionen minimiert werden und eine Revision deutlich schonender erfolgen (Limmer u. Unger 2011). Speziell für Patienten mit einem pulmonalen Rezidivtumor ist deshalb prinzipiell der Einsatz lokaler ablativer Verfahren (▶ Kap. 6) zu erwägen. Auch das für den Patienten subjektiv stark belastende erneute Trauma einer Rethorakotomie könnte so vermieden werden.

Zur differenzierten, tumorspezifischen Betrachtung bezüglich eines Rezidiveingriffs siehe auch die jeweiligen Spezialkapitel 9–16.

Literatur

Kim AW, Faber LP, Warren WH, Saclarides TJ, Carhill AA et al (2008) Repeat pulmonary resection for metachronous colorectal carcinoma is beneficial. Surgery 144(4):712–717; discussion 717–718

Limmer S, Unger L (2011) Optimal management of pulmonary metastases from colorectal cancer. Expert Rev. Anticancer Ther 11(10):1567–1575

Park JS, Kim HK, Choi YS, Kim K, Shim YM et al (2010) Outcomes after repeated resection for recurrent pulmonary metastases from colorectal cancer. Ann Oncol. 21(6):1285–1289

Riquet M, Foucault C, Cazes A, Mitry E, Dujon A et al (2010) Pulmonary resection for metastases of colorectal adenocarcinoma. Ann Thorac Surg 89(2):375–380

Welter S, Jacobs J, Krbek T, Krebs B, Stamatis G (2007) Long-term survival after repeated resection of pulmonary metastases from colorectal cancer. Ann Thorac Surg 84(1):203–210

Kombinierte pulmonale und extrapulmonale Metastasierung

S. Limmer

18.1 Therapiemöglichkeiten und -erfahrungen – 172

Literatur – 174

S. Limmer (Hrsg.), *Lungenmetastasen*,
DOI 10.1007/978-3-642-32982-1_18, © Springer-Verlag Berlin Heidelberg 2015

Die Präsenz von pulmonalen und extrapulmonalen Metastasen lässt auch heute noch sowohl beim Patienten als auch beim behandelnden Arzt oftmals einen therapeutischen Nihilismus aufkommen. Bei einer multilokulären Metastasierung wird in der überwältigenden Mehrheit der Fälle eine palliative Therapie (meist Chemotherapie) eingeleitet. Die lokale Behandlung einzelner Tumormanifestationen ist – unabhängig vom Primärtumor – stets eine Einzelfallentscheidung. Wie in ▶ Kap. 6 dargestellt, existiert eine Vielzahl von Therapieoptionen bei sekundären Lungentumoren. Prinzipiell sind die meisten resezierenden, ablativen oder interventionellen Verfahren auch bei extrapulmonaler Tumormanifestation einsetzbar. Das Ausmaß des Tumorbefalls, der Allgemeinzustand des Patienten sowie dessen unbedingter Therapiewunsch sind die Grundvoraussetzungen für einen »kurativen« Ansatz bei multilokulärer Metastasierung (◘ Abb. 18.1). Die Entscheidung zur differenzierten Therapie muss zwingend vorab in einem interdisziplinären Tumorboard erfolgen.

18.1 Therapiemöglichkeiten und -erfahrungen

Chirurgische Therapieempfehlungen oder gesicherte Daten zum Langzeitüberleben von Patienten mit multilokulärer Metastasierung liegen nur sehr eingeschränkt vor. In der Literatur finden sich zahlreiche Berichte, Analysen und Kasuistiken einer erfolgreichen Lungenmetastasentherapie bei nahezu jedem Primärtumor (Shiono et al. 2013; Delaunay et al. 1991; van der Poel et al. 1999). Daten über eine potenziell kurative Therapie bei multilokulärer Metastasierung (Pulmo und zusätzliche extrapulmonale Metastase) finden sich selten. Lediglich für das metastasierte kolorektale Karzinom (KRK) liegen inzwischen valide Daten vor (◘ Tab. 18.1).

Meist handelt es sich dabei um Patienten mit synchroner oder metachroner Leber- und Lungenmetastasierung (Hepato-pulmonale Metastasierung – HPM). Das Tumorverteilungsmuster stellt per se keine Kontraindikation zu einer chirurgischen Therapie dar. Voraussetzung ist aber die technische Resektabilität aller Organmanifestationen. In aller Regel wird die Leberresektion zuerst ausgeführt. Dies ist ein Verfahren mit niedriger Mortalität und wird bei einer R0 Resektion mit einem 5-Jahres-Überleben von 40 % angegeben (Scheele u. Altendorf-Hofmann 1999). Bei unproblematischer Leberresektion kann jedoch zunächst auch die Entfernung der Lungenmetastasen durchgeführt werden. Die Behandlungsstrategie richtet sich nach der zur Prognose führenden Läsion.

Im klinischen Alltag wird in diesen Fällen häufig zunächst die Lebermetastase (HM) reseziert und eine adjuvante Chemotherapie eingeleitet. Die chirurgische Therapie der Lungenfiliae (PM) erfolgt dann gegebenenfalls nach einem erneuten Staging. Bei einer Tumorregredienz wird diese jedoch oft nicht mehr durchgeführt und die alleinige medikamentöse Therapie beibehalten. Schonende Operationsverfahren, stetig verbesserte Chemotherapeutika und großzügigere Indikationsstellungen haben in den letzten 10 Jahren zu einer Abkehr vom therapeutischen Dogma der Palliation hin zur Kuration und entsprechend zu einer Anzahl von internationalen Publikationen geführt (Miller et al. 2007; Headrick et al. 2001; Regnard et al. 1998; Neeff et al. 2009; Kobayashi et al. 1999; Shah et al. 2006).

Obwohl ermutigende 5-Jahresüberlebensraten für diese Patienten beschrieben worden sind (Carpizo u. D´Angelica 2009), muss man ehrlicherweise konstatieren, dass nur 10–20 % der Patienten mit HM und 50 % der Patienten mit PM überhaupt operabel und die berichteten Studienfallzahlen entsprechend niedrig sind (August et al. 1984; McCormack et al. 1992; Shirouzu et al. 1995; Goya et al. 1989). Anhand unserer eigenen Untersuchungen sowie internationaler Literatur bedeutet das zusätzliche Auftreten von Lungenmetastasen bei Patienten mit hepatisch metastasiertem kolorektalem Karzinom weder eine Verschlechterung der Gesamtprognose, noch stellt es eine Kontraindikation zur Resektion dar (Limmer et al. 2010). Das 5-Jahresüberleben der Patienten mit simultanen Leber- und Lungenmetastasen ist mit dem von Patienten mit solitärer Lebermetastasierung zumindest vergleichbar (Lehnert et al. 1999). Mehrere Studien berichten über einen Benefit des Gesamtüberlebens für Patienten mit Leber- und Lungenmetastasen gegenüber denjenigen mit alleiniger Lebermetastasierung (Limmer et al. 2010; Brouquet et al. 2011) (◘ Abb. 18.2).

18.1 · Therapiemöglichkeiten und -erfahrungen

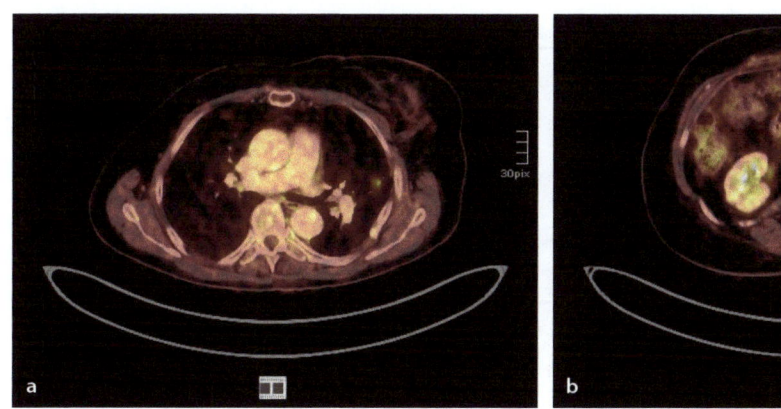

Abb. 18.1 Patientin mit kombinierten **a** pulmonalen und **b** ossären Metastasen (Sternum), eines Mammakarzinoms; zusätzliche intraabdominelle Lymphknotenmetastase paraaortal (nicht abgebildet)

Tab. 18.1 Literaturübersicht ausgewählter Studien von Patienten mit resezierten Leber- und Lungenmetastasen eines kolorektalen Karzinoms

Autor	Jahr	Patienten (n)	5-Jahresüberleben (%)	Prognosefaktoren
DeMatteo et al.	1999	81	42	CEA, Befall mediastinaler Lymphknoten, DFI
Kobayashi et al.	1999	47	31	CEA, Befall mediastinaler Lymphknoten, DFI
Headrick et al.	2001	58	30	CEA, Befall mediastinaler Lymphknoten, DFI
Imdahl	2005	25	33,5	–
Mineo	2003	29	51	CEA, CA19-9
Limmer et al.	2010	17	55	DFI, intiales Tumorstadium, Alter

Ein tumorfreies Intervall > 1 Jahr bis zum Auftreten der ersten Metastase, niedrige CEA (Carcinoembryonales Antigen) Serumwerte und jeweils solitäre Metastasen in Leber und Lunge scheinen dabei ein prognostischer Vorteil für das Gesamtüberleben zu sein (Limmer et al. 2010; Sakamoto et al. 2012; Schüle et al. 2013). Die Frage, ob diese Prognosefaktoren therapeutisch evident sind oder ob diese guten Ergebnisse lediglich einer Positivselektion eines schwerkranken Patientenkollektives geschuldet sind, lässt sich noch nicht abschließend beantworten (Limmer u. Unger 2011). Jüngste Ergebnisse einer Münchener Arbeitsgruppe zeigen aber, dass die Kombination aus chirurgischer Metastasenresektion und adjuvanter Chemotherapie einer alleinigen Chemotherapie deutlich überlegen ist. In dieser Analyse konnte bei 30 Patienten durch eine kombinierte Therapie das Gesamtüberleben von 30 Monaten (alleinige Chemotherapie) auf 65 Monate (Resektion plus Chemotherapie) mehr als verdoppelt werden (Meimarakis et al. 2013).

Zusammenfassung
Zusammenfassend lässt sich die Frage des optimalen therapeutischen Vorgehens bei simultaner pulmonaler und extrapulmonaler Metastasierung nicht beantworten. Erfolgreiche Einzelfallbeschreibungen beim metastasierten Mammakarzinom oder malignen Melanom lassen den vermutlich hohen interdisziplinären Stellenwert einer chirurgischen Resektion erahnen. Eine generelle Empfehlung zur Operation kann daraus jedoch nicht abgeleitet werden. Andererseits muss aus den-

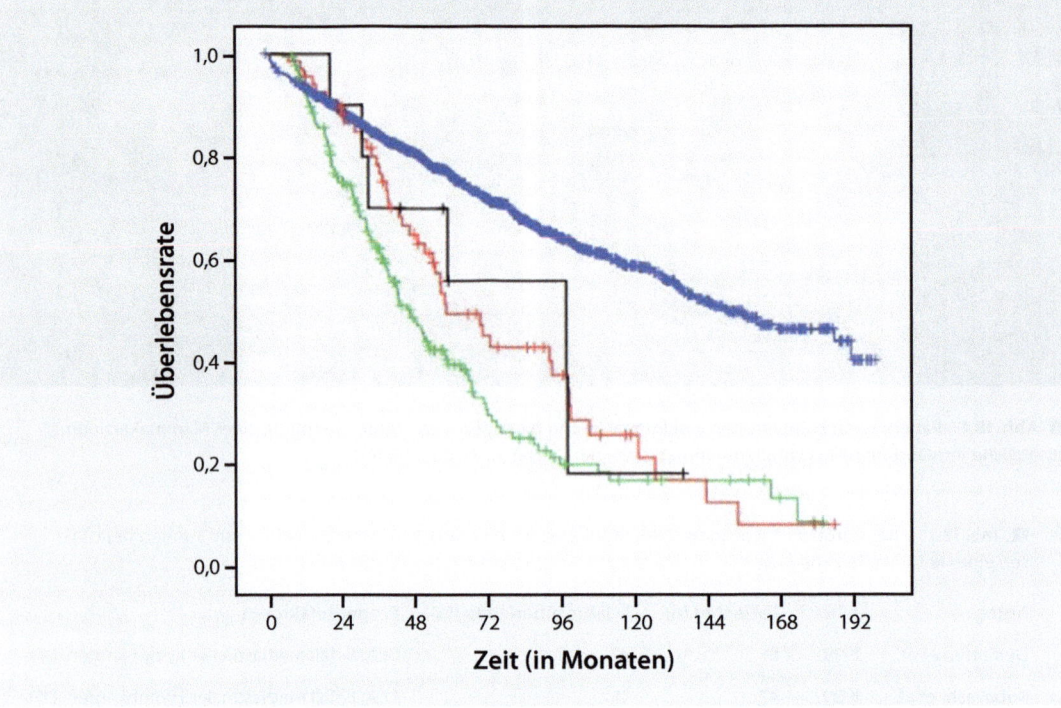

Abb. 18.2 Überlebensraten von operierten Patienten mit hepatisch und pulmonal metastasiertem kolorektalem Karzinom. Gruppe der Patienten mit kolorektalem Karzinom *(blau)*, Lebermetastasen *(grün)*, Lungenmetastasen *(rot)*, Leber- und Lungenmetastasen *(schwarz)*. Mod. nach Limmer et al. 2010.

selben Gründen jeder Patient einem Chirurgen vorgestellt werden, um eine potenziell kurative Situation schaffen zu können. Für das hepatisch und pulmonal metastasierte kolorektales Karzinom scheint die Kombinationstherapie aus Resektion und adjuvanter Chemotherapie eine vielversprechende Therapieform darzustellen.

Literatur

August DA, Ottow RT, Sugarbaker PH (1984) Clinical perspective of human colorectal cancer metastasis. Cancer Metastasis Rev 3:303–324

Brouquet A, Vauthey JN, Contreras CM, Walsh GL, Vaporciyan AA et al (2011) Improved survival after resection of liver and lung colorectal metastases compared with liver-only metastases: a study of 112 patients with limited lung metastatic disease. J Am Coll Surg 213(1):62–69

Carpizo DR, D´Angelica M (2009) Liver resection for metastatic colorectal cancer in the presence of extrahepatic disease. Lancet Oncol 10(8):801–809

Delaunay MM, Amici JM, Avril MF, Avril A, Barrut D et al (1991) [Surgery of pulmonary metastasis from malignant melanoma. Results and criteria of surgical excision]. Ann Dermatol Venereol 118(4):287–295

DeMatteo RM, Minnard EA, Kemeny N, et al (1999) Surgical resection of both hepatic and pulmonary metastases in patients with colorectal cancer. Proceedings of ASCO abs 958

Goya T, Miyazawa N, Kondo H, Tsuchiya R, Naruke T, Suemasu K (1989) Surgical resection of pulmonary metastases from colorectal cancer. 10-year follow-up. Cancer 64:1418–1421

Headrick JR, Miller DL, Nagorney DM, Allen MS, Deschamps C Et al (2001) Surgical treatment of hepatic and pulmonary metastases from colon cancer. Ann Thorac Surg 71:975–979

Imdahl A, Fischer E, Tenckhof C, Hasse J, Hopt UT, Stoelben E (2005) Resection of combined or sequential lung and liver metastases of colorectal cancer: indication for everyone? Zentralbl Chir 130(6):539–543

Kobayashi K, Kawamura M, Ishihara T (1999) Surgical treatment for both pulmonary and hepatic metasta-

ses from colorectal cancer. J Thorac Cardiovasc Surg 118:1090–1096
Lehnert T, Knaebel HP, Dück M, Bülzebruck H, Herfarth C (1999) Sequential hepatic and pulmonary resections for metastatic colorectal cancer. Br J Surg 86:241–243
Limmer S, Oevermann E, Killaitis C, Kujath P, Hoffmann M, Bruch HP (2010) Sequential surgical resection of hepatic and pulmonary metastases from colorectal cancer. Langenbecks Arch Surg 395(8):1129–1138
Limmer S, Unger L (2011) Optimal management of pulmonary metastases from colorectal cancer. Expert Rev Anticancer Ther 11(10):1567–1575
McCormack PM, Burt ME, Bains MS, Martini N, Rusch VW, Ginsberg RJ (1992) Lung resection for colorectal metastases. 10-year results. Arch Surg 127:1403–1406
Meimarakis G, Angele M, Conrad C, Schauer R, Weidenhagen R et al (2013) Combined resection of colorectal hepatic-pulmonary metastases shows improved outcome over chemotherapy alone. Langenbecks Arch Surg 398:265–276
Miller G, Biernacki P, Kemeny NE, Gonen M, Downey R et al (2007) Outcomes after resection of synchronous or metachronous hepatic and pulmonary colorectal metastases. J Am Coll Surg 205:231–238
Mineo TC, Ambrogi V, Tonini G, Bollero P, Roselli M et al (2003) Longterm results after resection of simultaneous and sequential lung and liver metastases from colocorectal carcinoma. J Am Coll Surg 197(3):386–391
Neeff H, Hörth W, Makowiec F, Fischer E, Imdahl A et al (2009) Outcome after resection of hepatic and pulmonary metastases from colorectal cancer. J Gastrointest Surg 13:1813–1820
van der Poel HG, Roukema JA, Horenblas S, van Geel AN, Debruyne FM (1999) Metastasectomy in renal cell carcinoma: A multicenter retrospective analysis. Eur Urol 35(3):197–203
Regnard JF, Grunenwald D, Spaggiari L, Girard P, Elias D et al (1998) Surgical treatment of hepatic and pulmonary metastases from colorectal cancers. Ann Thorac Surg 66:214–218
Sakamoto Y, Sakaguchi Y, Oki E, Minami K, Toh Y, Okamura T (2012) Surgical Outcomes After Resection of Both Hepatic and Pulmonary Metastases From Colorectal Cancer. World J Surg 36:2708–2713
Scheele J, Altendorf-Hofmann A (1999) Resection of colorectal liver metastases. Langenbecks Arch Surg 384(4):313–327
Schüle S, Dittmar Y, Knosel T, Krieg P, Albrecht R et al (2013) Long-term results and prognostic factors after resection of hepatic and pulmonary metastases of colorectal cancer. Int J Colorectal Dis 28(4):537–545
Shah SA, Haddad R, Al-Sukhni W, Kim RD, Greig PD et al (2006) Surgical resection of hepatic and pulmonary metastases from colorectal carcinoma. J Am Coll Surg 202:468–475
Shiono S, Sato T, Horio H, Chida M, Matsuguma H et al (2013) Metastatic Lung Tumor Study Group of Japan. Outcomes and prognostic factors of survival after pulmonary resection for metastatic gastric cancer. Eur J Cardiothorac Surg 43(1):e13–16
Shirouzu K, Isomoto H, Hayashi A, Nagamatsa Y, Kakegawa T (1995) Surgical treatment for patients with pulmonary metastases after resection of primary colorectal carcinoma. Cancer 76:393–398

Multimodale und palliative interventionelle Therapie

S. Bohnet, D. Drömann

19.1 Einleitung – 178

19.2 Systemische Therapie – 178
19.2.1 Sarkome – 178
19.2.2 Melanom – 178
19.2.3 Nierenzellkarzinom – 178
19.2.4 Mammakarzinom – 179
19.2.5 Kolorektale Karzinome – 180
19.2.6 Lungenkarzinom – 180
19.2.7 HNO-Tumoren – 181

19.3 Palliative interventionelle Therapieverfahren – 181

19.4 Therapieverfahren – 181
19.4.1 Exophytische Tumorstenose – 182
19.4.2 Kryoverfahren – 182
19.4.3 Laserverfahren – 182
19.4.4 Brachytherapie – 183
19.4.5 Stent – 185

19.5 Wahl des Verfahrens – 186

Literatur – 186

19.1 Einleitung

Die Lunge ist ein häufiges Zielorgan für die Metastasierung verschiedener extrathorakaler Primärtumore. Ursächlich dafür anzusehen ist in erster Linie ein ausgeprägtes Blut- und Lymphgefäßnetz. Betrachtet man Tumore, die potentiell pulmonal metastasieren, ist im Verlauf einer Krebserkrankung in 30–55 % der Fälle mit einer Metastasierung zu rechnen. Isolierte pulmonale Metastasen finden sich bei unterschiedlichen Tumorentitäten wie z. B. Nierenzellkarzinomen, Kolon- und Rektumkarzinomen, Knochen- und Weichgewebssarkomen sowie Hodentumoren. Typischerweise ist die häufigste Lokalisation von Lungenmetastasen im Lungenmantel nachzuweisen, weshalb eine wegweisende klinische Symptomatik selten oder erst im fortgeschrittenen Stadium auftritt. Persistierender Hustenreiz sowie Hämoptysen als Hinweis auf zentral befallene Bronchusabschnitte finden sich daher nur gelegentlich, ein Befall der Pleura visceralis oder parietalis ist in Zusammenhang mit atemabhängiger Schmerzsymptomatik oder dem Auftreten eines Pleuraergusses zu sehen. In den meisten Fällen liefert die bildgebende Diagnostik im Rahmen des Primärstagings oder der Tumornachsorge den Nachweis von pulmonalen Metastasen.

19.2 Systemische Therapie

Insbesondere bei einer polytopen Lungenmetastasierung ist die systemische Therapie der wichtigste Anteil des palliativen Behandlungskonzeptes. Die Auswahl der Therapie hängt dabei vom Primärtumor und von der Belastbarkeit des Patienten ab. Im Folgenden soll ein kurzer leitlinienbasierter Überblick gegeben werden über die derzeit wirksamsten Systemtherapien am Beispiel einiger Tumorentitäten, die zu Lungenmetastasierung neigen. Die Häufigkeit von Lungenmetastasen zeigt ◘ Tab. 19.1.

19.2.1 Sarkome

Für Patienten mit rasch progredienter, symptomatischer Erkrankung oder lokal fortgeschrittenem Sarkom ist eine Kombinationstherapie mit Adriamycin/Ifosfamid (ADM/IFS) aufgrund der höheren Remissionswahrscheinlichkeit und des längeren progressionsfreien Überlebens bei etlichen Sarkom-Entitäten zu erwägen. Das Gesamtüberleben wird durch eine ADM/IFS-Kombinationstherapie nicht verbessert. Sofern das Erreichen eines Tumorprogressionsarrests im Vordergrund der therapeutischen Bemühungen steht, ist die sequenzielle Monotherapie ein sinnvolles und weniger nebenwirkungsreiches Vorgehen. Die Monotherapie mit Adriamycin in einer Dosierung von 70–80 mg/m² stellt daher für die Mehrzahl der Patienten die Erstlinientherapie der Wahl dar (Schütte et al. 2011).

19.2.2 Melanom

Als Standard gilt beim Melanom Dacarbazin (DTIC). Raten partieller und kompletter Remissionen liegen in den aktuelleren randomisierten Studien bei 5–15 %, die progressionsfreie Zeit bei 2–3 Monaten. In der metastasierten Situation sind Interferon alpha (IFNα) und Interleukin-2 (IL-2) wirksam. Die Remissionsraten der Einzelsubstanzen liegen bei etwa 5 %, in Kombination dieser Zytokine bei bis zu 20 %. Eine Besonderheit der IL-2 Therapie liegt darin, dass die kleine Zahl von Patienten mit einer kompletten Remission lange Überlebenszeiten hat. IL-2 und IFNα sind in Deutschland nicht für die Therapie des fortgeschrittenen Melanoms zugelassen. In den USA hat IL-2 eine Zulassung.

Ein neuer Ansatz in der Immuntherapie ist der Einsatz monoklonaler Antikörper, die in die Regulation des Immunsystems eingreifen. In Phase-III-Studien wurden die beiden Anti-CTLA4-Rezeptor-Antikörper Tremelimumab und Ipilimumab getestet. Während ersterer im Vergleich zu Dacarbazin nicht zu einer Verbesserung der Gesamtüberlebenszeit führte, wurde für Ipilimumab in 2 Phase-III-Studien ein positiver Effekt auf das Gesamtüberleben gezeigt (Keilholz et al. 2013).

19.2.3 Nierenzellkarzinom

Standard in den letzten 2 Jahrzehnten war die Immuntherapie mit IFNα oder IL-2, allerdings ist die Wirksamkeit gering. Deutlichen Fortschritt mit signifikanter Verlängerung des progressionsfreien

Tab. 19.1 Häufigkeit von Lungenmetastasen, nach Weiss u. Gilbert (1978).

Primärtumor	Häufigkeit von Lungenmetastasen (%)
Sarkome	75
Melanom	60–80
Nierenzellkarzinom	50–75
Mammakarzinom	60
Kolorektales Karzinom	20–43
Lungenkarzinom	20–40
HNO-Tumoren	13–40

Überlebens gab es durch die Multikinase-Inhibitoren, die selektiven Angiogenese-Hemmer und die mTOR-Inhibitoren.

Sunitinib ist ein oraler Inhibitor, der auf Tyrosinkinase-Niveau mehrere VEGF-, PDGF-Rezeptoren sowie c-KIT und Flt-3 blockt. In der Zulassungsstudie wurde Sunitinib bei Patienten in der Erstlinientherapie im Vergleich mit IFNα eingesetzt. Die progressionsfreie Überlebenszeit war signifikant länger, die Remissionsrate lag in der Endauswertung bei 47%.

Sorafenib ist ebenfalls ein oraler Inhibitor mehrerer Tyrosinkinasen, u. a. der VEGF-Rezeptoren, von PDGFRB, Flt-3 und c-KIT. In der Signalübertragung blockt es auch Serin-Threonin-Kinasen der Raf-Familie im MAPK-Weg. In der bisher größten Studie mit Sorafenib wurde diese Substanz als Zweitlinientherapie bei Patienten mit niedrigem oder intermediärem Risiko untersucht. Das progressionsfreie Überleben war signifikant verlängert. In der Erstlinientherapie ergab sich kein signifikanter Unterschied in der Remissionsrate und im progressionsfreien Überleben im Vergleich zu IFNα.

Bevacizumab kann bei zytokin-vorbehandelten Patienten den Progress verzögern. In Kombination mit IFNα wurden Remissionsraten von 25–30 % und eine signifikante Verlängerung des progressionsfreien Überlebens gegenüber einer Monotherapie mit IFNα erreicht.

Temsirolimus war der erste zugelassene mTOR-Kinase-Inhibitor beim Nierenzellkarzinom. Die Therapie mit Temsirolimus führte zu Remissionsraten von 8,6 %, das mittlere progressionsfreie Überleben und die Gesamtüberlebenszeit waren signifikant gegenüber der Monotherapie mit IFN α verlängert.

Everolimus ist ein oraler mTOR-Inhibitor. Die Zulassungsstudie wurde bei Patienten in der Therapie der 2. oder späteren Linie nach einer Vorbehandlung mit Sorafenib und/oder Sunitinib durchgeführt und zeigte eine signifikante Verlängerung des progressionsfreien Überlebens gegenüber der Placebo-Kontrollgruppe.

Die neuen medikamentösen Behandlungsoptionen beim metastasierten Nierenzellkarzinom haben die Behandlung der Krankheit verändert. Bei einer Mehrzahl von Patienten kommen im Krankheitsverlauf mehrere Substanzen mit unterschiedlichen Wirkprofilen als Sequenztherapie zum Einsatz. Die optimale Sequenz ist bisher nicht etabliert. Die Wahl der Medikamente sollte sich daher am Allgemeinzustand respektive den Begleiterkrankungen unter dem Aspekt der zu erwartenden therapiebedingten Nebenwirkungen orientieren (Kirchner et al. 2013).

19.2.4 Mammakarzinom

Bei der Planung einer Therapie des pulmonal metastasierten Mammakarzinoms sollten folgende prognostische und prädiktive Faktoren vor Beginn der Behandlung erhoben werden:
— der Hormonrezeptorstatus für eine Hormontherapie,
— der HER2-Status für eine Therapie mit Anti-HER2-Wirkstoffen.

Da eine endokrine Therapie weniger toxisch ist als eine Chemotherapie, sollte sie grundsätzlich bei allen hormonrezeptorpostiven Tumoren eingesetzt werden. Eine Remission ist bei diesen Patientinnen in 60 % zu erwarten. Bei prämenopausalen Patientinnen ist die Ausschaltung der Ovarialfunktion in Kombination mit einer Tamoxifen-Therapie die erste Wahl. Bei postmenopausalen Patientinnen sollten Aromatasehemmer eingesetzt werden.

Bei Patientinnen mit metastasiertem Mammakarzinom, die HER2/neu überexprimieren, verlängern Anti-HER2/neu-Substanzen (Trastuzumab und Lapatinib) sowohl in der Monotherapie als auch in Kombination mit einer Chemotherapie die Überlebenszeit. Bei positivem Hormonrezeptorstatus und Überexpression von HER2/neu können beide Therapien kombiniert werden.

Sollte keine enokrine oder antikörperbasierte Therapie in Frage kommen, gibt es eine Reihe von Chemotherapeutika, die beim metastasierten Mammkarzinom wirksam sind: Anthrazykline (auch in liposomaler Form), Alkylanzien, Anthrachinone, Taxane, Vinorelbin, Fluorpyrimidine, Platinkomplexe und Halichondrin.

Bei geringen Beschwerden und langsamem Tumorwachstum ist eine Monochemotherapie sinnvoll; bei stärkeren Beschwerden und raschem Wachstum bzw. aggressivem Tumorverhalten sollte eine Polychemotherapie durchgeführt werden.

Die höchsten Remissionsraten werden mit einem Taxan in Kombination mit einem Anthrazyklin oder Antimetaboliten erreicht. Der primäre Einsatz von Bevacizumab in Kombination mit Paclitaxel/Docetaxel oder Capecitabine verbessert beim metastasierten Mammakarzinom im Vergleich zur alleinigen Paclitaxel- oder alleinigen Capecitabine-Therapie das therapeutische Ansprechen (Responseraten) und verlängert die Zeit bis zum Fortschreiten der Erkrankung (Kreienberg et al. 2012).

19.2.5 Kolorektale Karzinome

Bei der Mehrzahl der Patienten im Stadium IV ist die Therapie palliativ. Sie richtet sich nach den klinischen Beschwerden. Bei disseminierter Erkrankung steht die medikamentöse Therapie im Vordergrund. Die Kombination von Fluoropyrimidinen mit Oxaliplatin oder Irinotecan erreicht Remissionsraten von 40–50 %. Die Hinzunahme eines monoklonalen Antiköpers zur Kombinationschemotherapie steigert die Remissionsraten in der Erstlinientherapie für EGF-Rezeptor-Antikörper auf bis zu 60 %, für Bevacizumab auf bis zu 50 %. Das progressionsfreie Überleben wird in der Mehrzahl der Studien signifikant verlängert, die Daten bzgl. der Verlängerung der Gesamtüberlebenszeit sind nicht einheitlich. Konzeptionelle Alternativen in der Erstlinientherapie sind eine intensive Induktionstherapie (2 verschiedene Zytostatika, ggf. mit einem monoklonalen Antikörper oder 3 verschiedene Zytostatika) mit Erhaltungstherapieelementen oder eine Sequenztherapie mit konsekutivem Einsatz der verschiedenen Wirksubstanzen. In randomisierten Studien zeigte sich mit der intensiveren Kombination ein längeres progressionsfreies Überleben. Hierfür sind jedoch nur Patienten mit gutem Performance-Status geeignet (ECOG 0-1).

Durch eine sogenannte Konversionstherapie kann die Gruppe der Patienten mit potentiell resektablen Metastasen vergrößert werden. Ziel dieser Therapie ist es, durch Verkleinerung (Downsizing) der Metastasen eine technische Resektabilität zu erreichen. Entsprechend werden Therapieprotokolle mit hohen Ansprechraten empfohlen. Ergebnisse großer randomisierter Studien zur optimalen Medikamentenkombination in dieser Patientengruppe liegen nicht vor. In randomisierten und nicht-randomisierten Phase-II-Studien wurden Zweifachkombinationen plus Antikörper oder Dreifachkombinationen eingesetzt (Hofheinz et al. 2012a, 2012b).

19.2.6 Lungenkarzinom

Bei den Lungenkarzinomen unterscheidet man zwischen den kleinzelligen (SCLC) und nichtkleinzelligen (NSCLC) Karziomen. Die kleinzelligen Karzinome sind hoch aggressiv, schnell wachsende Tumoren, die zum überwiegenden Teil bei der Diagnosestellung bereits metastasiert haben. Die Standardtherapie im fortgeschrittenen Stadium besteht aus einer Kombination von Cisplatin/Carboplatin und Etoposid über 4–6 Zyklen.

Die nichtkleinzelligen Lungenkarzinome umfassen Adenokarzinome, Plattenepithelkarzinome, großzellige Karzinome und sogenannte NOS (nicht klassifizierbare, nichtkleinzellige Karzinome. Auch hier ist die Standardtherapie eine platinbasierte Kombinationschemotherapie mit einem der folgenden Kombinationspartner: Paclitaxel, Gemzitabine, Vinorelbine oder Pemetrexed wobei letztere Substanz nur in der Behandlung der Adenokarzinome zugelassen ist. Neuere Daten beim Adenokarzinom der Lunge zeigen, dass ausgewählte Patienten von einer zusätzlichen Therapie mit Bevacizumab profitieren. Darüber hinaus sind beim Adenokarzinom einige onkogene Mutationen entschlüsselt worden, die direkt therapeutisch relevant sind. Hierzu gehören die aktivierenden Mutationen im EGF-Rezeptorgen, die die Tumorzellen empfindlich machen für eine Behandlung mit zielgerichteten Tyrosinkinaseinhibitoren. Diese Patienten sollten prätherapeutisch identifiziert werden, da sie von einer primären anti-EGFR-Therapie sowohl hinsichtlich der progressionfreien Zeit als auch hinsichtlich des Gesamtüberlebens profitieren. Eine weitere zielgerichtete Therapie steht für Patienten mit einer Translokation im AML4-ALK-Gen zur Verfügung. Der Einsatz von Crizotinib hat für diese Patientengruppe das Gesamtüberleben deutlich verbessert.

Bei endobronchial metastasierten Tumoren ist jedoch häufiger eine multimodale Therapie in Form der Kombination aus interventionellem Therapieverfahren sowie zusätzlich Radio- oder Chemotherapie sinnvoll. Zumeist liegt hierbei der Fokus auf der zunächst durchgeführten Rekanalisierung mit folgender Radiatio oder Chemotherapie.

Effektive Medikamente als Kombinationspartner für die Strahlentherapie sind beispielsweise Cisplatin/Etoposid (SCLC), Cisplatin/Vinorelbin oder Paclitaxel (NSCLC). Die Wahl der Medikamente richtet sich nach der Komorbidität der Patienten. Mangels vergleichender Studien ist kein allgemeingültiger Standard definiert. Monochemotherapie oder niedrigere Dosierungen reduzieren die Wirksamkeit. Bei bipulmonal metastasierten Tumoren scheidet eine kombinierte Radiochemotherapie zumeist aus. Hierbei sollten rein systemisch wirksame Therapien im Vordergrund stehen.

Zusammenfassend besteht die Standardtherapie beim metastasierten Lungenkarzinom weiterhin aus einer platinbasierten Kombinationstherapie, wobei die Untergruppe der Patienten mit Adenokarzinomen für die eine zielgerichtete antikörperbasierte Therapie zur Verfügung steht, prä-therapeutisch identifizert werden sollte (Griesinger et al. 2012).

19.2.7 HNO-Tumoren

Alle Tumoren des HNO-Bereichs können in die Lunge metastasieren. Meistens handelt es sich um Plattenepithelkarzinome aus dem Larynx oder Hypopharynx.

Die Chemosensibilität der Plattenepithelkarzinome ist generell gering. Als Standardtherapie in der palliativen Situation galt lange Zeit die Kombination von Cisplatin/Carboplatin mit einer 5-FU-Dauerinfusion. Die Hinzugabe von Cetuximab, einem monoklonalen Antikörper gegen den EGF-Rezeptor konnte das Gesamtüberleben in der Zulassungsstudie um fast 3 Monate verlängern (10,1 vs. 7,2 Monate). Auch die objektiven Ansprechraten und das progressionsfreie Überleben waren signifikant besser, so dass derzeit die Kombination von Cisplatin, 5-FU und Cetuximab als neuer Therapiestandard von metastasierten HNO-Tumoren anzusehen ist (Vermorken et al. 2008).

19.3 Palliative interventionelle Therapieverfahren

Die endoskopischen interventionellen Therapiemöglichkeiten bei Lungenmetastasen beziehen sich in erster Linie auf die Folgen endobronchialer/trachealer Stenosen. Dies sind neben dem Bronchialkarzinom, welches zum Großteil im lokal fortgeschrittenen oder metastasierten Stadium diagnostiziert wird pulmonale Metastasen anderer Tumoren wie z. B. Nierenzellkarzinom, malignes Melanom, Kolonkarzinom.

Die zugrunde liegende klinische Problematik stellt sich meist in der Manifestation von Husten, Atemnot, Insuffizienz und Sekretretention mit der Gefahr poststenotischer Infekte dar. Behandlungsmöglichkeiten der malignen Stenose können bei entsprechendem AZ des Patienten meist einem multimodalen Therapieansatz zugeführt werden. Hierfür kommt die Kombination interventioneller Therapieverfahren mit Chemotherapie und radioonkologischen Maßnahmen in Betracht.

19.4 Therapieverfahren

Die häufigsten Indikationen zur Durchführung interventioneller Therapieverfahren (Dutau et al. 2013) sind
- tracheobronchiale Stenosen mit dem Risiko einer raschen Progredienz,
- akuter Hypoxie,

- Atelektasenbildung oder poststenotische Infekte,
- Blutstillung.

Man kann dabei die Stenosenbildung in intraluminales Wachstum, extraluminales Wachstum mit Kompression oder eine Kombination dieser beiden Formen unterscheiden. Entscheidend für die Rekanalisation ist die Möglichkeit des Anschlusses an das Bronchialsystem mit funktionserhaltendem Lungenparenchym. Zu den verfügbaren Techniken gehören die Lasertherapie mit verschiedenen Eigenschaften (Koagulation, Vaporisation, Schneiden), das Kryoverfahren, die Ballondilatation, die Stentimplantation oder die endobronchiale Kleinraumbestrahlung (Brachytherapie) (Gompelmann et al. 2013). Bei stenosierenden Tumoren, die durch den raschen Effekt einer systemischen Therapie zu therapieren sind, sollte primär von rekanalisierenden Verfahren abgesehen werden.

19.4.1 Exophytische Tumorstenose

Zu interventionellen Therapieverfahren, die eine Abtragung des Tumorgewebes ermöglichen, gehören mechanische Abtragung, APC, Laser, Kryoverfahren, Brachytherapie und sowie die photodynamische Therapie (Vergnon et al. 2006). Die mechanische Abtragung ist im Rahmen der starren Bronchoskopie mit größeren Zangen möglich, hierbei ist in erheblichem Maße das Blutungsrisiko zu berücksichtigen. Dafür ergeben sich makroskopisch Hinweise durch eine Beurteilung der Vaskularisation, durch die vorherige Durchführung kleinerer PE und die Beurteilung der Blutung. ◘ Tab. 19.2 gibt eine Übersicht über verfügbare ablative Therapien.

19.4.2 Kryoverfahren

Mittels Kryotherapie ist es möglich Tumorgewebe zu zerstören indem durch repititive Gefrier- und Auftauzyklen nekrotisches Gewebe induziert wird. Die Abtragung des Gewebes erfolgt meist sequenziell. Komplikationen treten bei der Anwendung dieses Verfahrens selten auf. Neben der Kryotherapie lässt sich mit der Kryosonde auch eine Gewebeextraktion durchführen. Dabei wird nach dem eingeleitetem Gefriervorgang und Anhaftenden des Gewebes durch Zug an der Sonde Tumorgewebe entfernt. Dies ist sowohl mit flexiblen Sonden via flexiblem Endoskop als auch mit größeren rigideren Sonden, die im Rahmen einer starren Bronchoskopie verwendet werden können, möglich. Zu beachten ist, dass die Menge des Tumorgewebes, das durch die Kryoextraktion erfasst wird, im Vorhinein schwer abzuschätzen ist. Bei Entnahme großer Gewebestücke muss daher mit Blutungskomplikationen gerechnet werden, ebenso durch endoluminal verbleibendes, wieder auftauendes Gewebe (Lee et al. 2011). Sehr gut geeignet ist die Kryosonde auch zur raschen Entfernung zähen Sekretes beispielsweise bei einer Stentverlegung (◘ Abb. 19.1).

19.4.3 Laserverfahren

Unterschiedliche Laserverfahren finden endobronchial ihre Anwendung. So hat der YAG-Laser gute Eigenschaften in der Vaporisation und Koagulation, der AP-Laser eignet sich gut zur Blutstillung mit geringerer Gefahr einer Bronchusperforation, mit dem CO2-Laser lässt sich präzise schneiden (Seaman u. Musani 2013). Ein neueres Verfahren ist der Thuliumlaser, bei dem energieabhängig präzises Schneiden, Vaporisation und Koagulation sehr gut durchgeführt werden können (Gesierich u. Drömann 2011).

Charakteristika des Thuliumlasers
- 1000-fach stärkere Absorption in Gewebewasser als Nd: YAG-Laser,
- Verwendung zum Koagulieren, Vaporisieren und Schneiden,
- Möglichkeit der oberflächlichen und schonenden Gewebeabtragung,
- der mit anderen Lasern beobachtete unangenehme Effekt des »Hochkochens« von Gewebe entfällt,
- keine weitere Gewebedestruktion im angrenzenden Gewebe,
- Möglichkeit einer exakten oberflächlichen Gewebeabtragung zur sicheren Extraktion fest eingewachsener Stents,

19.4 · Therapieverfahren

Tab. 19.2 Auswahl ablativer Therapieverfahren (mod. nach Wahidi et al. 2007)

Modus	Mechanismus	Effekt	Vorteile	Nachteile	Erreichter Lumengewinn (%)	Abnahme der Symptome (%)
YAG-Laser	Thermische Energie (Laserlicht)	Koagulation und Vaporisation	Sehr gute Gewebereduktion	Kostenintensiv, ggf. unerwünschte Tiefenwirkung	83–93	63–94
Elektrokauther	Thermische Energie (elektrische Schlinge)	Oberflächliche Koagulation	Gutes Sicherheitsprofil kostengünstig	Keine Tiefenwirkung	Ca. 90	70–97
Argon-Plasma Koagulation	Thermische Energie (elektrische Zündung von Argon-Gas)	Oberflächliche Koagulation	Keine unerwünschten Tiefeneffekte	Keine Tiefenwirkung, nicht geeignet für Abtragung größerer Gewebemengen	Ca. 90	100 (bei Blutung)
Photodynamische Therapie	Kombination aus Photosensitizer und nichtthermischem Laser	Verzögerte Gewebedestruktion	Länger anhaltende Wirkung	Kostenintensiv, multiple Bronchoskopien erforderlich	46–67	100
Brachytherapie	Direkte Strahlenfreisetzung in den Atemwegen	Verzögerte Gewebedestruktion	Länger anhaltende Wirkung	Komplikationsrate höher als bei anderen Verfahren	78–85	69–90
Kryotherapie	Gewebedestruktion durch Frieren	Verzögerte Gewebedestruktion	Gut geeignet für Fremdkörperentfernung und Mukus	Tiefenwirkung schwer steuerbar	Ca. 80	70–93

— durch grünen Laserstrahl sehr gute Steuerung auch bei Blutungen,
— durch sehr gute Steuerbarkeit Therapie schwierig zugänglicher Lokalisationen,
— bei kleineren Eingriffen problemloser Einsatz in Analgosedierung.

Abb. 19.2 zeigt eine Nierenzellkarzinommetastase mit Verlegung eines Segmentbronchus und vollständiger Exzision durch Lasertherapie.

19.4.4 Brachytherapie

Bei der endobronchialen Brachytherapie werden ionisierende Strahlen zur Destruktion von Tumorgewebe verwendet. Die Methode eignet sich zur Therapie von Tumorgewebe, welches idealerweise zirkulär um die Strahlenquelle liegt unter Verwendung lokal hoher Strahlendosen bei gleichzeitiger Schonung extrabronchialer Strukturen (**Abb. 19.3**). Endoskopisch wird ein Führungskatheter platziert, über

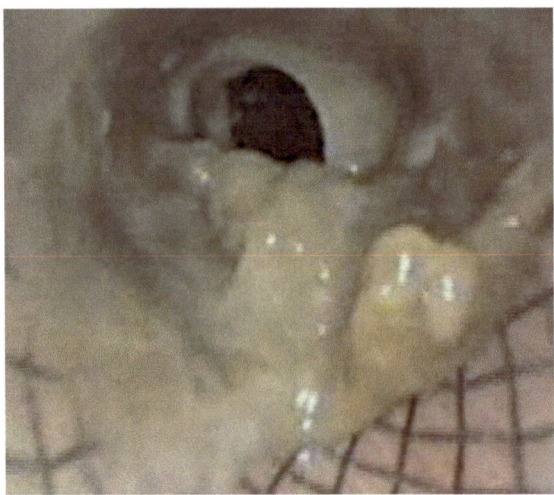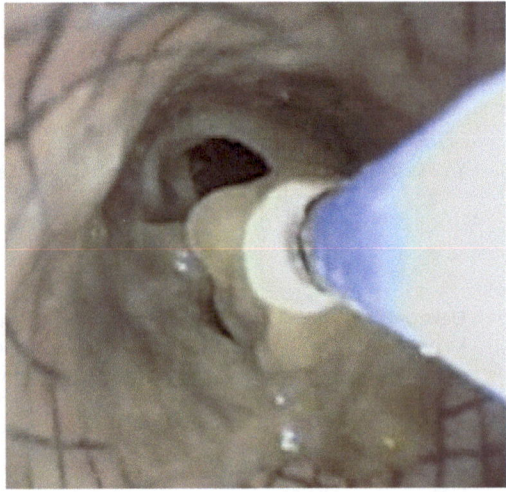

Abb. 19.1 Kryoextraktion von stentverlegendem mukoiden Sekret

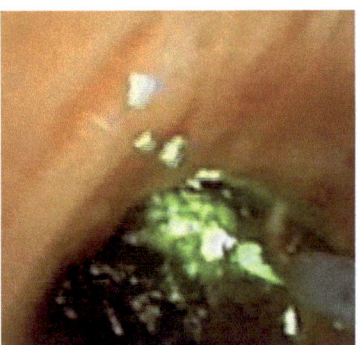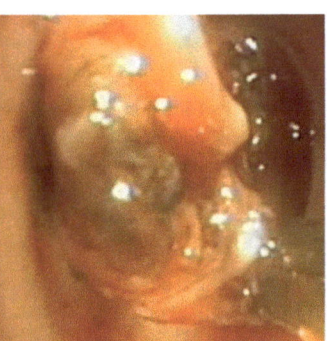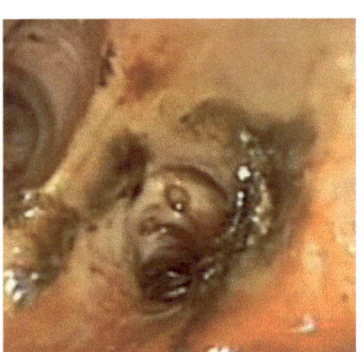

Abb. 19.2 Nierenzellkarzinommetastase mit Verlegung eines Segmentbronchus und vollständiger Exzision durch Lasertherapie

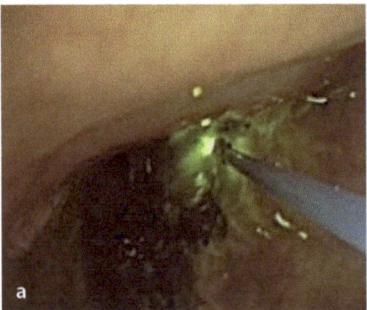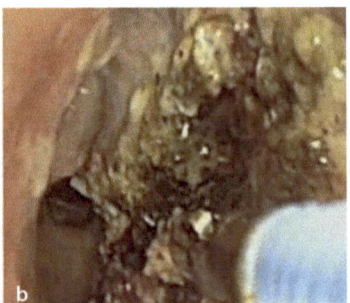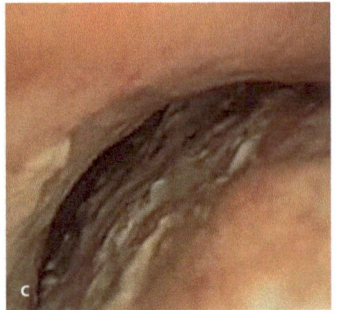

Abb. 19.3 Hochgradig stenosierter rechter Hauptbronchus, **a** Lasertherapie, **b** mechanische Abtragung, **c** Zustand nach einer Brachytherapie

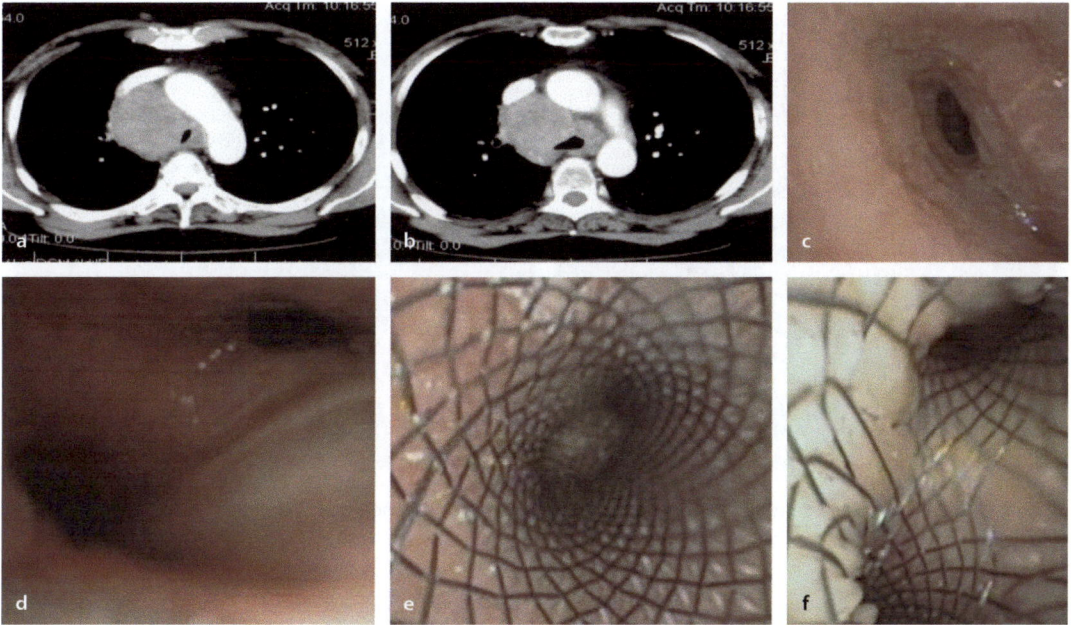

Abb. 19.4 Hochgradige Tracheal- und Hauptbronchusstenose rechts. Vor (a–d) und nach (e, f) der Stentimplantation (Bifurkationsstent: **e** Ansicht Trachea, **f** Ansicht Hauptcarina)

den in Afterloadingtechnik die Strahlenquelle appliziert wird. Die Effektivtät der Methode hängt wie bei transthorakaler Radiatio von der Strahlensensitivität des Tumorgewebes ab (Derhem et al. 2013).

19.4.5 Stent

Die häufigste Indikation zur Verwendung von Stents besteht bei Tumorkompression des Tracheobronchialsystems von außen (Freitag 2010). Wichtig für die Auswahl des Stents ist dabei die anatomische Beschaffenheit der Stenose sowie Länge und Durchmesser (Casal 2010). Hinsichtlich der endobronchialen Clearance ist zu beachten, dass diese mit zunehmender Stentlänge erschwert wird und entsprechend häufiger mit Sekretverlegung zu rechnen ist. Dies bezieht sich insbesondere auf Bifurkationsstents, die sehr häufig einer endoskopischen Säuberung bedürfen. Der richtige Stentdurchmesser ist wichtig für die verbleibende orthotope Lage. Ein zu kleiner Diameter kann zur Migration führen, zu groß gewählte Stents induzieren vermehrt Granulationsgewebe.

Die am häufigsten verwendeten selbstexpandierenden Metallmaschenstents sind aus einer Nickel-Titan-Legierung hergestellt und lassen sich auch gut in Analgosedierung implantieren. Sie weisen eine gute Stabilität bei ebenso vorhandener Flexibilität auf, die zu einer Schonung des gesunden Gewebes beiträgt. Die Stents sind sowohl mit als auch ohne Kunststoffbeschichtung verfügbar. Seltener verwendete Silikonstents haben gegenüber gecoverten Metallstents mit der Ausnahme einer einfacheren Entfernung keine Vorteile. Die Wiederentfernung von Stents bei adäquatem Therapieansprechen im Bereich des stenosierenden Prozesses ist auch bei Metallmaschenstents möglich. Dies sollte jedoch vorzugsweise in starrer Technik durchgeführt werden, um eine sichere Stentextraktion zu gewährleisten sowie bei Komplikationen durch Verfügbarkeit eines breiteren Methodenspektrums besser reagieren zu können. Angaben über größere Fallzahlen und die Erfolgsraten der Methode sind in der Literatur nicht verfügbar, entscheidend sind hierbei die Erfahrungswerte des behandelnden Arztes. **Abb. 19.4** zeigt eine Tracheal- und Hauptbronchusstenose.

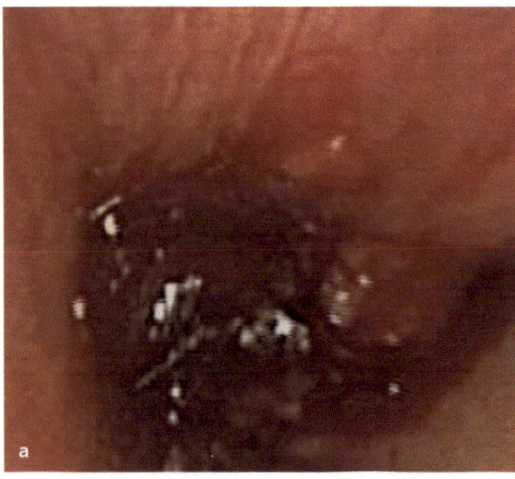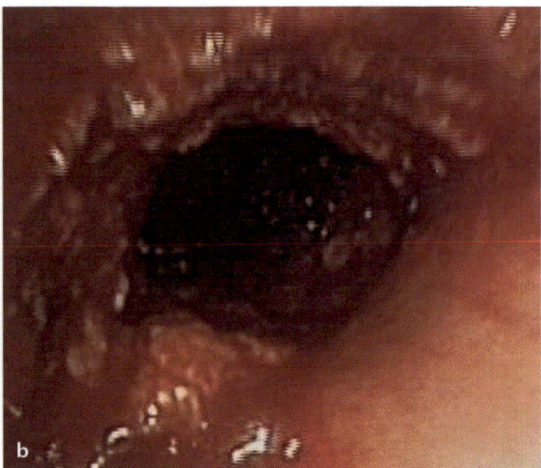

Abb. 19.5 Initial verschlossener rechter Hauptbronchus vor und nach der Therapie (Lasertherapie und nachfolgend Stenting)

Abb. 19.5 zeigt einen initial verschlossenen rechten Hauptbronchus vor und nach der Therapie.

19.5 Wahl des Verfahrens

Zur Wahl des Verfahrens der Beseitigung exophytischer Tumorstenosen existieren keine vergleichenden randomisierten Studien. Die zur Verfügung stehenden Therapiemöglichkeiten sollten hinsichtlich technischer und physikalischer Eigenschaften ausgewählt werden. Berücksichtigt werden müssen insbesondere die persönliche Erfahrung des behandelnden Arztes, der Aufwand, die Kosten und mögliche Komplikationen des Verfahrens, die Lokalisation des Tumors, die erforderliche inspiratorische Sauerstoffkonzentration sowie die Dringlichkeit der Stenosebeseitigung.

Literatur

Casal RF (2010) Update in airway stents. Curr Opin Pulm Med 16: 321–328

Derhem N, Sabila H, Mornex F (2013) Endobronchial brachytherapy: state of the art in 2013. Cancer Radiother 17(2):162–165

Dutau H, Vandemoortele T, Breen DP (2013) Rigid bronchoscopy. Clin Chest Med 34(3):427–435

Griesinger F, Eberhardt W, Früh M, Gautschi O, Hilbe W et al (2012) Leitlinie Lungenkarzinom 2012, ▶ http://www.dgho-onkopedia.de/de/onkopedia/leitlinien/lungenkarzinom-nicht-kleinzellig-nsclc

Freitag L (2010) Airway stents. Eur Respir Mon 48: 190–217

Gesierich W, Drömann D (2011) Neue Horizonte in der Laserbronchoskopie: endobronchiale Therapie mit einem Thulium-Laser. Pneumologie 65

Gompelmann D, Eberhardt R, Herth FJ (2013) Interventional pulmonology procedures: an update. Panminerva Med 55(2):121–129

Hofheinz R-D, Arnold D, Borner M, Folprecht G, Ghadimi M et al (2012b) Leitlinie Rektumkarzinom 2012, ▶ http://www.dgho-onkopedia.de/de/onkopedia/leitlinien/rektumkarzinom

Hofheinz R-D, Arnold D, Borner M, Folprecht G, Graeven U et al (2012a) Leitlinie Kolonkarzinom 2012, ▶ http://www.dgho-onkopedia.de/de/onkopedia/leitlinien/kolonkarzinom

Keilholz U, Brossart P, Gerger A, Mackensen A, Peschel C et al (2013) Leitlinie Melanom 2013, ▶ http://www.dgho-onkopedia.de/de/onkopedia/leitlinien/melanom

Kirchner H, Casper J, Gauler T, Overkamp F, Schmidinger M et al (2013) Leitlinie Nierenzellkarzinom (Hypernephrom) 2013 ▶ http://www.dgho-onkopedia.de/de/onkopedia/leitlinien/nierenzellkarzinom

Kreienberg R, Albert U-S, Follmann M, Kopp I, Kühn T et al (2012) Interdisziplinäre S3-Leitlinie für die Diagnostik, Therapie und Nachsorge des Mammakarzinoms 2012, AWMF-Register-Nummer: 032–045OL

Lee SH, Choi WJ, Sung SW, Kim YK, Kim CH et al (2011) Endoscopic cryotherapy of lung and bronchial tumors: a systematic review. Korean J Intern Med 26(2):137–144

Schütte J, Hartmann JT, Reichardt P, Issels R D, Tunn P-U, Budach V (2011) Leitlinie Weichteilsarkome 2011,

Literatur

- http://www.dgho-onkopedia.de/de/onkopedia/leitlinien/weichteilsarkome

Seaman JC, Musani AI (2013) Endobronchial ablative therapies. Clin Chest Med 34(3):417–425

Vergnon JM, Huber RM, Moghissi K (2006) Place of cryotherapy, brachytherapy and photodynamic therapy in therapeutic bronchoscopy of lung cancers. Eur Respir J 28(1):200–218

Vermorken JB, Mesia R, Rivera F, Remenar E, Kawecki A et al (2008) Platinum-based chemotherapy plus cetuximab in head and neck cancer. N Engl J Med 359(11):1116–1127

Wahidi MM, Herth FJ, Ernst A (2007) State of the art: interventional pulmonology. Chest 131(1):261–274

Serviceteil

Stichwortverzeichnis – 190

Stichwortverzeichnis

A

ablative Therapien 182
anästhesiologische Evaluation 18
androgendeprivative Therapie
– Prostatakarzinom 125
Angiogenese-Hemmer 179
antiangiogenetische Therapie
– Nierenzellkarzinom 116
antikörperbasierte Therapie 181
arterielle Blutgasanalyse 19
Aufklärung der Patienten 19

B

Beatmung 23
– druckkontrolliert 23
– volumenkontrolliert 23
Bestrahlung
– Kopf-Hals-Karzinome 159
Beta-Catenin 12
Bildgebungsverfahren 32
Brachytherapie 183
BRAF-Inhibitoren
– Melanom 145
BRAF-Mutation 140
Bridging
– TACE/TPCE 64
Bronchusblocker 21

C

Carboplatin 132
Carcinoembryonales Antigen (CEA) 90, 173
CEA-Serumlevel
– metastasiertes kolorektales Karzinom 90
Chemotherapie
– Kopf-Hals-Karzinome 159
Chemotherapieresponses 73
computer-aided detection/diagnosis (CAD) 36
Computertomographie 38
– Dual-Energy-Technik 38
– Mehrzeilen-Detektortechnik 38
– Standardverfahren 38
Condemned Mucosa 152
COSS-Register 101
CT ▶ Computertomographie 38
CTLA-4
– Melanom 145

CUP-Syndrom 153
Cyberknife 58

D

Dabrafenib
– Melanom 145
Dacarbazin (DTIC) 178
– Melanom 144
Diagnostik
– bildgebend 32
– kolorektales Karzinom 86
– Kopf-Hals-Karzinome 153
– Mammakarzinom 111
– radiologisch 28
Doppel-Lumen-Tubus (DLT) 21
Dosisapplikation
– Kryotherapie 62
Downsizing 99, 180
dynamische CT 28
– kontrastverstärkt 41

E

EAU-Guidelines 132
Echokardiographie 19
Ein-Lungen-Ventilation 18
– Lungenseparation 20
– praktisches Vorgehen 22
Embolisationsphase
– metastatische Kaskade 7
EMT-Transkriptionsfaktoren 12
Enukleation
– Elektrokauter 71
– Nd-YAG-Laser 71
Epidemiologie
– Nierenzellkarzinom 114
Epididymitis 129
epitheliale-mesenchymale Transition (EMT) 12
EURAMOS-1 99
EURELIOS 101
EURO-B.O.S.S. 101
europäische Gesellschaft für Thoraxchirurgie (ESTS) 3
European Society of Thoracic Surgeons (ESTS) 54
exophytische Tumorstenose 182
extrakorporalen Membranoxygenierung 24

F

Feldkanzerisierung
– Kopf-Hals-Karzinome 152
Fernmetastasen 6
– Nierenzellkarzinom 114
First-Pass-Effekt 2
fokussierter Ultraschall (FUS) 62
Fraktionsdosis
– Radiochirurgie 58
Fünf-Jahres-Überleben
– Nierenzellkarzinom 115

G

Ga-DOTATOC 45

H

hämatogene Embolisation 8
hämatogene Fernmetastasen
– Kopf-Hals-Karzinome 155
hämatogene portalvenöse Filiae 28
hämodynamisches Monitoring 19
Haptik
– Diathermieverfahren 56
Häufigkeit, relative
– Lungenmetastasen 7
head and neck squamous cell carcinoma (HNSCC) 152
heat sink
– interventionelle Verfahren 60
Hepato-pulmonale Metastasierung (HPM) 172
– kombinierte Therapie 92
– Prognose 92
– prognostisch günstige Konstellation 92
– Überlebensrate 92
HER2-Status 179
hilärer/mediastinaler Lymphknotenbefall
– Studien 81
Histologie
– Hodentumoren 135
HNO-Tumoren
– Studien 160
HNSCC ▶ head and neck squamous cell carcinoma 152
Hochfeld-MRT 28
Hodensonographie 129
Hodentumoren 127

Stichwortverzeichnis

- bildgebende Verfahren 131
- Diagnose 128
- Heilungsrate 136
- klinische Untersuchung 128
- Metastasierung 128
- Risikofaktoren 128
- Stadieneinteilung 134
- Staging 132
- Therapieoptionen 132
- UICC TNM Klassifikation 132

Hodentumormarker 129
hormonrezeptorpositive Mammakarzinomen
- Therapie 110

Hormonrezeptorstatus 179
HPM ▶ Hepato-pulmonale Metastasierung 172
Hybridbildgebung 28
Hyperkapnie 19
Hypopharynx
- Kopf-Hals-Karzinome 153

Hypoxämie 19
Hypoxie
- während der Ein-Lungen-Ventilation 24

hypoxisch pulmonale Vasokontriktion (HPV) 20

I

IGCCCG-Klassifikation
- Hodentumoren 135

Immunmodulatoren
- Melanom 147

Implantationsphase
- metastatische Kaskade 7

initiales Tumorstadium
- metastasiertes kolorektales Karzinom 91

inkomplette Entfernung
- Überlebensvorteil 72

International Germ Cell Cancer Collaborative Group (IGCCCG) 132
interventionelle Verfahren
- Bovie, William T 60
- Cushing, Harvey 60

invasive Phase
- metastatische Kaskade 7

Inzidenz
- Melanom 140

isolierte Lungenperfusion 59

J

Jod
- Tracer 45

K

Kaplan-Meier Überlebensanalyse 72
Kavernen
- nekrotische Filiae 31

Keil-Resektion 71
KIT-Mutation 140
Klammernahtgerät
- chirurgische Verfahren 52

kleinzellige Lungenkarzinome SCLC 180
klinische Symptome 6
kolorektale Lungenmetastasen
- Überlebensraten 87

kolorektales Karzinom (KRK) 86
- Empfehlung 79
- Lymphknotenmetastasen 79
- Metastasierungshäufigkeit 86

Kombinationschemotherapie 180
Kombinationstherapie
- Adriamycin/Ifosfamid (ADM/IFS) 178

Konversionstherapie 180
Kopf-Hals-Karzinom
- Epidemiologie 152
- Mundhöhle 153
- Nasennebenhöhlen 154
- Risikofaktoren 152
- Todesursache 152

KRK ▶ kolorektales Karzinom 85
Kryoablation 62
Kryosonde 182
Kryoverfahren 182

L

LAD ▶ Lymphadenektomie 78
Larynxkarzinome 153
Laserenukleation 71
laserinduzierte Thermotherapie (LITT) 60
Laserresektion
- chirurgische Verfahren 54

Laserverfahren 182
Lebenserwartung
- Kopf-Hals-Karzinome 159

Lebermetastase (HM) 172
Lebermetastasierung
- kolorektales Karzinom 92

LITT ▶ laserinduzierte Thermotherapie 60
LNI ▶ Lymph node invasion 78
Lunge
- Zielorgan 2

Lungenherddiagnostik
- Spezifität 28

Lungenmetastasen 6
- Häufigkeit 178
- Langzeitprognose 70
- Mammakarzinom 107
- Operationskriterien 4
- relative Häufigkeit 7

Lungenmetastasenchirurgie 77
Lungenperfusion
- palliativ isoliert 59

Lungenperipherie 29
Lungenseparation 20
Lymph node invasion (LNI) 78
Lymphadenektomie 75, 77
- hiläre 78
- mediastinale 78
- Osteosarkom 103
- Prävalenz 78
- prognostische Bedeutung 78
- Radikalität 83

Lymphangiosis carcinomatosa 10
Lymphknotenstatus
- metastasiertes kolorektales Karzinom 91
- Prognosefaktor 119

lymphogene Embolisation 9

M

Magnetresonanztomographie 41
- M-Staging 43
- Suszeptibilitätsartefakte 41
- verschiedene Gewebeparameter 41

Mammakarzinom 107
- chirurgische Resektion 111
- intrinsische Subtypen 108
- lokale Therapie pulmonaler Metastasen 110
- Metastasierungswege 108
- Therapieoptionen 110
- VATS 111

Matrixmetalloproteinasen (MMP) 12
Melanom
- Immuntherapie 147
- Inzidenz 140
- Ipilimumab 142
- maligne melanozytäre Neoplasie 140
- Metastasektomie 142
- Metastasierung 140
- PD-1 Blockade 145
- PET/CT 141
- Schädel-MRT 141
- Tumorausbreitung 142
- Tumorverdopplungszeit 144

Melanom, primär kutan
- Unterteilung 140

Memorial Sloan Kettering Cancer Centre Risk-Score 114
mesenchymalen-epithelialen Transition (MET) 13
metachrone Metastasierung
– kolorektales Karzinom 86
Metastase/Zweitkarzinom
– Differenzierung 155
Metastasektomie
– chemotherapeutischer Response 73
– Melanom 140, 142
– Nierenzellkarzinom 116
– parenchymsparend 71
Metastasen
– pulmonal und extrapulmonal 172
Metastasenanzahl 70, 117
– metastasiertes kolorektales Karzinom 90
– multiple Metastasen 70
– Osteosarkom 103
Metastasenentfernung
– Paradigmenwechsel 2
Metastasengröße 117
– metastasiertes kolorektales Karzinom 90
Metastasenlokalisation
– metastasiertes kolorektales Karzinom 90
Metastasenresektion
– Nierenzellkarzinom 115
metastasiertes kolorektales Karzinom (mKRK) 89
metastasiertes Mammakarzinom
– Lebensqualität 111
– Überlebensrate 111
Metastasierung
– synchron versus metachron 119
Metastasierungstyp 8
Metastasierungswahrscheinlichkeit
– Nierenzellkarzinom 115
metastatische Kaskade 7, 12, 13
– Embolisationsphase 7
– Implantationsphase 7
– invasive Phase 7
– Metastasenkaskade 73
metastatische Kolonisierung 13
Mikrowellen-Koagulationstherapie 61
Monochemotherapie 180
monoklonale Antikörper 178
Morbidität
– chirurgische Verfahren 52
– Rezidivmetastasierung 168
Morphologie 28
Mortalität
– chirurgische Verfahren 52
– Rezidivmetastasierung 168
MRT ▶ Magnetresonanztomographie 41

mTOR-Inhibitoren 179
multilokuläre Metastasierung 172
– Therapieempfehlungen 172
Munich-Score 119

N

Nahinfrarotspektroskopie 20
Nasopharynxkarzinom 154
National Comprehensive Cancer Network
– NCCN 4
Neodym Yttrium-Aluminium-Granat-Laser (NdYAG-Laser) 54
nicht klassifizierbare, nicht-kleinzellige Karzinome (NOS) 180
nicht-kleinzellige Lungenkarzinome NSCLC 180
Nichtseminome 128
Nierenzellkarzinom
– antiangiogenetische Therapie 116
– Fernmetastasen 114
– Kryotherapie 62
– Lungenmetastasen 79
– Metastasektomie 116
– Prognosekriterien 114
– Prognosescore 114
– Tumornephrektomie 115
Nivolumab
– Melanom 145
Notsch-Signalweg 14
NRAS-Mutation 140
NSGCT
– non seminomatous germ cell tomon 128

O

Oligo-Metastasierung 110
Orchidoepididymitis 129
Orchiektomie 130
organspezifische Metastasierung 13
Oropharynx
– Kopf-Hals-Karzinome 153
ossäre Metastasierung
– Prostatakarzinom 124
Osteoid 98
Osteosarkom
– Downsizing 99
– EURAMOS-1 99
– Knochenmatrix 98
– Osteoid 98
– Rezidivsituation 103
– TNM-Klassifikation 98
Oxygenierung 22
Oxygenierungsstörungen
– während der ELV 24

P

Parenchymverlust
– Diathermieverfahren 56
Patientenselektion
– präoperativ 119
PEEP 23
Perelman, Mikhail 54
Perfusion 22
– Einschränkung 22
perifokale Lymphangiosis 29
PET/CT 43
– Fluordesoxyglucose (FDG) 43
– geringere räumliche Auflösung 43
– Hodentumoren 135
– Melanom 141
– Osteosarkom 102
– Prostatakarzinom 125
– Vorteil Schwächungskorrektur 44
PET/MRT 45
– Kosten 48
PET-CT
– Kopf-Hals-Karzinom 153
PET-Scan
– schlechte Ortsauflösung 44
Polychemotherapie 180
Positronen-Emissionstomographie ▶ PET 43
posterior-anteriorer Strahlengang
– Röntgenaufnahme 35
postoperative Schmerztherapie 24
präoperative Evaluation
– relevante Aspekte 18
Prognose metastasiertes kolorektales Karzinom
– Alter/Geschlecht 89
– krankheitsfreies Intervall 89
– Radikalität der Metastasektomie 89
Prognosefaktoren
– metastasiertes kolorektales Karzinom 88
– pulmonale Metastasektomie 88
Prognosekriterien
– Nierenzellkarzinom 114
progressionsfreies Überleben 180
Projektionsradiographie 32, 35
Prostatakarzinom
– androgendeprivative Therapie 125
– Knochenmetastasen 124
– Kryotherapie 62
– Lungenmetastasen 123
– Lymphknotenmetastasen 124
– PET-CT 125
– Salvage-Lyphadenektomie 125
protektive Beatmung 23
pulmonalarterielle Embolisation
– obstruktiv 9

Stichwortverzeichnis

Pulmonalarterienkatheter 19
pulmonale Absiedelung 2
pulmonale Metastasektomie
– interdisziplinären Behandlung 70
– Kontraindikation 70
– Nd-YAG Laser 70
– Prognosefaktoren 117
– Überlebensvorteil 2
– Wertigkeit 2
pulmonale Metastasektomie, erweitert
– Definition 70
pulmonale Metastasen
– Kopf-Hals-Karzinome 155
– Prostatakarzinom 124, 125
– Re-Metastasektomie 71
pulmonale tumorthrombotische Mikroangiopathie 10

R

Radiochirurgie 58
Radiofrequenzablation (RFA) 60
Radiotherapie
– Nierenzellkarzinom 116
Referenzverfahren
– Computertomographie 41
regressive Verkalkungen 31
Rekruitmentmanöver
– alveoläres 23, 24
Re-Metastasektomie
– mKRK 93
Reoperation 168
Resektabilität 86
– metastasiertes kolorektales Karzinom 91
Resektion
– Ausmaß 71
– parenchymsparend 55
Resektionsstatus
– Prognosefaktor 118
Residualtumorresektion
– Nicht-Seminom 136
– Seminom 134
Rethorakotomie
– Rezidivmetastasierung 168
Rezidivmetastasen
– interventionelle Verfahren 60
– kolorektales Karzinom 93
– Lungenmetastasen 168
– Radiochirurgie 58
Rezidivoperation
– Mortalität 93
Rezidivrate
– Hodentumoren 132

Rezidivsituation
– Osteosarkom 103
Rezidivtumor 169
RFA ▶ Radiofrequenzablation 60
Risikofaktoren
– Fernmetastasen 155
– Kopf-Hals-Karzinom 152
Röntgenaufnahme
– computergestützte temporale Subtraktion 36
– digital 35
– Digitalisierung 36
– Graustufenumkehr 36
– Röntgenschichtaufnahme 28
– Thorax 35
Rotationsbildgebung 35

S

S3 Leitlinie
– kolorektales Karzinom 88
Salvage-Lyphadenektomie 125
SAREZ-Register 101
Schwächungskorrektur
– anatomisches Zuordungsverfahren 47
– virtuelle Gewebeklassenzuordnung 47
Seitentrennung der Atemwege 18
Selektionskriterien
– Metastasektomie 117
selektive interne Radiotherapie
– SIRT 64
selektive Vasodilatation 24
Seminome 128
Separation der Lunge 21
Silikonstent 185
solide Lungenmetastasen 9
Speicheldrüsentumoren 154
Spiral-CT
– Osteosarkom 102
Staplerresektion
– Diathermieverfahren 54
Stent 185
Strahlenbelastung
– Durchleuchtung 32
supraklavikuläre Lymphknoten
– Hodentumoren 129
Surveillance
– Hodentumoren 135
systemische Therapie 178
systemischen Lymphadenektomie 83
Systemtherapieempfehlungen
– Nierenzellkarzinom 116

T

TACE ▶ transartielle Chemoembolisation 64
targeted therapy
– Kopf-Hals-Karzinome 159
– Nierenzellkarzinom 116
Therapie Metastasen
– Kopf-Hals-Karzinome 158
therapieassoziierte Nekrosen 31
Therapieerfahrungen
– multilokuläre Metastasierung 172
Therapieverfahren
– palliativ interventionelle 181
thermische Destruktion 61
Thermoablation
– interventionelle Verfahren 60
Thomford-Kriterien 4
Thoraxröntgen ▶ Röntgenaufnahme 35
Thuliumlaser 182
TNMC ▶ triple-negatives Mammakarzinom 108
TNM-Klassifikation 155
– Osteosarkom 98
Tomosynthese
– bessere Herderkennung 37
– digitale 37
Totalatelektase 22
TPCE ▶ transpulmonale Chemoembolisation 64
Tracer
– PET/CT 43
transarterielle Embolisation (TAE) 62
transartielle Chemoembolisation (TACE) 64
Transkriptionsfaktor TCF 12
transpulmonale Chemoembolisation (TPCE) 64
triple-negatives Mammakarzinom (TNMC) 108
Tumor doubling time (TDT) 89
Tumorboard
– interdisziplinär 172
tumorfreies Intervall (DFI) 89
– multilokuläre Metastasierung 173
– Osteosarkom 103
Tumorkompression des Tracheobronchialsystems 185
Tumorload-Reduktion 72
Tumornephrektomie
– Nierenzellkarzinom 115
Tumorparameter
– Melanom 144

Tumorprogressionsarrest 178
Tumorstadien nach UICC 155
Tyrosinkinase-Inhibitoren 116

U

Überlebensrate
- Nierenzellkarzinom 114
Univenttubus 22

V

VATS ▶ video-assisted thoracic surgery 53
Vemurafenib
- Melanom 145
Vena cava superior 2
Verfahrenswahl
- exophytische Tumorstenosen 186
Verlaufskontrolle 78
video-assisted thoracic surgery (VATS) 53
- Diathermieverfahren 56
- interventionelle Verfahren 60
Videomediastinoskopie 78

W

Wedgeresektion 120
WHO-Klassifikation
- Osteosarkom 98
Wnt-Signalweg 12

Z

Zweittumoren
- Kopf-Hals-Karzinome 152, 158

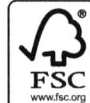

If you have any concerns about our products,
you can contact us on
ProductSafety@springernature.com

In case Publisher is established outside the EU,
the EU authorized representative is:
**Springer Nature Customer Service Center GmbH
Europaplatz 3, 69115 Heidelberg, Germany**

Printed by Libri Plureos GmbH
in Hamburg, Germany